"十四五"职业教育国家规划教材

药房
工作实务

第二版

王梅 主编

YAOFANG
GONGZUO
SHIWU

U0359514

化学工业出版社

·北京·

内 容 简 介

本教材一共六个模块,模块一、模块二为基础部分,模块三、模块四、模块五为提高部分,模块六为综合提升部分。模块一主要介绍药房工作人员的基本职责与素质;模块二围绕用药基础知识介绍药品不良反应及真伪鉴别;模块三介绍西药房和中药房处方调剂的基本流程;模块四主要介绍药房管理中常见工作内容,如药品陈列盘点、居民常见疾病中西药品推介、储存养护等;模块五介绍社会服务中常见的社区居民用药咨询与健康教育、家庭常用医疗器械体验;模块六汇集真实的违法案例,解读药品相关法律法规。本次修订,在书中重点和难点部分补充了PPT和视频资源,以二维码链接的形式展现,学生扫码即可学习。本书配有电子教案,可登录www.cipedu.com.cn免费下载。

本书在讲授专业知识的同时,有机融入了"推进健康中国建设""坚持全面依法治国,推进法治中国建设"等课程思政元素,有利于培养学生的家国情怀,提高道德素养、职业素养。

本教材可供全国高职高专院校药学类、食品药品类及药品经营与管理、医药营销、药学服务、医药物流等医药相关专业学生使用,也可作为医药行业从业人员继续教育和培训的教材。

图书在版编目(CIP)数据

药房工作实务/王梅主编.—2版.—北京:化学工业出版社,2023.7(2025.7重印)
"十四五"职业教育国家规划教材
ISBN 978-7-122-40678-1

Ⅰ.①药… Ⅱ.①王… Ⅲ.①药房-工作-职业教育-教材 Ⅳ.①R952

中国版本图书馆 CIP 数据核字(2022)第 022926 号

责任编辑:蔡洪伟   文字编辑:丁 宁 陈小滔
责任校对:田睿涵   装帧设计:王晓宇

出版发行:化学工业出版社(北京市东城区青年湖南街13号 邮政编码100011)
印 装:北京云浩印刷有限责任公司
787mm×1092mm 1/16 印张19 字数469千字 2025年7月北京第2版第3次印刷

购书咨询:010-64518888   售后服务:010-64518899
网 址:http://www.cip.com.cn

凡购买本书,如有缺损质量问题,本社销售中心负责调换。

定 价:49.00元   版权所有 违者必究

主　编　王　梅

副主编　王雁群　巩海涛

编　者　（以姓氏笔画为序）

马巧慧（山东药品食品职业学院）

王　梅（山东药品食品职业学院）

王雁群（山东药品食品职业学院）

巩海涛（山东药品食品职业学院）

朱宁红（山东药品食品职业学院）

孙英华（威海市孙家疃医院）

周　楠（山东药品食品职业学院）

徐静钰（山东药品食品职业学院）

前　言

本教材在"新医改"的深化和《"健康中国2030"规划纲要》《全国药品流通行业发展规划纲要》《卫生事业发展"十三五"规划》等政策指导下，为了适应高等职业教育培养高级技能型实用人才的需求，深化课程体系和教学内容，顺应高职药学教育教学模式的转变，在教学内容和形式上进行了改革、创新，是基于药房关键工作岗位开发的一门全新课程。

本书为"十四五"职业教育国家规划教材，每个项目设置了思政目标，同时在不同章节还选取了一些典型的案例。在传授知识和技能的同时，将党的二十大报告中的新思想、新理念，有机地融入到教学过程中，提高学生的道德素养、职业素养，落实立德树人的根本任务，推进健康中国建设，推进法治中国建设。

本教材是在整合医院药房和社会药房（店）的核心工作内容后，将内容延伸到中药房及社会服务等，经过广泛调研，采纳了药房岗位一线工作者的建议，初步试用后形成的。在内容选择方面遵循"必需、够用"的基本原则，以高职药理学、药物治疗学为适用药物依据，适当增加中药间病荐药和中药处方分析等内容，并根据药房工作中社会服务的需求，增加了与药学服务有关的用药咨询与健康教育、家庭常用医疗器械体验等内容，同时注意涵盖国家执业药师资格考试的内容要求。

本教材对接药房工作岗位，通过岗位礼仪、用药基础知识的储备、药品推介、药品陈列、验收养护、处方审核与调剂等案例分析和实训，培养学生的中西药处方审核和调剂、中药代加工、药品陈列盘点、POP设计、药品销售、处理顾客投诉、药品储存养护等工作技能。通过居民用药咨询、健康教育及康护器械使用等便民健康服务内容的学习，培养学生服务健康、服务大众的社会责任感，同时汇集真实的违法案例，提升药房工作中知法守法、爱岗敬业的职业素质。

本教材的编写，采用了思维导图—学习目标—案例导入—正文—岗位链接的模式。模块一由孙英华编写；模块二由徐静钰编写；模块三项目三、项目四和模块四项目八由周楠编写；模块三项目五由马巧慧编写；模块四项目六、项目七和模块六由王梅编写；模块五任务一由巩海涛编写；模块五任务二由王雁群编写；实训内容由朱宁红编写。本书由张钦德教授主审。

教材结构新颖，理论与实践相结合，重在提高应用能力，培养学生执业习惯，有效缩短学生的岗位对接时间。

在编写过程中，作者得到了威海市孙家疃医院药房和开生医药有限公司的大力支持，在此表示感谢。

本教材的编写难免有不足之处，敬请广大师生批评指正。

编者

2022年12月

目　录

模块一　药房工作认知　/001

项目一　药房工作认知 /001

任务一　工作中必备职业素养 /001

一、药房工作人员应具备的素质 /002

二、药房工作人员从业的基本
条件 /004

三、药房工作中的基本职责 /004

四、药房工作中的基本礼仪 /006

任务二　工作中沟通能力与技巧 /009

一、沟通的原理与原则 /010

二、不同类型的顾客的沟通 /011

三、接待顾客的技巧 /014

实训一　社会药房药学服务情况
调查 /019

模块二　用药基础知识的贮备　/020

项目二　用药基础知识 /020

任务一　药品的分类、批准文号、批号
及有效期的学习 /020

一、药品的特殊性 /021

二、药品的概念 /022

三、药品的分类 /023

四、药品批准文号 /025

五、批号与有效期 /026

任务二　药品的名称、剂型、用量及慎
用的学习 /029

一、药品的名称 /030

二、药品的剂型 /031

三、药品的用量 /035

四、药品的慎用 /035

任务三　药品不良反应及报告监测的

学习 /039

一、药品不良反应 /040

二、药品不良反应的报告和监测 /042

任务四　药品的包装分类、标签及说明
书的学习 /047

一、药品包装及其分类 /048

二、药品的标签 /052

三、药品的说明书 /053

任务五　如何辨别假药和劣药 /063

一、假药的范畴 /064

二、劣药的范畴 /065

三、识别假药的方法 /065

四、劣药的识别方法 /067

实训二　药品不良反应/事件的收集与
上报 /068

项目三　处方基本知识 /072
　任务一　认识处方 /072
　　一、处方的基本知识 /073
　　二、处方制度 /075
　　三、处方常用缩写词 /078
　任务二　处方审核 /080
　　一、处方的形式审核 /081
　　二、处方用药适宜性的审核 /082
　　三、审核结果 /085
项目四　西药处方调配 /088
　　一、西药调剂工作流程 /090
　　二、处方调剂差错的防范与处理 /091
　　三、处方点评 /093
　　四、不合理处方的干预 /095
项目五　中药调剂工作 /098
　任务一　中药饮片调剂设施及常用
　　　　　工具 /098
　　一、中药饮片斗架的设置及斗谱
　　　　编排 /099
　　二、其他调剂设施 /102

　　三、中药饮片调制工具 /102
　任务二　中药处方调配 /107
　　一、中药处方的特点 /108
　　二、中药处方调剂 /109
　　三、中药处方的调配操作 /112
　任务三　中药复核包装与发药 /117
　　一、复核 /118
　　二、包装 /119
　　三、发药 /121
　任务四　中药饮片代加工 /127
　　一、中药代煎 /128
　　二、中药材切片 /133
　　三、中药材或饮片粉碎 /133
　　四、中药饮片制剂 /133
　　五、代客加工注意事项 /134
　实训三　西药处方调配模拟实训 /136
　实训四　处方分析 /137
　实训五　戥秤的使用 /140
　实训六　中药处方调配实训 /142

项目六　药品的陈列 /145
　任务一　药品陈列 /145
　　一、药品陈列相关概念 /146
　　二、药品陈列的原则和基本要求 /147
　　三、药品陈列的流程、方法和
　　　　技巧 /149
　任务二　陈列药品的盘点 /154
　　一、药品盘点的含义与目的 /155
　　二、药品盘点的常用方法 /156
　　三、药品盘点的流程 /156
　　四、减少陈列阶段药品损失的

　　　　方法 /158
项目七　药品的销售 /160
　任务一　药品销售工作流程 /160
　　一、药品零售的基本流程 /161
　　二、西药处方药的销售 /163
　　三、中成药的销售 /163
　　四、中药处方药的销售 /163
　任务二　居民常见疾病的用药推荐（中
　　　　　成药）/166
　　一、内科用药 /167
　　二、外科用药 /180

三、妇科用药 /182

四、五官科用药 /183

五、骨伤科用药 /184

六、皮肤科用药 /185

任务三 居民常见疾病的用药推介
（西药）/187

一、内科常见疾病及用药 /188

二、皮肤科常见疾病及用药 /198

三、妇科常见疾病及用药 /202

四、五官科常见疾病及用药
推介 /204

五、外科常见疾病及用药推介 /207

任务四 药品连带销售的技巧 /210

一、居民常见疾病药品推介
流程 /211

二、药品推介的基本原则 /211

三、药品推介的常用方法和
技巧 /212

四、连带销售的技巧 /214

任务五 顾客异议与投诉处理 /217

一、顾客投诉的类型 /218

二、处理顾客投诉的原则 /219

三、不同投诉方式的应对策略 /220

四、处理顾客投诉的管理制度与

办法 /221

项目八 药品储存和养护 /225

任务一 药品储存的工作流程 /225

一、采购 /226

二、收货与验收 /226

任务二 药品储存管理 /229

一、影响药品质量的因素 /230

二、药品储存的基本要求 /231

三、药品储存中的效期管理 /233

四、药品储存中的色标管理 /234

五、特殊管理药品的储存 /234

六、货位的规划 /234

七、堆垛 /234

八、防火管理 /235

任务三 药品的常规养护 /237

一、常见药品的养护 /238

二、重点药品的养护 /241

三、常见药品养护设备 /242

实训七 药品POP广告的制作和
药品陈列 /243

实训八 非处方药的推荐和介绍 /244

实训九 药品储存与养护技能
实训 /246

模块五　便民健康服务　/250

项目九 便民健康服务 /250

任务一 社区居民用药咨询与健康
教育 /250

一、居民健康教育 /251

二、用药咨询服务一般步骤 /253

任务二 家庭常用医疗器械 /257

一、医疗器械的概念和特点 /258

二、医疗器械的分类 /259

实训十 药学信息宣传窗的制作 /263

实训十一 药膳与合理进补的健康
咨询 /264

项目十　药品有关法律知识的
　　　　解读 /266
　　任务一　《中华人民共和国药品
　　　　　　管理法》/266
　　任务二　《药品经营质量管理
　　　　　　规范》/272
　　任务三　《药品流通监督管理

办法》/276
　　任务四　《处方药与非处方药分类管理
　　　　　　办法》/280
　　任务五　《药品说明书和标签管理
　　　　　　规定》/283
　　实训十二　开设网上药店 /286

答案　　　　　　/288

参考文献　　　　/293

二维码资源目录

序号	资源标题	类型	页码
1	电子教案	PPT	001
2	药房工作基本礼仪介绍	视频	006
3	电子教案	PPT	009
4	电子教案	PPT	020
5	电子教案	PPT	029
6	泡腾片的使用注意事项	视频	031
7	鼻用喷雾剂的使用注意事项	视频	031
8	电子教案	PPT	039
9	药物不良反应与上报	视频	039
10	电子教案	PPT	047
11	电子教案	PPT	063
12	电子教案	PPT	072
13	什么是处方	视频	072
14	电子教案	PPT	080
15	电子教案	PPT	088
16	电子教案	PPT	098
17	中药调配常用工具	视频	098
18	电子教案	PPT	107
19	电子教案	PPT	117
20	电子教案	PPT	127
21	电子教案	PPT	145
22	什么是药品陈列的流程	视频	149
23	电子教案	PPT	154
24	电子教案	PPT	160
25	电子教案	PPT	166
26	电子教案	PPT	180
27	电子教案	PPT	187
28	电子教案	PPT	198
29	痤疮	视频	201
30	电子教案	PPT	210
31	电子教案	PPT	217
32	电子教案	PPT	225
33	电子教案	PPT	229

序号	资源标题	类型	页码
34	电子教案	PPT	237
35	电子教案	PPT	250
36	电子教案	PPT	257
37	电子教案	PPT	266
38	电子教案	PPT	272
39	胰岛素笔的使用方法	视频	272
40	电子教案	PPT	276
41	电子教案	PPT	280
42	处方药、非处方药怎样购买和使用	视频	280
43	电子教案	PPT	283
44	药品标签中的有效期如何标注	视频	283

模块一

药房工作认知

项目一

药房工作认知

任务一　工作中必备职业素养

1.电子教案

思维导图

工作中必备职业素养

❶ 药房工作人员应具备的素质
- 掌握医药学专业基础知识
- 掌握相关的营销知识
- 掌握相关的沟通技巧
- 掌握相关的药事法规知识
- 较高的职业道德
  - 遵纪守法、爱岗敬业
  - 尊重顾客、热情服务
  - 真诚守信、文明经营

❷ 药房工作人员从业的基本条件
- 学历
- 知识结构
- 遵纪守法
- 身体健康

❸ 药房工作中的基本职责
- 岗前准备
  - 环境准备
  - 个人的准备
  - 销售方面的准备
- 营业中
- 营业后

❹ 药房工作中的基本礼仪
- 仪容仪表
- 行为举止
- 服务纪律
- 语言要求
- 肢体语言
- 电话接待礼仪
- 递物与接物

知识目标

1. 掌握药房工作中的基本礼仪。

2. 熟悉药房工作人员应具备的素质。

3. 了解门店工作人员的工作职责、药品销售的基本步骤。

技能目标

1. 能运用常用基本礼仪接待顾客。

2. 会正确履行工作中的职责。

思政目标

1. 具备认真细致、科学严谨，为人民健康负责的工作态度。

2. 培养自主学习，不断提升自我的职业素质。

 案例导入

案例：顾客进入零售药房，手按腹部，面部表情痛苦，工作人员上前接待。

工作人员："您好，您哪儿不舒服，有什么可以帮您？"

（工作人员服务状态：急切、关心、真诚）

顾客："我从昨晚开始到现在拉肚子两三次了，整个腹部都不舒服，隐隐地疼。人也没力气，没精神，想买点药。"

工作人员："您先坐下休息一下，是不是昨天吃东西不合适？"

（工作人员服务状态：关注、投入，安排患者坐下，可以倒杯温水）

顾客："有可能吧，昨天晚上跟朋友去吃大排档了，冷的热的辣的也没讲究。"

讨论：请分析该案例中的工作人员的做法。

随着医药产业的快速发展，社会药房和医院药房的数量也在快速增长，近年来国家对药品价格下调，药房的微利时代到来，药房之间的竞争异常激烈，从而使各药房开始更加注重自身的服务质量。

当患者走进药房，倾诉需求的第一个对象就是药房工作人员，工作人员通过自身对药品和疾病知识的了解，正确判断顾客需求，销售药品并指导患者用药，与此同时还需要做好药品养护和陈列理货的工作。掌握良好的沟通和销售技巧，向顾客推销和推介药品是工作人员的主要职责，当然要以遵守职业道德为前提，符合服务原则和规范，注意自身的仪表和礼仪，更好地为顾客提供服务。

一、药房工作人员应具备的素质

药房工作人员应具备以下基本素质。

（一）掌握医药学专业基础知识

应掌握医药科学知识、产品知识、日常保健医疗知识等。身为药房工作人员，必须要懂药，向顾客正确介绍药品的功能主治、用法用量、禁忌、不良反应及注意事项，防止差错事故。

（二）掌握相关的营销知识

药房工作人员要了解自己的责任，并熟练掌握有关陈列理货、柜台销售、消费者心理等知识，并能应用自如，为药房创造良好的经济效益。从促销策略上来讲，工作人员要准确掌握每种药品的最大优点，从而向有需要的顾客推荐，并且能为顾客解释清楚。

（三）掌握相关的沟通技巧

顾客的差异性要求工作人员掌握沟通技巧，差异化服务的实施也需要工作人员掌握沟通技巧，顾客抱怨的合理处理更需要工作人员的有效沟通。沟通技巧是工作人员与顾客成功打交道的一把金钥匙。

（四）掌握相关的药事法规知识

药房工作人员应该掌握相关的药事法规知识，严格遵守和执行药品零售行业、零售企业和药房的各项法律法规、规章制度，如《中华人民共和国药品管理法》（简称《药品管理法》）、《中华人民共和国药品管理法实施条例》（简称《药品管理法实施条例》）、《药品生产质量管理规范》（GMP）、《药品经营质量管理规范》（GSP）等，为患者的用药安全负责，为自己的行为负责，为药房负责。

（五）较高的职业道德

1. 遵纪守法、爱岗敬业

遵纪守法，就是遵守国家制定的各种法律、法规，遵守行业、企业、部门制定的一系列规章制度。药品是一种特殊的商品，关系到人们的生命和健康，国家对药品的生产和经营等都制定了严格的管理规范。工作人员直接向消费者出售药品、提供服务，不仅要严格遵守国家制定的有关法律法规，也要遵守企业制定的劳动纪律、服务纪律、柜台纪律和其他各项规章制度，在自己的工作岗位上尽职尽责、尽心尽力。热爱自己的工作岗位，以恭敬严肃的态度、认真负责的精神对待自己的职业，对待自己的工作。

2. 尊重顾客、热情服务

尊重顾客是工作人员职业道德的基本要求之一，也体现出工作人员对待工作的积极态度；对顾客尊重是正常地进行商业活动的起码条件，是形成良好的商业道德风范的基础。热情周到的服务态度体现在接待顾客中，就是要做到主动、热情、耐心、周到。主动向顾客打招呼、主动当好顾客参谋、主动帮助顾客排忧解难等，处处体现出主动关心顾客、为顾客服务的精神。

3. 真诚守信、文明经营

介绍药品时应实事求是，不夸大药物功效，根据顾客的实际需要推荐药品。药品应明码标价，从顾客的立场出发想问题，自觉维护消费者利益，真诚守信，建立起顾客对工作人员和药房的信任，文明经营，有利于药房的长远发展。

二、药房工作人员从业的基本条件

（一）学历

药房工作人员应具备药学或相关学科大专（含）以上的文化程度。

（二）知识结构

1. 了解所工作药房的历史、现状、组织结构、管理制度等

工作人员应该了解所在企业和药房的历史、现状，以及组织结构和管理的规章制度，才能更好地融入这个集体中，配合药房的管理工作。

2. 掌握医药学专业知识

工作人员应掌握医药科学知识、产品知识、日常保健医疗等知识；熟悉所售药品的陈列位置，坚持问病发药，向顾客正确介绍药品的功能主治、用法用量、禁忌、不良反应及注意事项，防止差错事故。

3. 掌握相关的营销知识

药房工作人员要了解自己的责任，熟练掌握有关陈列理货、柜台销售、消费者心理等知识，并能应用自如，为药房创造良好的经济效益。

（三）遵纪守法

工作人员应掌握GSP和其他国家有关药品监督管理方面的法律法规知识，严格遵守和执行药品零售行业、零售企业和药房的各项法律法规、规章制度。

（四）身体健康

药房工作人员必须每年进行健康检查，并建立健康档案。若患有传染病或者其他可能污染药品的疾病，不得从事直接接触药品的工作。

三、药房工作中的基本职责

根据工作人员工作的三个阶段——岗前准备、营业中和营业后，其基本职责可概括如下。

（一）岗前准备

1. 环境准备

保证店内干净卫生，窗明几净，柜台无灰尘，地板一尘不染，空气清新。保持店内卫生是防止蚊虫鼠害的必要手段，直接关系到药品的质量。清扫后，把清洁工具收拾好，放在不被顾客看见的地方。

2. 个人的准备

三个方面的准备：保持整洁的仪表，保持旺盛的精力，养成自然大方的举止。

（1）保持整洁的仪表　即工作人员容貌要整洁美观，着装要朴实大方，言谈举止要稳重高雅。

（2）保持旺盛的精力　即工作人员在上班期间一定要有饱满的热情、充沛的精力，不能无精打采、萎靡不振，也不能怒火中烧、咬牙切齿，始终保持一种乐观、向上、积极、愉快的心理状态。工作人员应牢记，顾客不是出气筒，千万不能因为自己的情绪反常而往顾客身上撒气。即使情绪低落，也要自己调整心态。

（3）养成自然大方的举止　即要求工作人员言谈清晰、举止大方得体、态度热情稳重、动作干脆利落，给顾客亲切、愉快、轻松、舒适的感觉。

3. 销售方面的准备

（1）备齐商品　药品要按剂型、用途分类陈列于货柜，内服药与外用药分开，处方药品与非处方药品分开，药品与非药品（医用材料）分开；查看商品是否齐全，及时将缺货补齐；对于需要拆包、开箱的商品，要拆除包装；对于需要搭配成套的商品，要及时搭配好；及时剔除残损和近有效期的商品，使商品处于良好的待售状态。

（2）熟悉价格　工作人员对本柜台的商品价格要牢记。只有工作人员准确地说出商品的价格时，顾客才会有信任感。

（3）整理环境　把各种商品摆放整齐，给人整洁清新的感觉。

（二）营业中

1. 严格执行《药品管理法》和GSP等相关的法律法规

向消费者正确介绍药品的功能主治、用法用量、禁忌、不良反应及注意事项，不得夸大宣传、滥行推销。

2. 遵守工作纪律

① 工作人员上岗必须佩戴证章标志，穿工作服。

② 工作人员必须按时上岗，工作时间内不得擅自离守、空岗、串岗。

③ 工作人员在工作期间，不得将个人物品及非本单位人员带入工作区。

④ 工作人员不准在工作场所看书、看报、聊天、打闹、听音乐等，不得做与工作无关的事情。

⑤ 不能坐着接待顾客。

⑥ 不能因为上货、盘点、结账等内部工作，影响接待顾客。工作人员在营业结束时，不准存放销售额以外的现金，不准挪用销售款。

⑦ 不准私自拿用商品。

⑧ 不在规定宣布时间前私自泄露涨价或降价信息和泄露有关企业的经济秘密。

⑨ 对顾客遗忘的物品要及时上交，不得私存或私自使用。

3. 接待顾客时主动热情，认真负责

接待顾客时主动热情，态度认真，用语文明；仔细核对药品名称、规格、数量，防止发药和计价错误，一旦发现差错应立即报告。

4. 做好药品售后服务工作

注意收集消费者对所售药品和服务的意见和建议。

5.处理顾客的异议和抱怨

倾听客户的担忧，确认问题症结；站在客户的角度为其分忧解难，加以解释，提出合理建议，并征求客户的最终意见。

6. 认真验收、盘点

配送货物到达时，工作人员要进行验收；在工作人员交接班和营业结束前要进行货物盘点。

7.做好工作人员交接班工作

① 交接按照倒班规定时间提前进行交接准备，确保经营的连续性。

② 接班时，接班人必须对交班的记录和出现的问题与交班人进行确认，无误后双方在交接班记录上签全姓名。

③ 交班时，交班人要如实填写交接班记录，要详细记录当班期间的异常情况和发生的问题，并在岗位上向接班人面对面地交代清楚，在交接班记录上签全姓名后方可离岗，重大情况及时向领导汇报。

④ 接班人在规定时间未来接班时，交班人应及时向上一级领导汇报，在上一级领导安排好接班人后方可离岗。交接过程中若有争议，由上一级领导裁决。

⑤ 若两个或两个以上单位在同一场地协同作业时，交接事项必须在同一场地、统一时间进行（正常的技术交接除外），且有文字凭证。

⑥ 所有倒班岗位人员，须按岗位交接班制度履行交接手续，不得落空、敷衍、作假。

（三）营业后

① 整理作业区。

② 检查柜上商品，进行补货上架。

③ 填写要货计划。

④ 做好营业结束的其他收尾工作。

2.药房工作基本
礼仪介绍

四、药房工作中的基本礼仪

礼仪是人际交往中约定俗成的行为规范与准则，是礼貌、礼节、仪表、仪式等具体形式的统称。接待礼仪是指药店工作人员在接待顾客的过程中，形成的被大家公认的和自觉遵守的行为规范和准则。而礼仪规范总的来说应该满足"四士"风格：外在如绅士、内心如护士、知识如博士、作风如战士。

1. 仪容仪表

仪容仪表主要指药房工作人员的容貌、服饰着装、姿势和举止风度。工作人员的仪容仪表决定了顾客的第一印象。一个员工美丽的容貌，新颖大方的着装，稳重高雅的言谈举止，既表现了个人良好的精神风貌，也代表了整个药房的精神风貌，直接影响着顾客的购买情绪。

仪容仪表的要求包括：①精神饱满，精力充足，保持充足睡眠，调整自己的情绪，体现文明礼貌的职业形象。②着装规范，尽可能统一服装，并保持服装的干净、整洁。③统一佩戴工号牌，便于顾客识别和监督。④保持个人清洁卫生，面容干净。男员工不留长发，要求前不过眉、后不过领，禁止剃光头，不留胡须，不得有文身，不染发、不留怪异发型。女员工化淡妆，忌浓妆艳抹，指甲不得超过2mm，不得涂指甲油，不染发（黑色除外），不烫发，不留奇异发型，留长发应以发带或发夹固定，不得留披肩发。避免头发蓬乱、有头屑、头油过多，有口臭或体臭；避免不掩口打喷嚏、打哈欠等不雅姿态。

2. 行为举止

行为举止主要指工作人员接待顾客时站立、行走、言谈表情等方面的动作和风度的综合表现。工作人员的言谈清晰文雅，举止落落大方，态度热情持重，动作干净利落，会给顾客以亲切、愉快、轻松、舒适的感觉。相反，举止轻浮，言谈粗俗，或动作拖拉，漫不经心，会使顾客产生厌烦心理。

门店工作人员在工作中要做到以下几项：①站立姿势。不能驼背、耸肩、插兜等，手不能叉腰、交抱胸前或放在背后；站立时不能斜靠在货架或柜台上。②坐姿。应端正，不得跷二郎腿，不得坐在工作台上，不得将腿搭在工作台、座椅扶手上，不得盘腿。③书写。应在指定的地方或办公室进行。④不能在店面搭肩、挽手、挽腰，需要顾客避让时应讲"麻烦您，请让下"。⑤不得随地吐痰、乱丢杂物，不得当众挖耳、抠鼻、修剪指甲，不得跺脚、脱鞋、伸懒腰。上班时间不得闲聊，不得哼歌曲、吹口哨。⑥接待顾客时，咳嗽、打喷嚏应转向无人处，并说"对不起"。⑦不在卖场议论顾客以及其他同事是非。⑧注意自我控制，在任何情况下不得与顾客、客户或同事发生争吵。⑨上班时间不能吃食物、不得看与工作无关的书报杂志。⑩商品轻拿轻放，顾客正在看货时，勿从中穿过。

3. 服务纪律

服务纪律的具体要求有如下几项：①不迟到、不早退，不擅自离开工作岗位，有事应事先请假。②不在工作时间聚众聊天、玩手机、嬉笑打闹、阅读报刊和因私事会客长谈。③使用礼貌用语，不说服务忌语，不与顾客顶嘴吵架。④不在工作时间干私活，吃零食，在柜台服务时严禁吸烟。⑤不以结账、点货、制表等内部工作为由怠慢顾客。⑥不动用和侵占顾客遗留物品。⑦不私自使用门店商品和挪用货款。⑧不玩忽职守、假公济私和泄露有关药房商业秘密。

4. 语言要求

接待语言要文明礼貌，要用"您好""有什么可以帮到您""请""谢谢""稍等"等敬语。不能用"不知道""不清楚""自己看"等服务忌语，并要注意表达方法。要求：①讲求顺序和逻辑性，清晰、准确地表达意思。②突出重点和要点，以引起顾客的兴趣和注意。③不讲多余的话，工作人员的语言必须服从顾客的购买行动。④不夸大其词，诚恳客观地介绍推荐。⑤因人而异，根据接待对象不同，选择不同的表达方式和技巧。⑥尽量讲普通话，可以适当地讲与顾客相同的方言。⑦避免使用命令式，多用请示式。

5. 肢体语言

肢体语言主要包括以下几项。

（1）三米微笑　对视线范围三米内的顾客微笑。微笑是指心里想着让你高兴的事，努力保持心情愉悦，目光友善、温和，嘴角轻轻上扬，可感觉到颧骨被拉向斜后上方。

（2）主动打招呼　顾客进门，接待员工必须微笑着，用微微上扬的语调向顾客打招呼。标准用语为："您好！"

（3）目光接触　有一个口诀："生客看大三角、熟客看倒三角、不生不熟看小三角。"与不熟悉的顾客打招呼时，眼睛要看其面部的大三角，即以肩为底线、头顶为顶点的大三角形。与很熟悉的顾客打招呼时，眼睛要看其面部的倒三角形，即眼睛与鼻子形成的倒三角形。与较熟悉的顾客打招呼时，眼睛要看其面部的小三角，即以下巴为底线、额头为顶点的小三角形。

6. 电话接待礼仪

接听电话要求铃响三声内接听电话。标准用语："您好，××店。"或"您好，××部门。"通话过程中请对方等待时应主动致歉："对不起，请您稍等。"外拨电话开场语："您好，我是××店××，请问您是××吗？这时候打电话没打扰您吧？"外拨电话结束语："对不起，打扰您了，谢谢您，再见！"要求：①通话简单明了，不能用电话聊天，不打私人电话，不得在卖场使用手机接打电话、收发短信和微信、QQ消息等。②通话完毕，应等顾客或上级领导先挂断。③接打电话时应面带微笑，语气平和、语调亲切。

 课堂互动

案例：电话铃声响起，工作人员拿起电话

工作人员："您好，欢迎您致电×××店，有什么可以帮到您的吗？"

顾客："我想问一下你们店里有没有拜糖平？"

工作人员："有，您如果需要可以来本店购买，如果您不能来，在周边500米社区内，我们可以送货上门的。"

顾客："我先问问，如果我需要，我会来的，谢谢。"（顾客挂断电话）

讨论：

1. 作为一名工作人员接到这样的电话你会怎么办呢？

2. 此案例中的工作人员接电话的时候遵循了哪些原则？

7. 递物与接物

递物与接物是日常生活和工作，以及社交活动中常有的一种礼仪行为，体现了个人的礼仪素养。比如递交票据、钱款、药品等物品时，应该双手递上。若为剪刀等锋利物品，应将尖头朝向自己。在递接名片时，一般情况下，是由地位低的人先向地位高的人递送名片，男士先向女士递送名片。递送时面带微笑，正视对方，身体略前倾，将名片正面朝上，恭敬地用双手拇指和食指分别捏住名片上端两角，送至对方胸前。递送时说："我是××，请多关照。"接收对方递送的物品时，应双手接过，并点头致意或说"谢谢"。常见的药房规范用语和忌语见表1-1。

表1-1　常见的药房规范用语和忌语

序号	规范用语	忌语
1	"您好！"	"喊什么！等一会儿！"
2	"有什么可以帮到您的吗？"	"买得起就买，买不起就别买！"
3	"请您到这边看看。"	"谁卖你的你找谁去！"
4	"我来帮您挑选，好吗？"	"没上班呢，等会儿再说。"
5	"您还需要其他药品吗？"	"不知道。"
6	"对不起，请您稍等，我马上就来。"	"您问我，我问谁！"
7	"抱歉，让您久等了。"	"到底要不要，想好了没有。"
8	"这是找您的钱，您走好，祝您早日康复！"	"没看见我正忙着吗？着什么急呀？"
9	"谢谢，请多提宝贵意见！"	"要买快点儿，不买站边上。"
10	"您别客气，这是我们应该做的。"	"交钱，快点！"

 岗位对接

本任务是药学类、药品经营与管理、药品服务与管理专业学生必须掌握的内容，为成为合格的药学服务人员奠定坚实的基础。本任务对应岗位包括西药药师、医药商品购销员、药品销售岗位的相关工种。上述从事药学服务及药品销售相关所有岗位的从业人员均需具备药师的道德素质，掌握药房的接待礼仪。

判断题

1.有事与客户联系，现在是 13:00，可以打电话给客户。　　　　　　　（　　）
2.这件事情比较复杂，想在电话里与客户说清楚。　　　　　　　　　（　　）
3.客户一只手将名片塞给我，我也顺便塞给他一张我的名片。　　　　（　　）
4.客户会谈时我先后接听了 5 个电话，虽然客户表示不介意。　　　　（　　）
5.您在听别人讲话时，总是不断比较与自己想法的不同点。　　　　　（　　）
6.沟通的目的是在于相互了解。　　　　　　　　　　　　　　　　　（　　）
7.您应具备善于发现自己和别人的共同特点的能力。　　　　　　　　（　　）
8.沟通信息的构成：言语 55%，肢体语言 38%，语调（语气）7%。　（　　）
9.对于上级任务分配有不同意见应立即提出来。　　　　　　　　　　（　　）
10.对于这项重要任务我有更好的设想，因此可以直接向老板汇报。　（　　）

任务二　工作中沟通能力与技巧

 思维导图

3.电子教案

知识目标

1. 掌握沟通的原理与原则、接待顾客的技巧。
2. 熟悉接待不同心理阶段顾客的步骤。
3. 了解不同类型顾客的沟通方式。

技能目标

1. 能运用常用沟通技巧进行销售。
2. 会正确接待顾客。

思政目标

1. 具备全心全意为人民健康服务的工作态度。
2. 培养自主学习，不断提升自我的职业素质。

案例导入

案例：张大妈，60岁，刚退休，每天沉迷于网络电视剧，结果眼睛视力变得越来越模糊，还经常流泪，患上了结膜炎。于是张大妈直接到药房购买左氧氟沙星滴眼液，可是店员拒绝卖给张大妈药品，要求张大妈出示处方。张大妈非常生气，认为是店员故意刁难她，最后张大妈直接向市长热线打了投诉电话。

讨论：

1. 你认为工作人员处理是否合理？
2. 假如你是该工作人员，你觉得如何处理才能避免投诉？

一、沟通的原理与原则

沟通是为了一个设定的目标，把信息、思想和情感在个人或群体间传递，并且达成共同协议的过程。药房工作人员应不断掌握沟通的技巧，赢得患者及其家属的认同，有助于建立相互信任的、开放的医患关系，提高用药的依从性、有效性和安全性，减少药疗事故的发生。

（一）有效沟通的意义

1. 提高服务质量，增进医患、药患之间的相互理解

医务人员在诊疗活动中，要付出大量的劳动和精力，常会因为有效沟通的缺失，引起患者的抱怨、不满，从而导致纠纷。因此药房工作人员和患者应该保持有效沟通，营造相互信任与理解、相互尊重、相互配合的良好的药患关系，提高服务质量。

2. 指导患者合理用药

安全、有效、经济地使用药品，是合理用药的基本要求，患者及家属对名目繁多的药品及其不良反应知之甚少，而药房工作人员在这方面具有优势，可以指导患者按照医嘱或药品说明书正确使用药品，解释用药中可能出现的不良反应及注意事项；并且还可以提高患者的用药依从性。

3. 监控药品不良反应

药房工作人员通过与患者及家属的交流沟通及时发现药品不良反应，指导患者正确理解药品不良反应和正确的处理方法。

（二）有效沟通的原理与原则

1. 自己是沟通的第一对象

在进行工作之前，应先和自己沟通：我认可并完全相信自己的工作吗？我认可并完全相信自己的药房和其制度吗？之所以这样，是因为当人们想认真地做好自己本职工作的时候，也许暂时没有好办法，但如果拥有一颗具有强烈解决问题欲望的心，方法一定会产生的。

2. 注意倾听

一般而言，在每次成功的沟通中，沟通者占去20%的说话时间，被沟通者占去80%的说话时间，只有充分地倾听了对方的说话内容，你才能真正了解到他心中所想、心中所需，由此做到沟通的有的放矢。要让对方知道，你正在专心聆听，同时也明白对方说话的内容和对方的感觉，使对方愿意表达内心的感觉，这对于解决困难有很大的帮助。表现出了解对方的感觉，并不一定表示你同意对方所讲的话。在说出自己的意见之前，可使用"同时"这个词语，或在适当时候暂时停下来，代替"但是"或"不过"等字眼。

3. 维护自尊，加强自信

药房工作人员要维护自尊，加强自信，要充满诚意，无论是面对上司，还是顾客，工作人员都应该表现出自尊，不能为了把药品推销出去，而对顾客过于热情，反而引起顾客的不满。

4. 有目的的沟通

药房工作人员在沟通过程中，不仅仅是感受对方，最好还能够帮助对方解决实际问题。为此，应向被沟通方征求意见，营造一起合作、共同参与的气氛，在可能的范围内，尽量采用对方所提供的意见，如果对方的意见真的不可行，要加以解释，并给出其他的合理建议。

二、不同类型的顾客的沟通

（一）根据消费者进店的意图来分

顾客进店的目的可能是：观赏、了解信息、购买。工作人员在接待顾客的过程中，仅有热情是不够的，还需要通过主动介绍、多加询问的办法，揣摩顾客心理，迎合顾客需求，区别进行接待。

1. 观赏者

观赏者一般进入药房暂无购买意图，只是为感受气氛或为以后的购买做些准备，他们一般神态闲散，漫无目的，东看西看或者行为拘谨、犹豫徘徊。此时工作人员应为顾客营造一个自由宽松的氛围，可以点头微笑后继续做自己的事，或者语言表达"您慢慢看，有需要您叫我"。随后，工作人员可以继续接待其他顾客或做自己的事情，用余光关注一下观赏者即可。当顾客对某个产品表现出兴趣时，要在"讲"字上下功夫，明确顾客要求，多做介绍，耐心解释，当好参谋，热情接待，或许能创造出商机。

2. 了解信息者

了解信息者的特点是：暂无明确购买目的，只是为了了解信息，如了解药品价格、咨询常见药品用法或者常见疾病用药等。针对此类顾客，工作人员应首先调整好心态，不能流露出不满，更不能怠慢接待，而应将他视为潜在顾客，进行热情服务，耐心为他们介绍医药专业知识，宽容并鼓励顾客，在充分了解信息、做出比较的基础上再做决定，真诚而专业的介绍能够让顾客信服与感动，从而留住潜在顾客。结合顾客的兴趣点，可以适当介绍药房的特色品、畅销品。

3. 购买者

购买者进入药房时，动作迅速，能够直奔柜台，进店后一般目光集中，脚步轻快，迅速靠近货架或商品柜台，主动提出购买需求，向工作人员开门见山地索取货样，急切地询问商品价格，如果满意，会毫不迟疑地提出购买要求；或者对某一类医药商品表现出极大热情，或者围绕某个具体病症提出具体的问题和需求，此时，工作人员要及时反应，热情开展服务。为促进成交，工作人员要善于观察顾客，初步判定顾客的心理类型，适时采取恰当的方法进行接待。

（二）根据消费者的行为类型来分

按消费者的购买行为类型不同，消费者可分为六大类：理智型、习惯型、经济型、冲动型、犹豫不定型和求名型。

1. 理智型顾客

理智型顾客的特点是对所要购买的商品的厂家、名称、规格等都问得比较详细，往往在购买前从价格、质量、包装等方面进行反复比较，仔细挑选。接待这类顾客，要求工作人员服务要耐心，做到问不烦、拿不厌。

2. 习惯型顾客

习惯型顾客的特点是进店后直奔向所要购买的商品，并能讲出其厂家、名称和规格，不买别的代替品。接待这类顾客，要求工作人员要在"记"字上下功夫，记住这类顾客及其所用的商品，尊重顾客的习惯，千方百计地满足他们的需求。

3. 经济型顾客

经济型顾客的特点是以价格低廉作为选购商品的前提条件，喜欢买便宜一些的商品，进店后需要熟悉商品，精挑细选。接待这类顾客，要在"拣"字上下功夫，让他们挑到满意的商品为止。另有少部分顾客专买高档保健食品类商品作为礼品，此时要求工作人员能够说明商品价格、性能、用途、优越性，让顾客相信物有所值。

4. 冲动型顾客

冲动型顾客一般购物目标明确，但在购买商品前通常没有足够的准备，以主观感觉为主，容易受商品的外观、包装、商标、广告宣传和工作人员劝说的影响，不太注重商品的价格，能迅速做出购买决定。接待这类顾客，要在"快"字上下功夫，同时要细心介绍医药商品的性能、特点和用途，提醒顾客注意比较。

5. 犹豫不定型顾客

犹豫不定型顾客购买医药商品时，顾虑较多，对事物体验深刻，行动谨慎迟缓。购买商品时，往往犹豫不决难以做出决策，即使做出了购买决策也可能反悔而中断购买行为。针对这类顾客，要求接待者要在"帮"字上下功夫，耐心介绍不同医药商品的差别，结合顾客实际情况，当好参谋，帮助顾客确定要选购的医药商品。有些顾客由于患有难言之隐的疾病，或者药品涉及顾客隐私，在购买商品时有躲闪、不安、犹豫、不自在等表现，可能四处张望却不提出购买要求。针对这种类型顾客，应由年龄相近、性别相同的工作人员就近进行接待，在接待过程注意小声说话，照顾顾客的心理感受，尊重和保护顾客的隐私。

6. 求名型顾客

求名型顾客爱赶"时髦"、讲"奇特"，追求商品的新颖样式，往往不问价格、质量。这类顾客的特点有：希望能得到别人的赏识与夸赞，想法单一，崇拜名牌产品，在选购时特别注意商品的品牌，对价格高低并不过多考虑。针对这种类型顾客，工作人员应该多讲解商品最适合高层次的人使用，给予其成就感和肯定，多顺应其心理，多一份认同，让其将工作人员当作知己，多讲解选择产品后带来的感受和优越感。

（三）不同年龄顾客的购买心理特点

不同年龄的顾客由于各种因素的综合作用，具有各自不同的典型特征，需要引起工作人员的重视。

1. 青年群体的购买心理特点

青年群体一般指16～35岁之间的人群，青年群体的消费心理特征是重时尚、赶潮流，喜欢新颖、奇特、有创意的商品，注重商品的科技成分以及商品的个性化、形象化。因此针对青年群体应该提供专业化的服务，推荐的商品体现文化底蕴。

2. 中年群体的购买心理特点

中年是由青年向老年的过渡时期，年龄一般在35～55岁之间，中年购买行为比较理智，冲动性小而计划性强，重视商品的实用性，较为理性，对商品的品质、效用、价格更加重视，容易建立对商品品牌的忠诚度。针对中年群体在推荐时应该强调药品的品质，突出药品的使用价值，对他们采取平价销售、优惠和折扣等方式，提供优质的销售服务，让其感到物超所值。

3. 老年群体的购买心理特点

老年群体主要指55岁及以上的人群，是药房的主要消费人群，老年人习惯性购买心理强，对老字号倍感亲切，注重产品的质量和功能，消费理性强，要求服务周到，对保健品的需求增大。因此针对老年群体，药房工作人员推荐药品时要耐心解释，循循善诱，并从情感的角度出发，倾注关怀，给他们以尊重和礼遇。由于老年顾客行动不方便，推介时如果能从售后服务的途径解除顾客的担忧，则可有效地促进购买。

三、接待顾客的技巧

（一）接待顾客的标准话术

1. 当顾客进店时，应面带笑容，点头示意，主动打招呼

（1）标准用语 "先生，您好！""小姐，早上好（中午好，下午好，晚上好）！""小姐，新年快乐！""王阿姨，您今天气色真好！"

（2）服务要领 积极主动地打招呼，提供帮助，面带微笑，目光与顾客接触。语气亲切，态度诚恳，老顾客可称呼姓氏。

2. 顾客不需要协助时

（1）标准用语 "××（称呼），您请随便看看（或请慢慢看），需要时请随时叫我。"

（2）服务要领 面带微笑、目光友善。避免出现因顾客不需要协助而感到失望与不悦，避免语气敷衍或机械化。

3. 主动向有需要的顾客提供协助时

（1）标准用语 "您好！请问有什么可以帮到您？"

（2）服务要领 立即放下工作，主动走近顾客，礼貌询问，避免怕麻烦的态度。

4. 顾客指明需要某种商品时

（1）标准用语 "××，您需要××（药品名）×盒是吗？""好的，请稍等！我这就拿给您。每天服用×次，每次服用×粒，另外还要注意……"

（2）服务要领 立即放下手头上的工作，主动替顾客拿取商品，禁止说"在那边，自己找！"

5. 顾客所需商品缺货时

（1）标准用语 "××，很抱歉，您需要的××（药品名）现有5瓶，如果可以的话，您先买5瓶，其他15瓶将在周三到货。"如果顾客急需，"我立即帮您组织调货，大约需要××（时间），请您稍等或帮您送货上门"。如确实无货，应主动介绍其他同类产品。"××，很抱歉，您需要的××（药品名）暂时没有，不过，这里有跟它同样功效的另一种产品××（药品名），我给您介绍一下，好吗？"

（2）服务要领 态度诚恳，如果顾客坚持购买他指定的商品，应立即登记顾客联系方式和商品名称，同时承诺回复的时间。严禁说"不知道""没有货了""卖完了""没有这种商品""不知道是什么商品"。

6. 主动帮助手持大量物品的顾客时

（1）标准用语 "××，我帮您拿个购物篮装上。"

（2）服务要领 主动递上购物篮，有可能的话，帮助顾客将货物拿到收银台。

7. 顾客咨询专业问题，没有把握回答时

（1）标准用语 "这个问题，请我们的药师/医生给你解答好吗？ ××，请您到这边来。这位是我们的王药师。王药师，刘小姐胃痛，请您帮助下。"

（2）服务要领 引领顾客到药师咨询处。介绍药师给顾客，简要向药师介绍顾客情况。避免直接说"我不懂"或向顾客乱解释。

接待顾客的"六声一微笑"

顾客进店有招呼声，提出询问有解答声，顾客不适有关怀声，挑选商品有介绍声，服药方法有交代声，顾客离开有道别声，服务始终面带微笑。

（二）接待不同心理阶段顾客的步骤

1. 观察阶段

根据顾客进店目的，一般可以将顾客分为4种类型：有备而来型，即顾客有明确的购买目标，进店后迅速靠近相应药品柜台；半确定型，即顾客有大致购买方向，但对具体药品、类型等不是很清楚；难为情型，即顾客有购买目的，但不清楚具体购买品种，又羞于与工作人员交流，通常表现为在店内停留时间长，反复溜达；随意闲逛型，即顾客进店没有购药打算，以浏览闲逛为主。

2. 兴趣阶段

顾客在注视药品之后，如果进一步留意药品的品牌、价格、使用方法等内容说明顾客对这一产品产生兴趣了，这时顾客会根据自己对产品的主观的感情判断再加上自己所关注的客观因素进行综合考虑，以做出适合个人需求的选择。

3. 联想阶段

顾客在对药房商品产生兴趣后，便会对感兴趣药品的疗效产生期待，从而激发顾客的个人联想，如"服用这个药后会有什么样的效果呢？"工作人员要充分认识联想阶段的重要性，它直接关系到顾客是否要购买该药品。因此，一名优秀的工作人员应该能够适时地丰富顾客的联想，让顾客充分信任药物产生的疗效，从而促使顾客下定决心购买。

4. 欲望阶段

当顾客对药品的疗效产生美妙的联想后，会产生购买商品的欲望，但由于对类似产品缺乏了解，容易产生疑问"有没有比这个产品更好的同类药品呢？"这种疑虑会对顾客产生微妙的影响，使顾客既对该商品产生购买欲望，但又不会立即决定购买，而进入下一阶段。

5. 比较阶段

顾客购买欲望产生后，心中就会进行多方面的权衡，如"这个产品的价格和品质是综合性价比最高的吗？会不会偏贵或者质量不够好呢？"这时目标商品的同类产品的适应症、药效、价格、服用方便程度等指标将成为顾客比较的重要因素，此时也是药房工作人员发挥专业知识和沟通技能进行接待咨询的最佳时机。

6. 信心阶段

经过一番权衡比较之后，顾客可能树立信心，觉得"这个药品还可以"，从而决定购买。顾客也可能经过比较后失去信心，不再购买此商品转而关注其他同类商品，甚至不再购买此类商品。影响顾客信心的主要原因包括：①药房工作人员的咨询接待能力。②顾客对医药商品质量及品牌的信任程度。③顾客对药品零售企业的信任程度。④顾客的用药习惯等个人因素。

7. 行动阶段

当顾客树立信心，决定购买后，会立即行动，确定成交，付清货款。此时，工作人员应该能敏锐地意识到成交时机，快速开具票据，待顾客付款后，验收发货，并对商品进行适宜的包装。

8. 评价阶段

顾客购买药品离开后，对药房服务的满意度评价主要取决于：①购买商品过程中所享受的工作人员提供的优质的药学服务。②药房药品产生的疗效能够达到顾客的期待。如果这两项的满意程度都较高，则顾客对药房的忠诚度将提高。

（三）接待顾客的技巧

药房工作人员的工作，是直接同顾客打交道，因此，要满足顾客需要，完成销售任务，必须熟练掌握接待技巧，首先从耐心倾听开始，正确自如地接待每一位顾客，以热情的态度和巧妙的语言艺术引导顾客，成功达成交易。

1. 自如地接待

接待顾客过程中，不论顾客称赞、说明、抱怨，还是驳斥、警告、责难，工作人员都可以从中了解到顾客的购买需求。耐心倾听顾客的诉说，顾客会认为得到了尊重，从而愿意合作。

（1）用心倾听的原则

① 耐心。不要打断顾客，很多顾客喜欢说话，尤其喜欢谈论他们自己、他们的家人。顾客说得越多，越感到愉快，这对销售很有利。药房工作人员在这时要克制自己，不要打断顾客的谈话。

② 专心。学会诚恳专注地倾听，在倾听顾客说话时，要真诚地凝视对方的眼睛，以示诚恳专注。要与顾客保持目光接触，观察顾客的面部表情，注意他们的情绪变化。

③ 关心。站在对方的立场倾听，要带着真正的兴趣倾听顾客在说什么，要理解顾客所说的话，也要对顾客的话理智地判断真伪、对错，必要时可重点复述对方所讲的内容，以确认自己的理解和对方所表达的意思一致。

（2）有效聆听的步骤

① 发出准备聆听的信息。首先，需要准备聆听不同的意见，从对方的角度想问题。其次，工作人员需要和讲话者有眼神上的交流，给予讲话者充分注意。

② 采取积极的行动。包括对讲话者频繁点头，鼓励对方继续说。在聆听的过程中，也可将身体略微前倾，这是一种积极的姿态，表示愿意听、努力在听。同时，对方也会反馈更多的信息。

③ 理解对方全部的信息。聆听的目的就是了解对方全部的信息。在沟通的过程中没有听清楚、没有理解时，应该及时告诉对方，请对方重复或者解释。

（3）倾听过程中的注意事项

① 不要打断顾客的谈话，尤其不要有意识地打断对方兴致正浓的谈论。

② 听清楚对方的谈话重点，排除对方说话方式的干扰。

③ 适时地表达自己的意见，以便让对方感受到始终都在被认真倾听。

④ 用心去寻找对方谈话的价值，并加以积极的肯定和赞美。

⑤ 配合表情和恰当的肢体语言，以便更生动形象地表达认真倾听的状态。

⑥ 避免虚假的反应，以便认真倾听对方的讲话和做进一步的解释。

⑦ 在倾听时，不能干其他与倾听无关的事情。

2. 营业繁忙，有序接待

在顾客多、营业繁忙的情况下，工作人员要保持头脑清醒、沉着冷静、精神饱满、忙而不乱地做好接待工作。

（1）按先后次序，依次接待　工作人员接待时要精力充沛，思想集中，看清顾客先后次序和动态，按先后次序依次接待。

（2）灵活运用"四先四后"的原则　营业中在坚持依次接待顾客时，工作人员还要注意灵活运用"四先四后"的原则，使繁忙的交易做到井井有条。"四先四后"的原则是：先易后难，先简后繁，先急后缓，先特殊后一般。

（3）"接一顾二招呼三"和交叉售货穿插进行　工作人员要运用好"接一顾二招呼三"的接待方法，在接待第1位顾客时，抽出空询问第2位顾客，并顺便向第3位顾客点头示意。也可视情形采用交叉售货，将商品拿递给第1位顾客，让其慢慢挑选，腾出时间去接待购买商品挑选性不强的顾客，力争快速接待，快速成交。

（4）眼观六路，耳听八方　工作人员在同时接待多位顾客时，尽管人多手杂，有的问，有的挑，有的取货，有的需开票等，但工作人员必须保持清醒的头脑，既要准确快速地接待顾客，又要避免出现差错（包括照顾商品安全、不错拿、不乱放等）。因此要求工作人员做到眼快（看清顾客先后次序和动态）、耳快（倾听顾客意见、谈论）、脑快（反应灵敏，判断准确）、嘴快（招呼适时，答问迅速，结算报账快）、手快（动作敏捷，干净利索，取货、换货、展示、包扎、找零迅速）、脚快（依据售货操作的需要，及时移动）。通过眼、耳、脑、嘴、手、脚，协调配合。

3. 特殊情况，特殊接待

工作人员每天要接待各种各样的顾客，而且每一个顾客的心理特点各异，情况不一，要做到不同情况下，使每个顾客都满意，这就要求工作人员不仅要有较高的思想觉悟、政策水平和比较熟练的售货操作技术，而且还要有一套特殊接待的方法和技巧。

（1）接待代人购买药品的顾客　工作人员一般可采取一问（问使用人的病情）、二推荐（根据代买人的口述情况推荐适用药品）、三介绍（介绍推荐药品的疗效与功能，以及用法和用量、禁忌等）四帮助（帮助顾客仔细挑选药品）的方法接待。

（2）接待老、幼、病、残、孕顾客　这类顾客在生理上和心理上有特殊情况，因此在购买药品时，更需要工作人员的帮助、关心与照顾，在顾客多的情况下，工作人员应主动和其他顾客商量，让他们先买先走。同时，还要根据不同情况，妥善接待。如老年顾客，一般记性较差，听力不好，工作人员应耐心地仔细询问，一字一句地慢慢地对药品进行介绍。对病残顾客，尤其是聋、哑、盲人和手脚伤残的顾客，更要关怀备至。接待盲人，要仔细询问病情，认真负责地帮助他们挑选好药品，钱货应逐件放在他们手中，并一一交代清楚。接待聋、哑人，要多出示药品让他们挑选，并要学会一些哑语，必要时可用书写的方法进行交流。儿童来买药品，接待时工作人员要特别关照，询问用途后向家长电话核实，销售后还要关照他们收好药品、钱票，防止丢失。对怀孕的女顾客，应优先接待，注意关照。

（3）接待结伴而来但意见又不一致的顾客　应掌握顾客心理，判明谁是买主，然后根据主要服务对象，当好参谋，要以满足购买者本人的要求为原则来调和矛盾，尽快成交，引导购买。

顾客的接待，要忙中有细，药房工作人员应该掌握相关的药事法规知识，严格遵守和执行药品零售行业和药房的各项法律法规、规章制度，如《中华人民共和国药品管理法》《处方药与非处方药分类管理办法》等，为患者的用药安全负责，为自己的行为负责，为药房负责。

知识链接

药房工作的要诀

对主动咨询者，需热情周到。对有备而来者，需业务熟练。对盲目就新者，应认真负责。对小心谨慎者，要不厌其烦。对随意浏览者，应顺其自然。对难于启齿者，应避免尴尬。

岗位对接

本任务是药学类、药品经营与管理、药品服务与管理专业学生必须掌握的内容，为成为合格的药学服务人员奠定坚实的基础。本任务对应岗位包括西药药师、医药商品购销员、药品销售岗位的相关工种，上述从事药学服务及药品销售相关所有岗位的从业人员均需具备基本沟通能力和技巧。

目标检测

一、A型选择题（单选题）

1. 顾客咨询某种商品时错误的话术是（　　）。
　　A. "好的，请稍等！我这就拿给您。"　　B. "每天服用 × 次，每次服用 × 粒。"
　　C. "在那边，自己找！"　　D. "您好！请问有什么可以帮到您？"
　　E. "药在收银台附近，请这边走。"

2. 爱赶"时髦"、讲"奇特"，追求商品的新颖样式，往往不问价格、质量的顾客属于（　　）。
　　A. 理智型顾客　　B. 经济型顾客　　C. 冲动型顾客　　D. 求名型顾客

二、X型选择题（多选题）

1. 下列不属于接待顾客的技巧的是（　　）。
　　A. 自如地接待　　　　　　　　B. 营业繁忙，有序接待
　　C. 特殊情况，特殊接待　　　　D. 让顾客自助选购
　　E. 处方复核时，由顾客自行对照药味进行复核

2. 以下接待顾客的标准话术正确的是（　　）。
　　A. "王阿姨，您今天气色真好！"
　　B. 亲切开朗的语气，态度诚恳，老顾客可称呼其姓氏
　　C. "您请随便看看或请慢慢看，需要时请随时叫我。"
　　D. "您好！请问有什么可以帮到您？"
　　E. 只顾忙自己的事情

3. 下列顾客分型正确的是（　　　）。
   A. 理智型　　　　B. 习惯型　　　　　C. 经济型　　　　　D. 冲动型
   E. 犹豫不定型和求名型

实训一　社会药房药学服务情况调查

【实训目的】

1. 熟悉社会药房药学服务的工作内容。
2. 调查社会药房或社区卫生服务站药学服务发展现状。

【实训准备】

1. 场所：社会药房或社区卫生服务站。
2. 材料：调查问卷。

【实训步骤】

1. 学生参考相关文献，设计调查问卷，问卷的内容包括进行药学服务的人员情况、顾客用药总体情况、顾客希望药房提供的药学服务内容等方面。

2. 4～6个同学为一组，分组到社会药房或社区卫生服务站通过问卷调查及访谈等方式进行药学服务开展情况的调查。

3. 学生回收问卷后，整理访谈资料，经统计分析，完成调查报告。

4. 学生分组汇报，展示调查中发现的问题并提出解决方案。

【实训思考】

1. 制约社会药房药学服务发展的影响因素有哪些？
2. 从事药学服务的药学工作人员应该具备哪些能力？

【实训评价】

评价内容	评分标准	得分
仪表仪态（10分）	仪表大方、谈吐自如、条理分明	
语言表达（5分）	声音清晰、言简意赅、突出重点	
现场互动（20分）	有感染力，现场互动良好	
时间把握（5分）	在规定时间内完成，时间分配合理	
逻辑清晰（30分）	调查报告的分析介绍是否准确、清楚；药学服务情况问卷设计是否准确、合理	
PPT设计（10分）	图文并茂、布局合理	
团队合作（20分）	认真、细致、富有团队协作精神	
总分		

模块二

用药基础知识的贮备

项目二

用药基础知识

任务一 药品的分类、批准文号、批号及有效期的学习

 思维导图

4. 电子教案

知识目标
1. 掌握药品的概念及分类。
2. 熟悉药品批准文号、批号和有效期的知识。
技能目标
1. 能够认识医药商品，学会对不同的医药商品进行归类。
2. 能够对药品的有效期进行识别，查看药品的批准文号和批号。
思政目标
1. 树立"安全用药，合理用药"的观念，具备认真细致、科学严谨，为人民健康负责的工作态度。
2. 培养自主学习、不断探索新的医药知识的职业素质。

案例导入

前段时间，武汉的蔡女士总觉得自己身上酸痛无力，就到家门口的药店买了一点感冒药吃。但是吃了药之后她的症状并没有好转，反而还出现了小腹胀痛的情况，并且晚上上了七趟厕所。第二天腿发软无力，开始蔡女士还以为是药物的副作用就没有当回事。可是第二次吃药的时候蔡女士无意中看了一眼药的生产日期，这下可把她给气坏了。因为这个药是2014年12月25号生产的，到2018年11月就已经到期了。已经过期了这么久的药物竟然被卖出来，而且她还吃了两颗，这让蔡女士心里很不舒服，过期的药是不能上柜台卖的。于是蔡女士就要求药店方送自己去医院检查，但是对方却说可以以价款十倍的赔偿金赔偿她，面对店方的做法蔡女士表示自己不能接受。

讨论：
1. 如何识别药品的有效期？
2. 除了查看有效期，还有其他方法识别失效的药品吗？

药品是一类特殊的商品，其特殊性表现在与人的生命健康密切相关，有严格的质量标准，较强的专业技术性和社会公共性，但缺乏价格需求弹性，消费者选择性低，需要迫切性强等方面。那药品都有哪些方面的特殊性呢？

一、药品的特殊性

1. 药品质量的特殊性

药品质量第一，要确保安全有效、均一稳定。药品只有符合质量标准要求，才能保证疗效。只允许有合格品，绝对不允许有次品或等外品，不合格品不准出厂、销售或使用。

2. 药品管理方式的特殊性

药品不同于一般商品的特殊性还表现在国家对药品的生产、经营和使用实行特殊管理，其基本目的是杜绝不合格的药品进入流通领域，保证人民群众的用药安全。对药品的监督管理贯穿药品研发、生产、经营和使用的全过程，国家制定了《药品经营质量管理规范》《优良药房工作规范》（good pharmacy practice，GPP）等一系列管理规范，控制药品的质量。

3. 药品使用的特殊性

药品的使用有专属性，每种药品都有自己特定的功能主治和适应症、禁忌等，"对症下药"是亘古不变的真理。在医生和药师的指导下合理使用，才能达到防病、治病和保护健康的目的。滥用药物可能造成中毒或导致药源性疾病。

4. 药品的两重性

药品的两重性是指治疗作用和不良反应，指药品在预防疾病与治疗疾病的同时，也会发生某些不良反应，如毒性反应、过敏反应、继发反应等。许多药品，尤其是新药，还需要通过上市后的再评价，很长时间后才能发现其潜在的毒副作用。国家通过药品不良反应监测和报告、药物警戒和不良反应信息通报等制度和措施，对药品进行用药后长期监管。

5. 药品的时效性

药品的供应必须及时、有效、品种规格齐全，药品的生产、经营和使用单位要有必要的储备以适应这种需要。国家实行药品储备制度，保证满足特殊情况下的药品供应。因为一旦疾病发生，对药品强烈的需求即刻产生。同时，药品的时效性还体现在药品有规定的有效期，有效期内药品才能保证患者用药的安全有效，过期的药品只能报废销毁。

6. 药品的地域性

某些疾病的发生与地理环境和地域气候有关，在药品储备时要注意地区疾病的特殊性及地区的用药习惯，保证地方性药品的储备和供应，满足疾病的需要。

二、药品的概念

1. 药品

《中华人民共和国药品管理法》以下简称《药品管理法》中关于药品的定义：药品是用于预防、治疗、诊断人的疾病，有目的地调节人的生理机能并规定有适应症或者功能主治、用法和用量的物质，包括中药、化学药和生物制品等。药品应具备三个条件，即符合法定药品标准，有规定的适应症或者功能主治，有明确的剂型、剂量、用法、用量。

2. 新药

在我国，新药是指未曾在中国境内上市销售的药品。已生产的药品，凡增加新的适应症、改变给药途径或剂型，制成新的复方制剂，也按新药管理。新药在实验室研究中尚不属于药品，可称为"药物"，但一经批准进入临床研究，以及批准生产上市，则属于药品范畴。

3. 医疗器械

医疗器械指单独或者组合使用于人体的，包括所需要的软件在内的仪器、设备、器具、材料或者其他物品，其使用旨在达到下列预期目的：对疾病的预防、诊断、治疗、监护、缓解；对损伤或者残疾的诊断、治疗、监护、缓解、补偿；对解剖或者生理过程的研究、替代、调节；妊娠控制。医疗器械同药品一样，是防病治病的武器，是关系到人民群众身体健康和生命安全的特殊商品，其安全性和有效性必须严格加以控制。

4. 保健食品

《保健食品管理办法》中关于保健食品的定义为，指具有特定保健功能的食品。即适宜于特定人群食用，具有调节机体功能，不以治疗疾病为目的食品。保健食品的医药商品形式既可以是传统的食品形式，如酒、饮料等，也可以是胶囊、片剂等新的形式。

三、药品的分类

根据不同的分类原则，药品被分为多种形式。

（一）现代药与传统药

药品按照出现时间的不同，可分成现代药与传统药。

现代药是指19世纪以来发展起来的，主要包括化学药品、抗生素、生化药品、放射性药品、血清疫苗、血液制品和诊断药品等。

传统药，又称天然药物，是指各国历史上流传下来的药物，主要是动、植物和矿物药，我国的传统药主要是中药，包括中药材、中药饮片、中成药和民族药。

（二）处方药和非处方药

为保障公众用药安全、有效，方便公众自主购药、自我药疗，按照药品的安全性、给药途径和注册、零售、使用管理模式的不同可分为处方药和非处方药。

1. 处方药

处方药（Rx，拉丁文recipe的缩写）是指凭执业医师或执业助理医师处方方可购买、调配和使用的药品。国家药品监督管理部门将药理作用大、治疗较重病症、容易产生不良反应的各类药品规定为处方药。处方药大多属于以下几种情况：

（1）上市的新药　对其活性或副作用还要进一步观察。

（2）可产生依赖性的某些药物　例如吗啡类镇痛药及某些催眠安定药物等。

（3）药物本身毒性较大　例如抗癌药物等。

（4）用于治疗某些疾病所需的特殊药品　如心脑血管疾病的药物，须经医师确诊后开出处方并在医师指导下使用。

此外，处方药只准在专业性医药报刊进行广告宣传，不准在大众传播媒介进行广告宣传。

2. 非处方药

非处方药（OTC，over the counter drug）是指不需要凭执业医师或执业助理医师处方即可自行判断、购买和使用的药品。根据药品的安全性，非处方药分为甲、乙两类。

甲类非处方药：只能在具有《药品经营许可证》、配备执业药师或药师以上药学技术人员的社会药店、医疗机构药房零售的非处方药。

乙类非处方药：除社会药房和医疗机构药房外，还可以在经过批准的普通零售商业企业零售的非处方药。

被列为非处方药的药品具有以下特点：

① 药品适应症可自我诊断、可自我治疗，通常限于自身疾病。

② 药品的毒性在公认的安全范围内，其效用、风险比值大。

③ 药品滥用、误用的潜在可能小，药品作用不掩盖其他疾病，药品不致耐药性。

④ 一般公众能理解药品标签的忠告性内容，使用无需医师监督和实验监测。

 课堂互动

请大家交流一下日常生活中你见到过的非处方药都有哪些？

进入药品流通领域的处方药和非处方药，其相应的警示语或忠告语应由生产企业醒目地印制在药品包装或药品使用说明书上。处方药和非处方药相应的警示语或忠告语如下。

处方药：凭医师处方销售、购买和使用。

甲类非处方药、乙类非处方药：请仔细阅读说明书并按说明使用或在药师指导下购买和使用。

（三）国家基本药物、基本医疗保险用药和特殊管理的药品

1. 国家基本药物

我国于1982年首次公布国家基本药物目录。2018年9月，调整后的2018年版国家基本药物目录总品种由原来的520种增至685种，包括西药417种、中成药268种。国家基本药物主要来源于国家药品标准的品种、生产上市新药和进口药品。国家基本药物的遴选原则是："临床必需、安全有效、价格合理、使用方便、中西药并重。"

2. 基本医疗保险用药

基本医疗保险药品是指保证职工临床治疗必需的，纳入基本医疗保险给付范围内的药品，分为甲类和乙类两种。《基本医疗保险药品目录》由劳动保障部组织制定并发布。《基本医疗保险药品目录》分为甲类目录和乙类目录。

纳入《基本医疗保险药品目录》的药品是国家药品标准收载品种、进口药品，并符合"临床必需、安全有效、价格合理、使用方便，市场能保证供应"的原则。纳入"甲类目录"的药品是指全国基本统一的、能保证临床治疗基本需要的药物，这类药物的费用纳入基本医疗保险基金给付范围，并按基本医疗保险的给付标准支付费用；纳入"乙类目录"的药品是指基本医疗保险基金有部分能力支付费用的药物，这类药物先由职工支付一定比例的费用后，再纳入基本医疗保险基金给付范围，并按基本医疗保险给付标准支付费用，可供临床治疗选择使用，疗效好，同类药品中比"甲类目录"药品价格略高。

3. 特殊管理的药品

麻醉药品、精神药品、医疗用毒性药品、放射性药品等属于特殊管理药品。在管理和使用过程中，应严格执行国家有关管理规定。

（1）毒性药品　指毒性剧烈、治疗剂量与中毒剂量相近，使用不当会致人中毒或死亡的药品，如阿托品。毒性药品的储存、使用应严格控制。医疗用毒性药品处方不得超过二日极量。

（2）麻醉药品　指连续使用可以产生躯体依赖性和精神依赖性的药品、药用原植物或者物质。包括天然、半合成、合成的阿片类、可卡因、大麻类等。经营麻醉药品（和第一

类精神药品）的全国性批发企业，必须经国务院药品监督管理部门批准，区域性批发企业，必须经所在地省、自治区、直辖市人民政府药品监督管理部门批准。麻醉药品（和第一类精神药品）不准零售。

（3）精神药品　指作用于中枢神经系统使之兴奋或者抑制，不合理使用或者滥用可以产生药物依赖性的药品或者物质，包括兴奋剂、致幻剂、镇静催眠剂等。分为第一类精神药品和第二类精神药品。第一类精神药品的经营规定与麻醉药品相同。专门从事第二类精神药品批发的企业，必须经所在地省、自治区、直辖市人民政府药品监督管理部门批准。全国性和区域性批发企业可以从事第二类精神药品的批发。经所在地设区的市级药品监督管理部门批准，实行统一进货、统一配送、统一管理的药品零售连锁企业可以从事第二类精神药品零售业务。第二类精神药品零售企业应当凭执业医师出具的处方，按规定剂量销售第二类精神药品，并将处方保存2年备查；禁止超剂量或者无处方销售第二类精神药品；不得向未成年人销售第二类精神药品。

（4）放射性药品　指用于临床诊断或者治疗的放射性核素制剂或者其标记化合物。放射性药品与其他药品的不同之处在于，放射性药品含有的放射性核素能放射出射线。因此，凡在分子内或制剂内含有放射性核素的药品都称为放射性药品。

四、药品批准文号

药品批准文号是国家药品监督管理局批准药品在中国境内上市的文号，是药品合法性的重要标志。国外以及中国香港、澳门和台湾地区生产的药品进入国内上市销售的，必须经国家药品监督管理局批准注册，并取得相应药品批准文号。

（一）药品批准文号

《药品注册管理办法》（2020年版）规定，2020年7月1日以后批准或换发药品批准文号格式如下。

境内生产药品批准文号格式为：国药准字H（Z、S）+四位年号+四位顺序号；

中国香港、澳门和台湾地区生产药品批准文号格式为：国药准字H（Z、S）C+四位年号+四位顺序号；

境外生产药品批准文号格式为：国药准字H（Z、S）J+四位年号+四位顺序号。

其中，H代表化学药，Z代表中药，S代表生物制品，J代表进口药品分装，C代表中国。

现存的药品批准文号有三种格式，其他两种分别是国家药品监督管理局于2002年1月1日以前、2002年1月1日以后批准或换发。

1. 2002年1月1日以前批准的格式

国药准字H（Z、S、J、B）+2位代码+年号后2位+4位顺序号，数字第1、2位为原批准文号的来源代码，其中"10"代表原卫生部批准的药品，"19""20"代表2002年1月1日以前国家药品监督管理局批准的药品，其他使用各省行政区划代码前两位的，为原各省级卫生行政部门批准的药品。第3、4位为换发批准文号之年公元年号的后2位数字，但来源于卫生部和国家药品监督管理局的批准文号仍使用原文号年号的后两位数字。数字第5至8位为顺序号。如：板蓝根颗粒，国药准字Z45021952。

2. 2002年1月1日以后批准的格式

国药准字H（Z、S、J、B）+4位年号+4位顺序号。如：磷酸奥司他韦胶囊，国药准字 H20065415；左奥硝唑氯化钠注射液，国药准字 H20090295。

国家药品监督管理局关于实施《药品注册管理办法》有关事宜的公告（2020年　第46号）中明确，新《药品注册管理办法》（2020年）实施前批准的境外生产药品，在药品再注册时，按新《药品注册管理办法》要求在药品注册证书中载明药品批准文号。境外生产药品境内分包装统一使用该药品大包装的药品批准文号。如：国药准字 J20180047，为2020年7月1日之前审批的进口药品分包装；注册证号 H20181003，为2020年7月1日之前审批的进口药品；国药准字 HJ20160673，为2020年7月1日新《药品注册管理办法》出台之后新审批取得药品注册证书或到期后药品再注册时取得药品再注册批准通知书的进口药品。

（二）医疗器械注册证（备案凭证）编号

医疗器械，是指直接或者间接用于人体的仪器、设备、器具、体外诊断试剂及校准物、材料以及其他类似或者相关的物品，包括所需要的计算机软件。其效用主要通过物理等方式获得，不是通过药理学、免疫学或者代谢的方式获得，或者虽然有这些方式参与但是只起辅助作用。家庭常用的医疗器械有碘伏消毒棉签、体温计、血压计、血糖仪等。

《医疗器械注册与备案管理办法》（2021年版）规定，第一类医疗器械实行产品备案管理。第二类、第三类医疗器械实行产品注册管理。医疗器械注册证格式由国家药品监督管理局统一制定。

注册证编号的编排方式为：

×1械注 ×2×××3 4××5×××6。其中：

×1为注册审批部门所在地的简称：境内第三类医疗器械、进口第二类、第三类医疗器械为"国"字；境内第二类医疗器械为注册审批部门所在地省、自治区、直辖市简称；

×2为注册形式："准"字适用于境内医疗器械；"进"字适用于进口医疗器械；"许"字适用于香港、澳门、台湾地区的医疗器械；

×××3为首次注册年份；

×4为产品管理类别；

××5为产品分类编码；

×××6为首次注册流水号。

延续注册的，×××3和×××6数字不变。产品管理类别调整的，应当重新编号。

第一类医疗器械备案凭证编号的编排方式为：×1械备×××2××××3号。

其中：×1为备案部门所在地的简称，进口第一类医疗器械为"国"字；境内第一类医疗器械为备案部门所在地省、自治区、直辖市简称加所在地设区的市级行政区域的简称（无相应设区的市级行政区域时，仅为省、自治区、直辖市的简称）；×××2为备案年份；×××3为备案流水号。

例如，境内第三类医疗器械，国械注准 20223130444；进口第三类医疗器械，国械注进 20223030166；港澳台医疗器械，国械注许 20223160009。

五、批号与有效期

（一）药品的批号

我国 GMP（2010年修订）第十四章第三百一十二条（二十七）规定了"批"的含义：

经一个或若干加工过程生产的、具有预期均一质量和特性的一定数量的辅料、包装材料或成品。例如：口服或外用的固体、半固体制剂在成型或分装前使用同一台混合设备一次混合所生产的均质产品为一批；口服或外用的液体制剂以灌装（封）前经最后混合的药液所生产的均质产品为一批。

批号，用于识别一个特定批，由具有唯一性的数字和（或）字母组合而成。如，消炎利胆片，产品批号C22A005；儿童维D钙咀嚼片，产品批号1A196110。通过药品生产批号可以追溯和审查该批药品的生产历史，便于药品的抽样检验。

（二）药品的有效期

1. 有效期

药品有效期是指该药品被批准的使用期限，表示该药品在规定的贮存条件下能够保证质量的期限。

《中华人民共和国药品管理法》（2019年版）规定，超过有效期的药品为劣药，禁止生产、销售、使用。

2. 药品有效期时间

药品的有效期应以药品标签、说明书中上标明的有效期限为准。

药品标签中的有效期应当按照年、月、日的顺序标注，年份用四位数字表示，月、日用两位数表示。其具体标注格式为"有效期至××××年××月"或者"有效期至××××年××月××日"；也可以用数字和其他符号表示为"有效期至××××.××."或者"有效期至××××/××/××"等。

预防用生物制品有效期的标注按照国家药品监督管理部门批准的注册标准执行，治疗用生物制品有效期的标注自分装日期计算，其他药品有效期的标注自生产日期计算。

有效期若标注到日，应当为起算日期对应年月日的前一天，若标注到月，应当为起算月份对应年月的前一月。例如：阿司匹林片，批准的有效期24个月，生产日期2022年6月1日，标签中有效期可表达为"有效期至2024年5月31日"或者"有效期至2024年6月"等形式。

对规定有有效期的药品，应严格按照规定的贮藏条件加以保管，尽可能在有效期内使用完。

3. 如何识别失效药品

除了看有效日期之外，药品是否失效更重要的是随时注意观察药品的外形、颜色、气味，如有异常，即使在有效期内也不应服用。具体来说，当片剂出现裂片、斑点、变色、变形、发黏等现象，糖衣片出现褪色、花斑或者发生崩裂、粘连等现象，则不应再使用；胶囊药物的囊体软化、碎裂、表面粘连、内容物变质，散剂（冲剂）出现结块、发霉、粘连或异味，丸剂变色、有异味、无光泽等现象，也不宜再使用；口服液出现变酸、异味、冒泡、瓶塞顶出、色泽变化明显、有沉淀物和絮状物（标明"服时摇匀"的除外）等，则不宜再服；针剂则要求无明显色差、无浑浊、无沉淀。

4. 特殊保存的药品

为保证患者用药安全，药房工作人员必须合理、正确、严格地进行药品储存管理。《中华人民共和国药典》（简称《中国药典》）对药品的储存与保管条件做了明确规定。

遮光是指用不透光的容器包装，例如棕色容器或黑纸包裹的无色透明、半透明容器；避光是指避免阳光直射；密闭是指将容器密闭，以防止尘土及异物进入；密封是指将容器密封，以防止风化、吸潮、挥发或异物进入；熔封或严封是指将容器熔封或用适宜的材料严封，以防止空气与水分的侵入并防止污染；阴凉处是指不超过20℃；凉暗处是指避光并不超过20℃；冷处是指2～10℃；常温是指10～30℃，凡贮藏项未规定储存温度的系指常温；除另有规定外，生物制品应在2～8℃避光贮藏。

常见需冷处储存与保管的药品除血清、疫苗、血液制品外，还有精制破伤风抗毒素、人胎盘组织液、蜡样芽孢杆菌胶囊、双歧三联活菌胶囊、注射用头孢呋辛钠、注射用头孢哌酮钠、注射用头孢哌酮钠舒巴坦钠、玻璃酸钠注射液、注射用尿激酶、诺和灵30R笔芯等。需阴凉处储存的药品有苦参素注射液、艾迪注射液、参芪扶正注射液、重酒石酸去甲肾上腺素注射液、复方骨肽注射液、莪术油葡萄糖注射液等。需凉暗处储存的药品有利福霉素钠注射液、复方氨基酸注射液、转移因子注射液、聚肌胞注射液、注射用胸腺肽等。需避光储存的药品有硝苯地平缓释片、左氧氟沙星注射液、硝酸甘油注射液、舒血宁注射液、双黄连口服液、联苯双酯口服混悬液等。

岗位对接

本任务是药学类、药品经营与管理、药品服务与管理专业学生必须掌握的内容，对应岗位包括西药药师、医药商品购销员、药品销售岗位的相关工种。上述从事药学服务及药品销售相关岗位的从业人员均需学会对不同的医药商品进行归类；能够对药品的有效期进行识别，查看药品的批准文号和批号。

目标检测

一、A型选择题（单选题）

1. 以下不属于特殊管理的药品的是（　　）。
   A. 麻醉药品　　　　　　　　　B. 精神药品
   C. 处方药品　　　　　　　　　D. 医疗用毒性药品
   E. 放射性药品
2. 以下药品标识为Rx的是（　　）。
   A. 处方药　　　　　　　　　　B. 非处方药
   C. 麻醉药品　　　　　　　　　D. 精神药品
   E. 放射药品
3. 药品有效期最长不能超过（　　）。
   A. 3年　　　　　　　　　　　　B. 5年
   C. 7年　　　　　　　　　　　　D. 六个月
   E. 三个月
4. 一般来说，进口药品的有效期为（　　）。
   A. 3年　　　　　　　　　　　　B. 5年
   C. 7年　　　　　　　　　　　　D. 六个月
   E. 三个月
5. 境内生产药品批准文号格式为：国药准字＋1位字母＋8位数字。生物制品使用字母（　　）。

A. H
B. S
C. F
D. Z
E. T

二、X型选择题（多选题）

1. 以下属于需冷处储存与保管的药品的是（　　　）。
   A. 血清
   B. 疫苗
   C. 血液制品
   D. 人胎盘组织液
   E. 双歧三联活菌胶囊

2. 以下属于药品的是（　　　）。
   A. 中药材
   B. 疫苗
   C. 血液制品
   D. 中成药
   E. 血清

任务二　药品的名称、剂型、用量及慎用的学习

5.电子教案

思维导图

知识目标

1. 掌握药品的名称、剂型分类。

2. 熟悉药品作用的影响因素。

技能目标

1. 学会对不同剂型的药品进行分类。

2. 能够对药品的用法用量有一定了解，明确药物之间的相互作用。

思政目标

1. 树立"安全用药，合理用药"的观念，具备认真细致、科学严谨，为人民健康负责的工作态度。

2. 培养自主学习，不断探索新的医药知识的职业素质。

案例导入

市民梁某向百姓热线咨询，如今药店里的药品名称让她和许多老人弄不明白，本来是一样的药，却不叫一样的名，究竟是为什么？

讨论：

1. 一种药为何有多个名？

2. 举例说明生活中遇到的药物商品名、通用名。

一、药品的名称

（一）药品通用名

药品通用名，即国际非专有名称，指在全世界都可通用的名称，如阿司匹林。任何药品说明书上都应标注通用名。选购药品时一定要弄清药品的通用名。

（二）药品别名

药品别名，是由于一定历史原因造成某药曾在一段时间内使用过一个名称，后又统一改为现今的通用名称，那个曾使用一段时间、人们已习惯的名称即称为别名。例如雷米封为异烟肼的别名，扑热息痛为对乙酰氨基酚的别名等。

（三）药品的商品名

药品的商品名，是指经国家药品监督管理部门批准的特定企业使用的该药品专用的商品名称。如泰诺林是解热镇痛药，它的通用名是对乙酰氨基酚，不同药厂生产的含有对乙酰氨基酚的复方制剂，其商品名有百服咛、必理通等。

（四）国家对药品的通用名、别名和商品名的要求

国家食品药品监督管理局（现国家药品监督管理局）在《关于进一步规范药品名称管

理的通知》中规定：

① 药品必须使用通用名称，其命名应当符合《药品通用名称命名原则》的规定。

② 药品商品名称不得有夸大宣传、暗示疗效作用。应当符合《药品商品名称命名原则》的规定，并得到国家食品药品监督管理局（现国家药品监督管理局）批准后方可使用。

③ 药品商品名称的使用范围应严格按照《药品注册管理办法》的规定，除新的化学结构、新的活性成分的药物，以及持有化合物专利的药品外，其他品种一律不得使用商品名称。同一药品生产企业生产的同一药品，成分相同但剂型或规格不同的，应当使用同一商品名称。

④ 药品广告宣传中不得单独使用商品名称，也不得使用未经批准作为商品名称使用的文字型商标。

二、药品的剂型

任何药物在供给临床使用前，均必须制成适合于医疗和预防应用的形式，这种形式称为药物的剂型，简称药剂。药物制成不同的剂型后，患者使用方便，易于接受，不仅药物用量准确，同时增加了药物的稳定性，有时还可减少毒副作用，也便于药物的储存、运输和携带。例如片剂、注射剂、气雾剂、栓剂、丸剂、酊剂等。

（一）药品的剂型种类

按照给药途径分类，即将给药途径相同的剂型作为一类，与临床使用密切相关。

1. 经胃肠道给药剂型

经胃肠道给药剂型是指药物制剂经口服用后进入胃肠道，起局部作用或经吸收而发挥全身作用的剂型，如常用的散剂、片剂、颗粒剂、胶囊剂、溶液剂、乳剂、混悬剂等。容易受胃肠道中的酸或酶破坏的药物一般不能采用这类简单剂型。口腔黏膜吸收的剂型不属于胃肠道给药剂型。

2. 非经胃肠道给药剂型

非经胃肠道给药剂型指除口服给药途径以外的所有其他剂型，这些剂型可在给药部位起局部作用或被吸收后发挥全身作用。

（1）注射给药剂型　如注射剂，包括静脉注射、肌内注射、皮下注射、皮内注射及腔内注射等多种注射途径。

（2）呼吸道给药剂型　如喷雾剂、气雾剂、粉雾剂等。

（3）皮肤给药剂型　如外用溶液剂、洗剂、搽剂、软膏剂、硬膏剂、糊剂、贴剂等。

（4）黏膜给药剂型　如滴眼剂、滴鼻剂、眼用软膏剂、含漱剂、舌下片剂、粘贴片及贴膜剂等。

（5）腔道给药剂型　如栓剂、气雾剂、泡腾片、滴剂及滴丸剂等，用于直肠、阴道、尿道、鼻腔、耳道等。

（二）剂型的使用方法

1. 剂型的使用方法

（1）口服　是药物疗法最常采用的给药方式，药物经胃肠道黏膜吸收。优点是给药方式简便、不直接损伤皮肤或黏膜、药品生产成本较低，价格相对较低廉，故能口服给药者不首选注射给

6.泡腾片的使用注意事项　7.鼻用喷雾剂的使用注意事项

药。缺点是意识不清或昏迷的患者不宜采用、吸收较慢且不规则，药效易受胃肠功能及胃肠内容物的影响、某些药物会对胃肠产生不良刺激作用。如青霉素、胰岛素口服易被破坏而失效，只能注射给药。

（2）注射　是指将无菌药液注入体内，达到预防和治疗疾病的目的。注射的方法主要有静脉注射、肌内注射和皮下注射，其他还包括腹腔注射、关节内、结膜下腔和硬膜外注射。

静脉滴注可立即产生药效，并可以控制用药剂量。药物从肌内、皮下注射部位吸收一般30min内达峰值。

（3）局部用药　是临床常用的一种治疗方法，具有局部药物浓度高、疗效好、用药方便等优点，但不良反应也时有发生。局部给药的目的主要是起局部作用，例如涂擦、撒粉、喷雾、含漱、洗涤、滴入、灌肠、吸入、植入、离子透入、舌下给药、肛门塞入、阴道给药等。

2. 剂型的正确使用

（1）滴丸　主要供口服用，也可供外用和局部如眼、耳、鼻、直肠、阴道等使用，滴丸剂多用于病情急重者，如冠心病、心绞痛、咳嗽、急慢性支气管炎。服用滴丸时应注意：①仔细阅读药物的服法，剂量不能过大；②宜以少量温开水送服，有些可直接含于舌下；③滴丸在保存中不宜受热。

（2）泡腾片　泡腾片应用时宜注意：①供口服的泡腾片一般宜用100～150mL凉开水或温水浸泡，可迅速崩解和释放药物，应待完全溶解气泡消失后再饮用；②不应让幼儿自行服用；③严禁直接服用或口含；④药液中有不溶物、沉淀、絮状物时不宜服用。

（3）舌下片　舌下片应用时宜注意：①给药时宜迅速，含服时把药片放于舌下；②含服时间一般控制在5min左右，以保证药物充分吸收；③不要吸烟、进食、嚼口香糖，不能用舌头在嘴中移动舌下片以加速其溶解，不要咀嚼或吞服药物，保持安静，不宜多说话；④含服后30min内不宜吃东西或饮水。

（4）咀嚼片　咀嚼片常用于维生素类、解热药和治疗胃部疾病的氢氧化铝、硫糖铝、三硅酸镁等制剂。服用时宜注意：①在口腔内的咀嚼时间宜充分，如复方氢氧化铝片、氢氧化铝片，嚼碎后进入胃中很快地在胃壁上形成一层保护膜，从而减轻胃内容物对胃壁溃疡的刺激，又如酵母片，因其含有黏性物质较多，如不嚼碎易在胃内形成黏性团块，影响药物的作用；②咀嚼后可用少量温开水送服；③用于中和胃酸时，宜在餐后1～2h服用。

（5）软膏剂、乳膏剂　应用软膏剂和乳膏剂时宜注意：①涂抹前将皮肤清洗干净；②对有破损、溃烂、渗出的部位一般不要涂敷，如急性湿疹，在渗出期采用湿敷方法可收到显著的疗效，若用软膏反而可使炎症加剧、渗出增加，对急性无渗出性糜烂，则宜用粉剂或者软膏剂；③涂布部位有烧灼或瘙痒、发红、肿胀、出疹等反应，应立即停药，并将局部药物洗净；④部分药物，如尿素，涂敷后采用封包可显著地提高角质层的含水量，封包条件下的角质层含水量可由15%增至50%，增加药物的吸收，亦可提高疗效；⑤涂敷后轻轻按摩可提高疗效；⑥不宜涂敷于口腔、眼结膜。

（6）含漱剂　含漱剂多为水溶液，使用时宜注意：①含漱剂中的成分多为消毒防腐剂，含漱时不宜咽下或吞下；②对幼儿，恶心、呕吐者暂时不宜含漱；③按说明书的要求稀释浓溶液；④含漱后不宜马上饮水和进食，以保持口腔内药物浓度。

（7）滴眼剂　使用滴眼剂的步骤为：①清洁双手，将头部后仰，眼向上望，用食指轻轻将下眼睑拉开成一钩袋状；②将药液从眼角侧滴入眼袋内，一次滴1～2滴，滴药时应距眼睑2～3cm，勿使滴管口触及眼睑或睫毛，以免污染；③滴后轻轻闭眼1～2min，用药棉或纸巾擦拭流溢在眼外的药液，用手指轻轻压眼内眦，以防药液分流降低眼内局部药物浓度及药液经鼻泪管流入口腔而引起不适；④若同时使用两种药液，宜间隔10min；⑤滴眼剂不宜多次打开使用，连续应用1个月不应再用，若药液出现混浊或者变色时，切勿再用。

（8）眼膏剂　使用眼膏剂时，宜按下列步骤操作：①清洁双手，打开眼膏管口；②头部后仰，眼向上望，用食指轻轻将下眼睑拉开成一袋状；③压挤眼膏剂尾部，使眼膏呈线状挤出，将约1cm长的眼膏挤进下眼袋内（如眼膏为盒装，将药膏抹在玻璃棒上涂敷于下眼睑内），轻轻按摩2～3min以增加疗效，但注意眼膏管口不要直接接触眼或眼睑；④眨眼数次，尽量使眼膏分布均匀，然后闭眼休息2min；⑤用脱脂棉擦去眼外多余眼膏，盖好管帽；⑥多次开管和连续使用超过1个月的眼膏不要再用。

（9）滴耳剂　滴耳剂主要用于耳道感染或疾病。如果耳聋或耳道不通，不宜应用。滴耳剂的使用方法：①将滴耳剂用手捂热以使其接近体温；②头部微偏向一侧，患耳朝上，抓住耳垂轻轻拉向后上方使耳道变直，一般一次滴入5～10滴，一日2次，或参阅药品说明书的剂量；③滴入后稍事休息5min，更换另一侧；④滴耳后用少许药棉塞住耳道；⑤注意观察滴耳后是否有刺痛或烧灼感；⑥连续用药3次患耳仍然疼痛，应停止用药，及时去医院就诊。

（10）滴鼻剂　滴鼻剂的使用方法：①滴鼻前先呼气；②头部向后仰依靠椅背，或仰卧于床上，肩部放一枕头，使头部后仰；③对准鼻孔，瓶壁不要接触到鼻黏膜，一次滴入2～3滴，儿童1～2滴，一日3～4次或间隔4～6h给药1次；④滴后保持仰卧位1min后坐直；⑤如滴鼻液流入口腔，可将其吐出；⑥过度频繁使用或延长使用时间可引起鼻塞症状的反复，连续用药3天以上，症状未缓解应向执业医师咨询；⑦同时使用几种滴鼻剂时，首先滴入鼻腔黏膜血管收缩剂，再滴入抗菌药物；⑧含剧毒药的滴鼻剂尤应注意不得过量，以免引起中毒。

（11）鼻用喷雾剂　鼻用喷雾剂是专供鼻腔使用的气雾剂，其包装带有阀门，使用时挤压阀门，药液以雾状喷射出来，供鼻腔外用。鼻用喷雾剂的使用方法：①喷鼻前先呼气；②头部稍向前倾斜，保持坐位；③用力振摇气雾剂并将尖端塞入一个鼻孔，同时用手堵住另一个鼻孔并闭上嘴；④按压气雾剂的阀门喷药，一日3～4次，或参阅说明书的剂量，同时慢慢地用鼻子吸气；⑤喷药后将头尽力向前倾，置于两膝之间，10秒后坐直，避免药液流入咽部，用嘴呼吸；⑥更换另一个鼻孔重复前一过程，用毕后可用凉开水冲洗喷头。

（12）栓剂　栓剂依据作用腔道的不同，分为直肠栓、阴道栓和尿道栓，后者现在很少应用。下述以阴道栓为例介绍其正确的用法。

阴道局部应用阴道栓时宜注意：①洗净双手，除去栓剂外封物。如栓剂太软，则应将其带着外包装放在冰箱的冷冻室或冰水中冷却片刻，使其变硬，然后除去外封物，放在手中捂暖以消除尖状外缘，用清水或水溶性润滑剂涂在栓剂的尖端部。②患者仰卧床上，双膝屈起并分开，可利用置入器或戴手套，将栓剂尖端向阴道口塞入，并用手以向下，向前的方向轻轻推入阴道深处。置入栓剂后患者应合拢双腿，保持仰卧姿势约20min。③在给药后1～2h内尽量不排尿，以免影响药效。④应于入睡前给药，以便药物充分吸收，并可防止药栓遇热溶解后外流；月经期停用，有过敏史者慎用。

（13）透皮贴剂　使用透皮贴剂时宜注意：①用前将所要贴敷部位的皮肤清洗干净，

并稍稍晾干；②从包装内取出贴片，揭去附着的薄膜，但不要触及含药部位；③贴于无毛发或是刮净毛发的皮肤上，轻轻按压使之边缘与皮肤贴紧，不宜热敷；④皮肤有破损、溃烂、渗出、红肿的部位不要贴敷；⑤不要贴在皮肤的皱褶处、四肢下端或紧身衣最底下，选择不进行剧烈运动的部位，如胸部或上臂；⑥定期更换或遵医嘱，若发现给药部位出现红肿或刺激，可向医生咨询。

（14）膜剂　膜剂供口服或黏膜外用，包括口服、外用和控释膜剂。膜剂应用时宜注意：①避孕药壬苯醇醚膜以女用为好，房事前取药膜一张对折两次后揉成松软小团，以食指推入阴道深处；男用将药膜贴于阴茎头推入阴道深处，10min后（不超过30min）行房事。注意在放置药膜时，抽出动作要快，否则薄膜遇到阴道液体后粘在手指上，导致剂量不足。②复方炔诺酮膜从月经第5天开始使用，一日1片，连续22天，晚餐后使用，不能间断，停药后3～7天内行经，月经第5天继续用药。③复方甲地孕酮膜作为短效避孕药，从月经周期第5天起，每日用1片，连用22天为1周期，停药后2～4天来月经；然后于第5天继续用药。④甲地孕酮膜用于避孕，用法同③，用于治疗功能性子宫出血，一次2mg，一日3次（间隔8h给药1次），后每隔3天递减1次，直至维持一日4mg，连续20天，流血停止后，每日加服炔雌醇0.05mg或己烯雌酚1mg，连续20天。⑤毛果芸香碱膜每日用2～3贴，早起、睡前贴敷于眼角上，相当于2%浓度的滴眼剂一次2滴，一日6次。

（15）气雾剂和吸入粉雾剂　气雾剂指将药物与适宜的抛射剂制成的澄明液体、混悬剂或乳浊液，装于具有特制阀门系统的耐压密闭容器中，使用时借抛射剂的压力将内容物呈雾状喷出的制剂。使用气雾剂时，宜按下列步骤进行：①尽量将痰液咳出，口腔内的食物咽下；②用前将气雾剂摇匀；③将双唇紧贴近喷嘴，头稍微后倾，缓缓呼气尽量让肺部的气体排尽；④于深呼吸的同时揿压气雾剂阀门，使舌头向下，应准确掌握剂量，明确1次给药揿压几下；⑤屏住呼吸10～15s，后用鼻部呼气；⑥用温水漱口或用0.9%氯化钠溶液漱口，喷雾后及时擦喷雾嘴。

（16）缓、控释制剂　服用缓、控释片剂或胶囊剂时，需要注意：①服药前一定要看说明书或请示医师，因各制药公司的缓、控释剂型口服药的特性可能不同，另有些药采用的是商品名，未标明"缓释"或"控释"字样，但若在其外文药名中带有SR、ER时，就属于缓、控释剂型；②除另有规定外，一般应整片或整丸吞服，严禁嚼碎和击碎分次服用；③缓、控释制剂每日仅用1～2次，服药时间宜固定。

知识链接

服用药品的特殊提示

饮水对于用药的影响：一些药物，在服用期间宜多饮水，如平喘药茶碱，治疗高钙血药阿仑膦酸钠等；相反，另外一些药物在服用期间不宜大量饮水，如胃黏膜保护药，止咳药，预防心绞痛发作的药物等；还有一些药物在用水送服时，不宜使用热水，如助消化药，维生素类，活疫苗等。

饮食对于用药的影响：除饮水外，日常的饮食也会对用药的疗效和安全性造成影响，如服用解热镇痛药时饮酒，会加重胃溃疡的风险；服药期间饮茶，茶中的鞣酸会与药物中多种金属离子、胃蛋白酶、胰酶、生物碱进行结合，影响药品的吸收；服用碱性药物时不宜大量食用食醋，否则会导致药物失效。

三、药品的用量

（一）药品的计量单位

中西药物剂量，一律采用法定计量单位计量：

1mg（毫克）=1000μg（微克）；1g（克）=1000mg（毫克）；

1kg（千克）=1000g（克）；1L（升）=1000mL（毫升）

一部分抗生素、激素、维生素及抗毒素（抗毒血清）用生物鉴定的方法与标准品比较进行测定，采用特定的"单位"（unit；U）计算。对少数毒性较大或用于危急情况的药物（特别是静脉滴注用药），为了确保使用安全与有效，多要求根据体重计算用量，例如解毒药亚甲蓝，规定一次静脉注射量为1～2mg/kg，即每千克体重的剂量为1～2mg。如果患者的体重是50kg，则一次静脉注射量为50～100mg。

小儿用药量按体重计算的更多，例如红霉素口服剂量小儿每日25～50mg/kg，分3～4次服。如果现在有一位6岁病儿体重20kg，由此可计算出此病儿日剂量为500～1000mg，分4次口服，一次量为125～250mg。

（二）常用药品的用量

剂量系指能产生药物作用所需的用量，也称药用量。剂量过大到一定程度，就能引起中毒现象，称中毒量。严重中毒时引起死亡的量，称致死量。允许使用的最高剂量，称为极量。除特殊情况外，一般不得超过药物的用量，因患者具体情况不同而异。

四、药品的慎用

（一）概念

1. 慎用

慎用指的是用药要小心谨慎，并非绝对不能用，即指在使用药品时要注意观察，若出现不良反应要立即停药，因为小儿、老人、孕妇、哺乳期妇女以及心、肝、肾功能不全的患者服用这种药可能会引起不良反应，由于病理特点或病理原因，体内解毒、排毒功能低下，在使用某种药物时容易出现不良反应。因此，用药应当谨慎，一旦出现问题应及时停药并向医师咨询。

2. 忌用

忌用就是避免使用的意思，即最好不用。因某些药物会使某些患者发生不良反应，但有个体差异，不能一概而论。如窦性心动过缓者忌用倍他乐克；怀孕3个月以内的妇女忌用异丙嗪，可能引致胎儿畸形；异烟肼对肝细胞有损伤，肝功能不好的患者应忌用。

3. 禁用

禁用就是绝对禁止使用，如果使用会出现严重的后果，甚至可危及生命。如对青霉素有过敏反应的人，禁止使用青霉素类药物；青光眼患者绝对不能用阿托品；孕妇和18岁以下的儿童禁用喹诺酮类抗生素；10岁以下儿童患流感或水痘后禁止使用阿司匹林，因其易引发瑞氏综合征。建议绝对远离这些药品，一旦出现异常情况，必须立即就医。

（二）药物相互作用

1. 药物相互作用的概念

药物相互作用，系指两种或两种以上的药物同时应用时所发生的药效变化。合理的药物相互作用可以增强疗效或降低药物不良反应，反之可以导致疗效降低或毒性增加，还可能发生一些异常反应，干扰治疗，加重病情。作用增加称为"药效的协同或相加"，作用减弱称为"药效的拮抗"，也称为"配伍禁忌"。

2. 药物相互作用的分类

药物相互作用可按不同的机制分成多种：

① 药剂学的相互作用，即制剂之间可以发生物理化学反应。

② 药物代谢动力学的相互作用，即影响药物的吸收、分布、代谢和排泄。

③ 药物效应动力学的相互作用，如改变受体的敏感性等。

3. 影响药物作用的因素

药物应用后在体内产生的作用常常受到多种因素的影响，例如药物的剂量、剂型、给药途径、联合应用，患者的生理因素、病理状态等，都可影响药物的作用，不仅影响药物作用的强度，有时还可改变药物作用的性质。

（1）剂量　不同剂量的药物产生的药物作用是不同的。在一定范围内剂量越大，药物在体内的浓度越高，作用也就越强。有的药物可在不同剂量下有时产生不同性质的作用。例如，阿托品在逐渐增加剂量时，可依次出现心悸、散瞳、腹胀、面部潮红、兴奋躁动、神经错乱等效应。不同个体对相同剂量药物的反应存在着差异。临床上应用的既可获得良好疗效而又较安全的剂量称为治疗量或常用量。药典对某些作用强烈、毒性较大的药物规定了它的极量，即达到最大的治疗作用但尚未引起毒性反应的剂量。用药量不宜超过极量。

（2）剂型及给药途径　同一药物的不同剂型，会引起不同的药物效应。一般来说，注射药物比口服吸收起效快，药物作用往往较为显著。在注射剂中，水溶性制剂比油溶液或混悬剂吸收快；在口服制剂中，溶液剂比片剂、胶囊容易吸收。此外，由于制剂的制备工艺及原辅料等的不同，也能影响制剂的生物利用度等。例如，不同药厂生产的相同剂量的地高辛片，服用后其血药浓度可相差7倍；微晶螺内酯20mg胶囊的疗效，可与普通晶形的螺内酯100mg胶囊相仿。

给药途径不同，药物也可出现不同的作用，如硫酸镁内服导泻，肌内注射或静脉滴注则有解痉、镇静及降低颅内压等作用。

（3）联合应用　两种或两种以上药物配伍在一起，引起药理上或物理化学上的变化，影响治疗效果甚至影响患者用药安全，这种情况称为"配伍禁忌"。

两种或两种以上药物同时应用或先后应用，有时会产生一定的相互影响，如使药效加强或减弱，使毒副作用减少或者出现新的毒副作用。若联合用药的结果使药物效应加强，为协同作用；若使药物效应减弱或对消，则为拮抗作用。前者如磺胺甲噁唑与甲氧苄啶（TMP）的合用，后者如甲氧氯普胺与阿托品的合用。

无论药物相互作用或配伍禁忌，都会影响药物的疗效及其安全性，必须注意分析，加以妥善处理。

（4）患者的生理因素

① 年龄。药物作用的年龄差异主要在儿童和老年人中表现，因机体的许多生理功能

（如肝、肾功能等）与年龄有关。儿童正处于机体的发育和快速生长阶段，其肝、肾、骨骼和中枢神经系统等尚未发育完全，一般对药物的反应比较敏感，易于出现毒副作用，因此儿童用药应减量。老年人的心、肝、肾等器官和中枢神经系统的功能明显衰退，一方面对药物的代谢和排泄能力明显降低，可使血药浓度过高或作用持续时间过于持久而出现不良反应甚至毒性；另一方面对许多药物的耐受性较差，也易导致不良反应的发生，因此老年人用药一般应减少用药的剂量。

② 性别。不同性别的人用药时，多数药物的效应本身并没有明显的差异，但有些药物的体内过程存在明显的差异，从而间接影响了药物的效应。女性在妊娠最初的3个月内，禁用抗代谢药、激素等能致畸的药物；临产前禁用吗啡等镇痛药，因其可抑制胎儿的呼吸；哺乳期用药避免用影响婴儿的药物，因有些药物可进入乳汁。

③ 遗传因素。遗传变异是造成药物的效应出现个体差异的主要原因之一，目前已经发现至少有100多种与药物效应有关的遗传变异基因。药物效应的个体差异是由于遗传因素对药物的药动学和药效学产生的影响所致。

④ 精神因素。患者的思想情绪和精神状态等均有可能对药物的疗效产生影响。如果患者能以乐观的态度正确对待疾病，积极治疗，不仅能减轻对疾病痛苦的主观感受，而且还能提高机体对疾病的抵御能力，有利于疾病的治疗；反之，如果患者以消极悲观的态度对待疾病，就会降低药物的疗效。对于某些慢性病、功能性疾病的治疗（如头痛、失眠、神经官能症等）精神因素可以对药物的疗效产生很大的影响。安慰剂是用乳糖或淀粉等无药理活性的物质制成与药物在形式上（如大小、形状、颜色）极为相似的空白制剂，可取得一定的疗效。

⑤ 病理状态。患者的病理状态可使机体对药物的敏感性或药物的体内过程发生变化，从而影响到药物的疗效。如利尿药对正常人的尿量无明显的影响，但可显著增加水肿患者的尿量。严重肝功能不全者由于生物转化速率减慢，可使某些药物的作用加强，持续时间延长；相反，对可的松、泼尼松等需在肝经生物转化后才有效的药物，则作用减弱。肾功能不全者可使庆大霉素等主要经肾排泄的药物排出减慢，药品半衰期延长，从而造成药物在体内积蓄中毒等。营养不良者蛋白质合成减少，药物与血浆蛋白结合率降低，血中游离型药物增多，使药物作用增强，易引起毒副反应。

⑥ 机体反应性变化。机体反应性变化主要表现为耐受性、药物依赖性和撤药症状。

a. 耐受性。在连续用药过程中，有的药物药效会逐渐减弱，需加大剂量才能显效，称为耐受性，是机体对药物反应性降低的一种现象，有先天性和后天获得性之分。先天性是指有些患者在首次用药时就出现耐受性，这种耐受性可长期存在。后天获得性是指某些药物连续多次用药后可使机体对其产生耐受性，但停药后这种耐受性即可消失。快速耐受性是指有些药物在短时间内反复用药数次后出现耐受性，如麻黄碱和垂体后叶素等连续注射几次后即可迅速出现耐受性。交叉耐受性是指机体对某一药物产生耐受后，同时可对另一药物的反应性也降低，称之为交叉耐受性。

b. 药物依赖性。是指某些药物长期连续使用后使机体对其产生药物依赖性，如某些麻醉药品和精神药品，表现为强迫性地连续或定期应用该药的行为和其他的反应。根据依赖情况，药物依赖性可分为两种类型：第一种是心理依赖性，也称精神依赖性，是指用药后产生的一种心理状态，使用药者产生一种要周期地或连续地用药的欲望及强迫性用药行为，以获得精神满足或避免不适感。这种类型的依赖性在中断用药后一般不会出现生理戒断症状。酒精和某些镇静催眠药常常会产生心理依赖性。第二种是生理依赖性，也称成瘾性，是指由于反复用药而造成的一种机体适应状态，一旦中断用药可使机体出现一系列的心理和生理反应或症状并对躯体造成损害，也称为戒断综合征。吗啡、可卡因、大麻等麻醉药品可使用药者在短时间内迅速出现成瘾性。

c. 撤药症状。是指长期用药后突然停药时出现的症状。如果使疾病复发或者加重，称为反跳现象。如长期应用肾上腺素皮质激素，如果突然停药不但产生肌痛、关节痛、疲乏无力、情绪消沉，还可使疾病复发或加重。

课堂互动

对生活中常见的药物相互作用进行归纳比较，列出三种药物作用影响因素，并进行分析。

岗位对接

本任务是药学类、药品经营与管理、药品服务与管理专业学生必须掌握的内容，对应岗位包括西药药师、医药商品购销员、药品销售岗位的相关工种。上述从事药学服务及药品销售相关岗位的从业人员均需掌握药品的名称；熟悉药品作用的影响因素；学会对不同剂型的药品进行分类；能够对药品的用法用量有一定了解，明确药物之间的相互作用。

目标检测

一、A型选择题（单选题）

1. 允许使用的最高剂量，称为（　　）。
   A. 剂量　　　　B. 中毒量　　　　C. 致死量　　　　D. 极量　　　　E. 用量
2. （　　）是最安全方便的用药方法，也是最常用的方法。
   A. 注射给药　　B. 口服给药　　　C. 吸入给药　　　D. 贴剂给药　　E. 舌下给药
3. 阿莫西林是药品的（　　）。
   A. 通用名　　　B. 别名　　　　　C.商品名　　　　D. 注册名　　　E. 英文名
4. （　　）是避免使用的意思，即最好不用。
   A. 慎用　　　　B. 忌用　　　　　C. 禁用　　　　　D. 能用　　　　E. 可用
5. 镇静催眠药逐渐增加用量后依次出现的镇静、催眠、抗惊厥和麻醉作用，是影响药物效应的（　　）因素造成的。
   A. 剂量　　　　B. 耐受性　　　　C.给药途径　　　D. 制剂　　　　E. 相互作用

二、X型选择题（多选题）

1. 影响药物作用的因素有（　　）。
   A. 剂型　　　　B. 剂量　　　　　C. 年龄　　　　　D. 性别　　　　E. 病理状态
2. 以下属于机体反应性变化的有（　　）。
   A. 耐受性　　　B. 依赖性　　　　C. 病理状态　　　D. 撤药症状　E. 精神因素

任务三　药品不良反应及报告监测的学习

思维导图

药品不良反应及报告监测的学习
- ❶ 药品不良反应
  - 药品不良反应的定义
  - 药品不良反应的分类
    - 与剂量有关的不良反应
    - 与剂量无关的不良反应
  - 如何避免药品不良反应发生
- ❷ 不良反应的报告和监测
  - 药品不良反应监测的意义
  - 药师在药品不良反应监测中的任务
  - 药品不良反应的报告和监测管理
    - 机构和人员要求
    - 报告范围
    - 报告时限及流程
    - 评价与控制
    - 信息管理
    - 常用概念及术语的含义
      - 严重药品不良反应
      - 新的药品不良反应

学习目标

8.电子教案

9.药物不良反应与上报

知识目标
1. 掌握不良反应的定义、类型及特点。
2. 掌握药品不良反应报告和监测的意义、不良反应报告的内容。
3. 熟悉不良反应报告的流程。

技能目标
1. 能够利用药动学和药效学的知识，分析不良反应的类型。
2. 能够填写药品不良反应/不良事件报告表。

思政目标
1. 树立"安全用药，合理用药"的观念，具备认真细致、科学严谨，为人民健康负责的工作态度。
2. 培养自主学习，不断探索新的医药知识的职业素质。
3. 具备实事求是的职业习惯。

案例导入

　　患者，女，34岁，因流行性腮腺炎采用注射用阿昔洛韦250mg，加入生理盐水注射液100mL，静滴，qid.。用药8h后，患者出现肉眼可见血尿，终末呈血滴状，尿样本分析红细胞++++，白细胞+ ～ ++，少量鳞状上皮细胞及黏液，为排除月经或阴道分泌物干扰，留取中段尿确认，并停用阿昔洛韦，4天后，尿样本各项指标恢复正常。

讨论：

1. 案例中患者极有可能是什么原因导致的症状？

2. 不良反应的种类有哪些？

3. 如何避免药品不良反应的发生？

一、药品不良反应

（一）药品不良反应的定义

我国《药品不良反应报告和监测管理办法》（2011年版）给出药品不良反应（adverse drug reaction，ADR）的定义是：合格药品在正常用法用量下出现的与用药目的无关的有害反应。不良反应包括副作用、毒性反应、变态反应、后遗效应、继发反应、停药反应、特异质反应等。多数不良反应是药物固有效应的延伸，在一般情况下是可以预知的，但不一定是可以避免的。少数较严重的不良反应是无法预知或者较难恢复的，称为药源性疾病。

（二）药品不良反应的分类

不良反应有多种分类方法，通常按其与药理作用有无关联而分为两类：A型和B型。A型药物不良反应又称为与剂量相关的不良反应，该反应为药理作用增强所致，常和剂量有关，可以预测，发生率高而死亡率低，如苯二氮䓬类引起的瞌睡，抗血凝药所致出血等。B型药物不良反应，又称与剂量不相关的不良反应，它是一种与正常药理作用无关的异常反应，一般和剂量无关联，难于预测，发生率低而死亡率高，如氟烷引致的恶性高热，青霉素引起的过敏性休克。

1. 与剂量有关的不良反应

（1）副作用　药品在规定常用剂量使用时出现的与防病治病目的无关的作用，这里应强调"目的"一词，因为一种药物往往有多种作用，目的不同，其他作用就成为副作用了。如阿托品用于治疗胃痛时，常出现口干、心跳加快等副作用；若用于治疗有机磷农药中毒，则其口干、心跳加快等副作用又成为治疗作用了。又如阿司匹林，口服易致胃溃疡，甚至可致出血，这是其副作用，但将其用于预防心肌梗死（尤其是二级预防），这个副作用又成为治疗作用了。

（2）特异质反应　由于遗传因素使机体的生化机制异常而产生此类不良反应。如葡萄糖-6-磷酸脱氢酶缺乏的患者，服用某些药物如伯氨喹、一些磺胺类药物时，易产生溶血反应。

（3）毒性反应　药物在常用剂量时，不会产生毒性反应，只有过量、过久使用方可产生，毒性反应是指药物引起机体发生生理生化功能异常或组织结构病理变化的反应；剂量过大而引起的为急性毒性，用药时间过长而引起的为慢性毒性。药物的毒性作用一般是药理作用的延伸，主要对神经、消化、心血管、泌尿、血液等系统，以及皮肤组织造成损害。药物毒性反应的临床表现不同，反应程度和剂量有关，剂量加大则毒性反应增强。药物导致的毒性反应所造成的持续性的功能障碍或器质性病变，停药后恢复较慢，甚至终身不愈。如氨基糖苷类抗生素链霉素、庆大霉素等具有耳毒性，可引致第Ⅷ对颅神经损害，造成听力减退或永久性耳聋。

（4）继发反应　指药物发挥治疗作用外伴发的不良后果。如长期使用广谱抗生素引起肠道正常菌群紊乱，导致葡萄球菌性肠炎或真菌性肠炎。

（5）药物依赖性　又称瘾癖、药瘾或病态嗜好，它分为精神依赖和躯体依赖两种。精神依赖是指患者对某种药物的特别渴求，服用后在心理上有特殊的满足；躯体依赖是指重复多次的给同一种药物，使其中枢神经系统发生了某种生理或生化方面的变化，致使对某种药物成瘾，也就是说需要某种药物持续存在于体内，否则药瘾发作时会产生戒断症状。

2. 与剂量无关的不良反应

（1）过敏反应　又称变态反应，是少数具有特异体质的患者对某些药物产生的异常反应，如口服阿司匹林，大多数人无异常反应，但少数人会发生皮疹、发热、皮炎、哮喘、白细胞减少，严重者可产生过敏性休克。个别药物可通过皮肤过敏试验减少过敏反应的发生，对绝大多数药物都要提高警惕，尤其是对多种药物、食物有过敏反应者。

（2）后遗效应　指停药以后继续存在或新出现的对患者不利的反应。其原因是：①药物的残余作用或停药后的戒断现象（回跳或反跳），如停用脱水剂后脑水肿现象再现，停用成瘾药物后出现戒断综合征；②器官组织功能丧失。如长期使用激素使分泌激素的器官功能下降。

（3）致畸、致突变和致癌

① 致畸作用：指药物在并不损害母体的情况下引起胚胎和胎儿的发育障碍。胚胎的器官发生期（受精后3周至3个月）是对致畸药物最敏感的时期。所以优生优育必须慎用药物，尤其是妊娠初期3个月内显得更为重要。

② 致癌作用：致癌作用的出现往往有数年或数十年的较长潜伏期，且与药物的使用时间有关。

③ 致突变作用：因药物引起遗传性损伤，称为药物的致突变作用。突变为显性时，下一代可出现异常或疾病。

（三）如何避免药品不良反应发生

通过合理用药，有些药物的不良反应是可以避免或减轻的。在用药时，尽量考虑以下方面：

1. 防止滥用药物

滥用药，就是不管病情、用药对象（老人、儿童、成年人）、药物性能而任意使用，这种做法轻者产生耐药性，延长治疗时间，重者延误治疗时机，使病情加重，给患者带来痛苦。

2. 尽量少联合用药

有些药物联合使用起相加作用，使疗效提高；有些药物联合使用起相减作用，使疗效减弱，或毒性增加。因此，一般用药最好单品使用或根据病情确定是否联合使用。

3. 按药品说明书使用

在衡量是否使用某个药物时，不能仅看它的使用方法和用途，还应关注药品说明书中的注意事项，这是安全有效用药的保证。

4. 防止药物过敏

凡是过敏体质者，或曾有药物过敏史者，服用药物都应格外小心，尤其是磺胺类如复方新诺明、解热镇痛类如索米痛片等。对某种药物有明确过敏史者应禁止再次使用。

5. 尽量选择非处方（OTC）药品

OTC药品疗效可靠，不良反应较少，价格相对较低，非常适合自我药疗。

6. 在医生或药师指导下用药

尽量避免使用毒、麻、限、剧药品。

知识链接

药品不良事件

药品不良事件（adverse drug event，ADE），是指药物治疗过程中所发生的任何不幸的医疗卫生事件，而这种事件不一定与药物治疗有因果关系。药品不良事件包括药品标准缺陷、药品质量问题、药品不良反应、用药失误以及药品滥用。

二、药品不良反应的报告和监测

药品不良反应的报告和监测是指药品不良反应的发现、报告、评价和控制的过程。

（一）药品不良反应监测的意义

药物研发及药品注册主要依据动物试验和部分患者临床试验的结果。动物与人在生理、病理上有许多不同的地方，临床试验的观察时间短、病例数少、病种单一，多数情况下排除特殊人群（老人、孕妇和儿童），因此一些罕见不良反应、迟发性反应、发生于特殊人群的不良反应难以发现。有些问题必须在大面积使用后方能发现。经过严格审批的药品，在大量人群中、在长期使用后，正常用法用量情况下还会引起一些未知的不良反应。因此，必须加强药品上市后的监测工作，为了及时、有效控制药品风险，保障公众用药安全，国家制定了药品不良反应报告和监测的相关制度。

通过药品不良反应监测，及时反馈不良反应信息，可防止不良反应重复发生，提高合理用药水平，促进医疗水平的提高，促进药物流行病学研究，并为上市后药品再评价提供依据。例如，NMPA于2006年接到众多因使用鱼腥草素钠注射液发生不良反应的案例，经NMPA专家组调查，结果表明静脉使用鱼腥草素钠注射液，不良反应发生率高，改为肌内注射。

据国家不良反应监测中心的统计，1999～2019年，全国药品不良反应监测网络累计收到《药品不良反应/事件报告表》1519万份，2019年，全国药品不良反应监测网络收到《药品不良反应/事件报告表》151.4万份，呈现同比增长的趋势，一方面表明中国药品不良反应监测和预警能力有了较大提高，另一方面也说明我国的合理用药还存在较多的问题。

知识链接

药品不良反应/事件的报告总数多或新的和严重不良反应/事件报告比例高，是否说明药品安全性问题大？

答：药品不良反应/事件报告是我们获得的药品临床使用安全性方面的重要数据和评价基础。其中新的不良反应和严重不良反应是影响公众用药安全的两类最重要的信息，通过对此类药品不良反应/事件的监测，发现安全性信息，并通过安全性评估后及时采取风险控制措施，对保障公众用药安全具有重要意义。药品不良反应/事件的报告总数多或新的和严重不良反应/事件报告比例高，并不意味着药品安全性水平下降，而是意味着我们掌握的信息越来越全面，对药品的风险更了解，对药品的评价依据更充分，监管决策更准确，风险也更可控。

（二）药师在药品不良反应监测中的任务

我国已建立了药品不良反应的监控机构、组织原则及相关法律，为进一步完善我国的不良反应监控机制和措施，药师对于药品不良反应应该做好以下工作。

1. 药师要指导患者合理用药、正确对待药品不良反应

正常用药也有不良反应，药师应指导患者合理用药，提高患者用药的依从性。并指导患者仔细阅读药品说明书，了解药品的不良反应。与患者建立联系，如患者遇到不懂的问题或出现了药物不良反应，及时请教药师。

2. 药师应做好对药品不良反应的呈报工作

药师要加强与医生、患者的交流，及时收集、筛选不良反应病例并按照程序及时上报。

3. 药师应做好对药品不良反应信息的反馈工作

药师应通过多种方式及时、准确地对用药者反馈不良反应信息，最大限度地降低不良反应造成的危害。

4. 药师应做好药品不良反应信息的宣传工作

药师要及时把收集的药物不良反应信息向医生通报，为医生的合理用药提供依据。要通过各种途径向公众普及有关不良反应的常识，提高公众对不良反应的认识及警惕性。

（三）药品不良反应的报告和监测管理

药品不良反应报告和监测是指药品不良反应的发现、报告、评价和控制。

我国实行药品不良反应报告制度，2011年7月1日，卫生部新的《药品不良反应报告和监测办法》开始实行，进一步明确了药品生产企业（包括进口药品的境外制药厂商）、药品经营企业、医疗机构应当按照规定报告所发现的药品不良反应。

药品生产、经营企业和医疗机构获知或者发现可能与用药有关的不良反应，应当通过国家药品不良反应监测信息网络报告；不具备在线报告条件的，应当通过纸质报表报告给所在地药品不良反应监测机构，由所在地药品不良反应监测机构代为在线报告。

药品不良反应实行逐级、定期报告制度，必要时可以越级报告。药品不良反应报告的内容和统计资料是加强药品监督管理、指导合理用药的依据，不作为医疗纠纷、医疗诉讼和处理药品质量事故的依据。

1. 机构和人员要求

药品生产企业要有专职机构和人员，经营和使用单位应设立专职或者兼职人员负责本单位药品不良反应监测工作；按照要求开展药品不良反应或者群体不良事件报告、调查、评价和处理；并配合严重药品不良反应或者群体不良事件相关调查工作。

2. 报告范围

① 新药监测期内的国产药品应当报告该药品的所有不良反应；其他国产药品，报告新的和严重的不良反应。

② 进口药品自首次获准进口之日起5年内，报告该进口药品的所有不良反应；满5年

的，报告新的和严重的不良反应。

3. 报告时限及流程

药品生产、经营企业和医疗机构发现或者获知新的、严重的药品不良反应应当在15日内报告，其中死亡病例须立即报告；发现群体不良反应，应立即报告；其他药品不良反应应当在30日内报告。

药品不良反应/事件报告时限及流程，见图2-1。

图2-1　药品不良反应/事件报告时限及流程

药品不良反应/事件报告表，见表2-1。

4. 报告的处理

所有的报告将会录入数据库，专业人员会分析药品和不良反应/事件之间的关系。根据药品风险的普遍性或者严重程度，决定是否需要采取相关措施，如在药品说明书中加入警示信息，更新药品如何安全使用的信息等。在极少数情况下，当认为药品的风险大于效益时，药品也会撤市。

5. 评价与控制

药品生产企业应当对收集到的药品不良反应报告和监测资料进行分析、评价，并主动开展药品安全性研究。

药品生产企业对已确认发生严重不良反应的药品，应当通过各种有效途径将药品不良反应、合理用药信息及时告知医务人员、患者和公众；采取修改标签和说明书，暂停生产、销售、使用和召回等措施，减少和防止药品不良反应的重复发生。对不良反应大的药品，应当主动申请注销其批准证明文件。

药品经营企业和医疗机构应当对收集到的药品不良反应报告和监测资料进行分析和评价，并采取有效措施减少和防止药品不良反应的重复发生。

省级药品不良反应监测机构应当每季度对收到的药品不良反应报告进行综合分析，提取需要关注的安全性信息，提出关联性评价意见，并将分析评价意见上报国家药品不良反应监测中心，由国家药品不良反应监测中心做进一步的分析评价。

表2-1　药品不良反应/事件报告表

首次报告□　　　跟踪报告□　　　　　　　编码：＿＿＿＿＿＿＿＿＿

报告类型：新的□　严重□　一般□　　报告单位类别：医疗机构□　经营企业□　生产企业□　个人□　其他□＿＿＿＿

患者姓名：		性别：男□ 　　　女□	出生日期：　年　月　日 或年龄：		民族：		体重（kg）：		联系方式：

原患疾病：	医院名称： 病历号/门诊号：	既往药品不良反应/事件：有□＿＿＿＿＿　　无□　不详□ 家族药品不良反应/事件：有□＿＿＿＿＿　　无□　不详□

相关重要信息：吸烟史□　饮酒史□　妊娠期□　肝病史□　肾病史□　过敏史□＿＿＿＿＿　其他□＿＿＿

药品	批准文号	商品名称	通用名称（含剂型）	生产厂家	生产批号	用法用量（次剂量、途径、日次数）	用药起止时间	用药原因
怀疑药品								
并用药品								

不良反应/事件名称：	不良反应/事件发生时间：　年　月　日

不良反应/事件过程描述（包括症状、体征、临床检验等）及处理情况（可附页）：

不良反应/事件的结果：痊愈□　　好转□　　未好转□　　不详□　　有后遗症□　表现：＿＿＿＿＿
　　　　　　　　　　死亡□　　直接死因：＿＿＿＿＿＿＿＿＿＿　死亡时间：　年　月　日

停药或减量后，反应/事件是否消失或减轻？　　　　　是□　否□　不明□　未停药或未减量□
再次使用可疑药品后是否再次出现同样反应/事件？　　是□　否□　不明□　未再使用□

对原患疾病的影响：不明显□　病程延长□　病情加重□　导致后遗症□　导致死亡□

关联性评价	报告人评价：　肯定□　很可能□　可能□　可能无关□　待评价□　无法评价□　签名： 报告单位评价：肯定□　很可能□　可能□　可能无关□　待评价□　无法评价□　签名：
报告人信息	联系电话：　　　　　　　　　　　职业：医生□　药师□　护士□　其他□＿＿＿ 电子邮箱：　　　　　　　　　　　签名：
报告单位信息	单位名称：　　　　联系人：　　　　电话：　　　　报告日期：　年　月　日
生产企业请填写信息来源	医疗机构□　经营企业□　个人□　文献报道□　上市后研究□　其他□＿＿＿＿＿
备　　注	

　　根据分析评价结果，国家食品药品监督管理总局可以采取责令修改药品说明书，暂停生产、销售和使用的措施；对不良反应大或者其他原因危害人体健康的药品，应当撤销该药品批准证明文件，并予以公布。

6. 信息管理

国家药品不良反应监测中心应当根据对药品不良反应报告和监测资料的综合分析和评价结果，及时发布药品不良反应警示信息。省级以上药品监督管理部门应当定期发布药品不良反应报告和监测情况。

7. 常用概念及术语的含义

严重药品不良反应，是指因使用药品引起以下损害情形之一的反应：

①导致死亡；②危及生命；③致癌、致畸、致出生缺陷；④导致显著的或者永久的人体伤残或者器官功能的损伤；⑤导致住院或者住院时间延长；⑥导致其他重要医学事件，如不进行治疗可能出现上述所列情况的。

新的药品不良反应，是指药品说明书中未载明的不良反应。说明书中已有描述，但不良反应发生的性质、程度、后果或者频率与说明书描述不一致或者更严重的，按照新的药品不良反应处理。

岗位对接

本任务是药学类、药品经营与管理、药品服务与管理专业学生必须掌握的内容，对应岗位包括西药药师、医药商品购销员、药品销售岗位的相关工种。上述从事药学服务及药品销售相关所有岗位的从业人员均需掌握不良反应的定义和特点，了解药品不良反应报告内容和监测的意义，熟悉不良反应的报告流程，能够利用药动学和药效学的知识，分析不良反应的类型，学会填写药品不良反应/事件报告表。

目标检测

一、A型选择题（单选题）

1. 药品不良反应的缩写是（　　　）。

　　A. ADR　　　　B. ADE　　　　C. ADG　　　　D. AE　　　　E. AR

2. 以下属于与药物剂量无关的不良反应为（　　　）。

　　A. 副作用　　B. 特异质反应　C. 毒性反应　　D. 过敏反应　　E. 继发反应

3. 长期大量使用糖皮质激素能使毛细血管变性出血属于引起药品不良反应的（　　　）。

　　A. 药理作用　　B. 药物剂量　　C. 药物杂质　　D. 药物污染　　E. 致畸作用

二、判断题

1. 药品说明书中已载明的不良反应均不属于新的不良反应。（　　　）

2. 国家药品不良反应监测中心应当根据对药品不良反应报告和监测资料的综合分析和评价结果，及时发布药品不良反应警示信息。（　　　）

3. 进口药品自首次获准进口之日起5年内，报告该进口药品的所有不良反应；满5年的，报告新的和严重的不良反应。（　　　）

4. 国家对药品不良反应实行逐级、定期报告制度。（　　　）

任务四　药品的包装分类、标签及说明书的学习

思维导图

学习目标

知识目标
1. 掌握药品包装的概念、不同药品包装材料的特点及材料管理、药品标签和说明书的内容和要求。
2. 熟悉药品包装的功能、药品包装的容器知识。
3. 了解药品包装的分类、药品包装上的常用标识。

技能目标
1. 能通过包装特点对药品进行分类。
2. 学会分析药品包装的合理性，通过包装进行简单的药品真伪鉴别。
3. 能正确解读药品说明书和标签。

思政目标
1. 树立"安全用药，合理用药"的观念，具备认真细致、科学严谨，为人民健康负责的工作态度。
2. 培养自主学习，不断探索新的医药知识的职业素质。
3. 具备遵守法规，提升药学服务水平的职业习惯。

在上海某医院的病房里，一场有关生活垃圾分类的选择答题活动，吸引了不少患者和家属的参与。如何处理家里的过期药品？比较合理的做法是投放到药店专门的回收站，然后由监管部门统一处理。但是一些市民表示，目前上海药品回收站数量有限，他们只能自行处理过期药品。还有市民反映，他们的药只能扔在平时的生活垃圾里，但是因为担心完整的药品会被不当回收再利用，会把它拆开来剪碎，再扔掉。

"包装拆掉，然后把药片碾成粉直接倒掉，对我们的环境是有一定污染的，尤其是抗生素类药物。"医院药学部鲍主任回应，"过期药品连同整个包装应一起扔进'有害垃圾'箱。"如果担心药品被不当利用而选择拆开药品，鲍主任建议，例如普通感冒药、消化药等片剂类的药物，可以选择把拆出的药片放在一起用纸包好，整包的冲剂类，把粉末倒出后同样用纸包起来，然后统一扔进"有害垃圾"箱。

讨论：

1. 药品的包装都有哪些？

2. 药品的包装都有什么作用？

一、药品包装及其分类

药品具有特殊性、安全性，对质量方面有非常严格的要求，只有经过包装，才算完成它的生产过程，才能进入流通和消费领域。药品包装也是实现和增加药品价值和使用价值的一种手段，包装不足、包装不当、过度包装都有碍于药品价值和使用价值的实现。

（一）药品包装的概念

药品包装是指选用适当的材料或容器，利用包装技术对药物制剂的半成品或成品进行分（灌）、封、装、贴签等操作，为药品提供品质保证、鉴定商标与说明的一种加工过程的总称。

（二）药品包装的分类

1. 药品包装分为内包装和外包装

（1）内包装 指直接接触药品的包装，如安瓿瓶、输液瓶（袋）、药用铝箔等。

（2）外包装 指内包装以外的包装，分为中包装和大包装。中包装多为销售包装，大包装又称运输包装。外包装应根据药品的特性，选用不易破损、防潮、防冻、防虫鼠的包装，保护药品在流通、使用过程中的质量，促进药品的销售和合理指导消费者安全使用药品。

2. 按包装在流通领域中的作用分储运包装和销售包装

（1）储运包装 指用于安全储存、运输，保护商品的较大单元的包装形式，又称大包装，一般体积较大、外形尺寸标准化程度要求较高，坚固、耐用。例如纸箱、木箱、集合包装、托盘包装等，其主要功能是保护商品，方便运输、装卸和储存。

（2）销售包装 指以一个商品作为一个销售单元的包装形式（小包装），或以若干个单位商品组成一个小的整体包装（中包装）。销售包装包括盛装药品的盒、袋、瓶等容器以及药品标签和说明书。销售包装的特点是：一般包装件小，要求美观、安全、卫生、新颖、易于携带，印刷装潢要求较高。销售包装一般随商品销售给顾客，起着直接保护商品、宣传和促进商品销售的作用，同时也起着保护优质名牌商品以防假冒的作用。

知识链接

销售包装有真空包装、充气包装、无菌包装、收缩包装、脱氧包装、喷雾包装、儿童安全包装、遮光包装等技术。

（1）真空包装　真空包装指将药品装入气密性包装容器，抽去容器内的空气，使密封后的容器内达到预定真空度的一种包装方法。真空包装不但可以避免或减少药物氧化，而且抑制了某些霉菌和细菌的生长。同时在对其进行加热杀菌时，提高了高温杀菌效率，也避免了加热杀菌时，由于气体的膨胀而使包装容器破裂。

（2）充气包装　充气包装是指将药品、包装容器及材料灭菌后，用氮、二氧化碳等气体置换容器中原有空气的一种包装方法，也称为气体置换包装。这种包装降低氧气的浓度，抑制需氧微生物的生理活动、酶的活性，达到防霉、防腐和保鲜的目的。

（3）无菌包装　无菌包装是指在无菌环境中将无菌的药品充填并密封在事先经过灭菌的容器中，以达到在有效期内保证药品质量的目的，如青霉素粉针。

（4）条形包装　药品呈条形，包合在塑料膜或其他药包材中，每个单元可以单独撕开或剪开，方便销售和服用，如对乙酰氨基酚片。

（5）脱氧包装　脱氧包装是继真空包装和充气包装之后出现的一种新型除氧包装方法。脱氧包装是在密封的包装容器中，使用能与氧气起化学作用的脱氧剂与之反应，从而除去包装容器中的氧气，以达到保护内装物的目的。

（6）喷雾包装　喷雾包装是指将液体或膏状药品装入带有阀门和推进剂的气密性包装容器中，当开启阀门时，药品在推进剂产生的压力作用下被喷射出来的一种包装方法，如盐酸异丙肾上腺素气雾剂。

（7）儿童安全包装　儿童安全包装是一种能够保护儿童安全的包装，其结构设计使大部分儿童在一定时间内难以开启或难以取出一定数量的药品，可以避免儿童误服药品，如盖子的设计等。

（8）遮光包装　为防止光敏药物见光分解，可采用遮光材料如金属或铝箔等制成遮光容器，或在包装材料中加入紫外线吸收剂或遮断剂等方法起到遮挡光线的作用，如硝酸甘油片装在棕色瓶中。

（三）药品包装的功能

药品包装在药品从生产领域转入流通和消费领域的过程中起着非常重要的作用，是医药产品不能缺少的一部分，其主要功能如下。

1. 容纳功能

许多药品本身没有一定的组合形态，如液体、气体、粉状制剂。这类药品只有依靠包装的容纳才具有特定的商品形态。没有包装就无法运输和销售，如针剂、粉针剂。

包装的容纳不仅有利于药品的流通和销售，也能提高商品的价值。包装的容纳增加了商品的保护层，有利于商品质量稳定，还能保证商品卫生。对于质地疏松的商品，包装的容纳结合合理的压缩可以充分利用包装容积节约包装费用和储运空间。

2. 保护功能

保护药品使用价值是药品包装最重要的作用，药品在运输、储存和销售过程中，会受到各种因素的影响，可能发生物理、机械、化学、生物等变化，造成商品损失、损耗，甚至影响商品质量。

3. 传达功能

装潢设计和恰到好处的包装能够提高产品的吸引力，提高消费者的兴趣，起到促进销售的作用。包装本身的价值也能引起消费者购买某项产品的动机，提高市场竞争力。

4. 方便功能

合理的药品包装可为药品从生产领域向流通领域向消费领域转移，以及在消费者使用中提供很多方便。比如便于运输、装卸，方便储存、分发、销售、识别、携带，方便开启和关闭，方便保存和使用，方便回收、处理等。比如一些药品使用的泡罩包装，便于使用、便于携带又保证了商品质量；比如一些幼儿使用的液态药品配有带刻度的吸药器，有利于消费者准确方便给幼儿喂药。

5. 社会适用功能

主要是指药品包装在满足全社会整体需要上所具有的种种功能，包括卫生安全功能、节省资源功能、环境保护功能等，包装要遵守目标市场的保护法规。

（四）药品包装的材料及容器

药品包装材料与容器的质量直接影响着药品包装的作用。应根据药品的特性、包装的目的等因素，选用符合要求的包装材料和容器。采用的包装材料包括金属、塑料、玻璃、陶瓷、纸、竹、木、野生藤类、天然纤维、化学纤维、复合材料等主要包装材料，又包括涂料、黏合剂、捆扎带、装潢及印刷材料等辅助材料。

1. 药品常用的包装材料

（1）玻璃　具有不透气，不透湿，化学稳定性高，透明性好，易于回收利用和再生，不会造成公害，原材料资源丰富且便宜，价格较稳定等优点。玻璃容器的缺点是体积大、自身重量大；口部密封性差、胶塞与物品直接接触，易碎；热稳定性差，给药品质量和运输带来不良影响。部分注射剂类药品与所选用的药用玻璃存在相互作用，影响药品质量，会造成一定安全隐患。主要的药用玻璃包装有玻璃输液瓶、抗生素用西林瓶、水针剂用安瓿、普通玻璃瓶等。

（2）塑料　作为包装材料具有强度高、阻隔性好、质轻携带方便、透明性好等许多优良特性，从而成为现代医用包装中的主要材料。主要的塑料包装有塑料袋（包括输血袋），塑料瓶（包括输液用塑瓶）等，还有片剂和胶囊剂用的泡罩包装，采用单剂独立包装，取用方便，不影响其他未用药片的保存。输液用软袋采用聚氯乙烯软袋（PVC软袋）和多层复合共挤膜（非PVC软袋）等技术，适合无菌产品的生产。由于塑料在生产中常加入附加剂，如增塑剂、稳定剂等，这些附加剂直接与药品接触可能与药品发生化学反应，以致药品质量发生变化。塑料还具有透气、透光、易吸附等缺点，这些缺点均可加快药品氧化变质的速度，引起药品变质。

（3）纸制品　来源广泛，易于达到卫生要求，成本较低，成型性和折叠性优良，可高速连续生产，有最佳的可印刷性，重量轻，可降低运输成本，可回收利用和再生，易于进一步深加工以适应不同包装需要，刷上防潮涂料后具有一定的防潮性能，是当今使用最广泛的包装材料之一。缺点是强度低，受潮后牢度下降，难于封口，易变形，气密性、防潮性、透明性差。常见的有瓦楞纸箱（有取代木箱的趋势）、多层纸袋、各种药袋、药盒、装潢、标签、吊牌、商标纸、纸杯、纸管等，也可与塑料、铝箔等做复合包装。

（4）金属　具有牢固、不透气、防潮、防光、易加工成型、有特殊光泽、增加包装的美观性、易再生利用等优点。常用的是铁皮、镀锌铁皮、马口铁、锡、铝等。该类包装成本比较高，主要用于盛装需要密封的软膏、液体药物，或用作盖子、气雾剂容器等。使用时要注意，不能与内容物发生各种反应。

（5）木材　具有耐压性能，是常用的外包装材料，如木箱、木桶等。由于消耗森林资源，逐步被纸及塑料等材料代替。

（6）复合材料　用纸、塑料、铝箔多种不同材料复合而成的包装材料。结构有二层、三层或四层。内层与药品直接接触的复合材料应对药品稳定，不影响药品的质量。一般按材料组成分为纸塑复合膜、塑料复合膜、铝塑复合膜、纸铝塑复合膜。复合材料的优点是：良好的机械强度、耐生物腐蚀性能、耐高压性能和密封性能，并能保持真空度。如真空镀铝膜成为药品软包装材料之一。

（7）橡胶制品　在医药包装中广泛用作瓶塞、垫圈、滴头等，其中作为玻璃瓶大输液的塞子用量很大，由于直接与药品接触，故要求具有非常好的生化稳定性及优良的密封性，以确保药品在有效期内不因空气及水分的进入而变质，尤其是输液用胶塞不应有脱落的颗粒进入输液瓶中，故输液瓶采用丁基胶塞和配套使用的优质铝合金易开启铝盖，不再使用天然橡胶塞。

（8）可服用药包材　主要是胶囊、微胶囊和辅料。通常用的有食用淀粉、明胶、乙基纤维素、聚乙烯醇等。可服用的药包材直接进入人体，其要求要符合药品监督管理部门的规定。从发展趋势来看，包装材料在向以纸代木及以塑代纸或以纸、塑料、铝箔等组成各种复合材料的方向发展。特种包装材料，如聚四氟乙烯、有机硅树脂、聚酯复合板或发泡聚氨酯等应用处于上升趋势。

2. 药品常用包装容器

（1）密闭容器　能防止尘埃、异物等混入的容器，如玻璃瓶、纸袋、纸盒、塑料袋、木桶及纸桶等，凡受空气中氧、二氧化碳、湿度等因素影响不大，仅需防止损失或尘埃等杂质混入的药品均可使用此类容器。

（2）密封容器　能防止药品风化、吸湿、挥发或异物污染的容器，如带紧密玻璃塞或木塞的玻璃瓶、软膏管，铁听等，用适宜的封口材料辅助密封。适用于盛装易挥发的液体药品及易挥发、潮解、氧化的固体药品，如云南白药酊。

（3）熔封和严封容器　将容器熔封或以适宜的材料严封，能防止空气、水分进入与细菌污染的容器，如玻璃安瓿或输液瓶等。用于注射剂、血浆及各种输液，如注射用青霉素钠。

（4）遮光容器　能阻止紫外光的透入，保护药品不受光线影响的容器，如棕色玻璃瓶。普通无色玻璃瓶外面裹以黑纸或装于不透明的纸盒内也可达到遮光的目的。遮光容器主要用于盛装遇光易变质的药品，如硝酸甘油片。

（五）药品包装标识

商品包装标识是一种包装辅助物，是指为了便于运输、储存、装卸、销售或使用，在商品包装容器上用醒目的文字和图形所做的特定记号和简要的说明。

1. 运输包装收发货标识

外包装上的商品分类图示标识、其他标识和文字说明、排列格式总称为收发货标识，又叫识别、辨认标识。运输包装收发货标识包括：分类标识、供货号、货号、品名、规格、数量、重量（毛重、净重）、生产日期、生产企业、体积、有效期限、收货地点和单位、发货单位、运输号码、发运件数、目的港等。其中分类标识必须有，其他各项合理使用。

2. 包装储运图示标识

包装储运图示标识是为了在储运过程中，对于怕湿、怕震、怕热、怕寒等有特殊要求的货物，为了防止货物残损而采用一定文字和图形所作的特殊标记，又叫指示标识。此类标识分为17种，其图形、颜色、尺寸、使用方法等在国家标准《包装储运图示标志》（GB/T 191—2008）中均有明确规定，见图2-2。

图2-2　包装储运指示标识

3. 危险货物包装标识

危险货物标识是在具有燃烧、爆炸、腐蚀、放射性等危险性货物的外包装上，用特定文字和符号做的专门标志。危险货物包装标识的图形、适用范围、颜色、尺寸、使用方法等在国家标准《包装储运图示标志》（GB/T 191—2008）中均有明确规定。

麻醉药品、精神药品、医疗用毒性药品、放射性药品、外用药品和非处方药品等国家规定有专有标识，见图2-3。

二、药品的标签

药品的标签是指药品包装上印有或者贴有的内容，一般用纸张印刷粘贴在容器上或直接记载在容器上。药品标签分为内标签和外标签。

图2-3　国家规定的药品专有标识

药品内标签指直接接触药品的包装的标签。药品的内标签应当包含药品通用名称、适应症或者功能主治、规格、用法用量、生产日期、产品批号、有效期、生产企业等内容。包装尺寸过小无法全部标明上述内容的，至少应当标注药品通用名称、规格、产品批号、有效期等内容。

药品的外标签指内标签以外的其他包装的标签，药品外标签应当注明药品通用名称、成分、性状、适应症或者功能主治、规格、用法用量、不良反应、禁忌、注意事项、贮藏、生产日期、产品批号、有效期、批准文号、生产企业等内容。适应症或者功能主治、用法用量、不良反应、禁忌、注意事项不能全部注明的，应当标出主要内容并注明"详见说明书"字样。用于运输、贮藏的包装的标签，至少应当注明药品通用名称、规格、贮藏、生产日期、产品批号、有效期、批准文号、生产企业，也可以根据需要注明包装数量、运输注意事项或者其他标记等必要内容。原料药的标签应当注明药品名称、贮藏、生产日期、产品批号、有效期、执行标准、批准文号、生产企业，同时还需注明包装数量以及运输注意事项等必要内容。

同一药品生产企业生产的同一药品，药品规格和包装规格均相同的，其标签的内容、格式及颜色必须一致；药品规格或者包装规格不同的，其标签应当明显区别或者规格项明显标注。同一药品生产企业生产的同一药品，分别按处方药与非处方药管理的，两者的包装颜色应当明显区别。对贮藏有特殊要求的药品，应当在标签的醒目位置注明。

三、药品的说明书

药品说明书能提供用药信息，是医务人员、患者了解药品的重要途径。说明书的规范程度与医疗质量密切相关。药品说明书是药品情况说明重要来源之一，也是医师、药师、护师和患者治疗用药时的科学依据，还是药品生产、供应部门向医药卫生人员和人民群众宣传介绍药品特性，指导合理、安全用药和普及医药知识的主要媒介。

药品说明书的内容应包括药品的品名、规格、生产企业、药品批准文号、产品批号、有效期、主要成分、适应症或功能主治、用法、用量、禁忌、不良反应和注意事项，中药制剂说明书还应包括主要药味（成分）性状、药理作用、贮藏条件等。

药品说明书是载明药品的重要信息的法定文件，是选用药品的法定指南。新药审批后的说明书，不得自行修改。

药品说明书应当包含药品安全性、有效性的重要科学数据、结论和信息，用以指导安全、合理使用药品；具体格式、内容和书写要求由国家药品监督管理局制定并发布。

对疾病名称、药学专业名词、药品名称、临床检验名称和结果的表述，应当采用国家统一颁布或规范的专用词汇，度量衡单位应当符合国家标准的规定。

应当列出全部活性成分或者组方中的全部中药药味。注射剂和非处方药还应当列出所用的全部辅料名称。

药品处方中含有可能引起严重不良反应的成分或者辅料的，应当予以说明。

药品生产企业应当主动跟踪药品上市后的安全性、有效性情况，需要对药品说明书进行修改的，应当及时提出申请。

根据药品不良反应监测、药品再评价结果等信息，国家药品监督管理局也可以要求药品生产企业修改药品说明书。

药品说明书获准修改后，药品生产企业应当将修改的内容立即通知相关药品经营企业、使用单位及其他部门，并按要求及时使用修改后的说明书和标签。

药品说明书应当充分包含药品不良反应信息，详细注明药品不良反应。药品生产企业未根据药品上市后的安全性、有效性情况及时修改说明书或者未将药品不良反应在说明书中充分说明的，由此引起的不良后果由该生产企业承担。

药品说明书核准日期和修改日期应当在说明书中醒目标示。

下面以化学药品、中成药及进口药品说明书为例，说明药品说明书的格式和内容要求。

（一）化学药品非处方药说明书格式及内容

1. 化学药品非处方药说明书格式

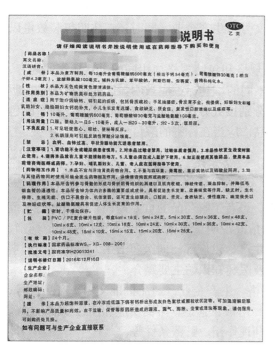

图2-4　化学药品非处方药说明书格式

化学药品非处方药说明书格式见图2-4。

2. 化学药品非处方药说明书各项内容书写要求

（1）非处方药、外用药品标识　非处方药、外用药品标识在说明书首页右上角标注。

外用药品专用标识为红色方框底色内标注白色"外"字。药品说明书如采用单色印刷，其说明书中外用药品专用标识亦可采用单色印刷。

非处方药专有标识按《关于公布非处方药专有标识及管理规定的通知》规定使用。

（2）说明书标题　"×××说明书"中的"×××"是指该药品的通用名称。

"请仔细阅读说明书并按说明使用或在

药师指导下购买和使用"该忠告语必须标注，采用加重字体印刷。

警示语是指需特别提醒用药人在用药安全方面需特别注意的事项。有该方面内容，应当在说明书标题下以醒目的黑体字注明。无该方面内容的，不列该项。

【药品名称】

按下列顺序列出。

通用名称：属《中国药典》收载的品种，其通用名称应当与药典一致；药典未收载的品种，其名称应当符合药品通用名称命名原则。

商品名称：未批准使用商品名称的药品不列该项。

英文名称：无英文名称的药品不列该项。

汉语拼音：

【成分】

处方组成及各成分含量应与该药品注册批准证明文件一致。成分含量按每一个制剂单位（如每片、粒、包、支、瓶等）计。

单一成分的制剂须写明成分通用名称及含量，并注明所有辅料成分。表达为："本品每×含××××××。辅料为：×××××××。"

复方制剂须写明全部活性成分组成及各成分含量，并注明所有辅料成分。表达为："本品为复方制剂，每×含××××××。辅料为：×××××××。"

【性状】

包括药品的外观（颜色、外形）、气、味等，依次规范描述。性状应符合药品标准。

【作用类别】

按照国家药品监督管理局公布的该药品非处方药类别书写，如"解热镇痛类"。

【适应症】

按照国家药品监督管理局公布的非处方药适应症书写，不得超出国家药品监督管理局公布的该药品非处方药适应症范围。

【规格】

指每支、每片或其他每一单位制剂中含有主药的重量、含量或装量。生物制品应标明每支（瓶）有效成分效价（或含量）及装量（或冻干制剂的复溶体积）。计量单位必须以中文表示。

每一说明书只能写一种规格。

【用法用量】

用量按照国家药品监督管理局公布的该药品非处方药用量书写。数字以阿拉伯数字表示，所有重量或容量单位必须以汉字表示。

用法可根据药品的具体情况，在国家药品监督管理局公布的该药品非处方药用法用量和适应症范围内描述，用法不能对用药人有其他方面的误导或暗示。

需提示患者注意的特殊用法用量应当在注意事项中说明。老年人或儿童等特殊人群的用法用量不得使用"儿童酌减"或"老年人酌减"等表述方法，可在【注意事项】中注明"儿童用量（或老年人用量）应咨询医师或药师"。

【不良反应】

不良反应是指合格药品在正常用法用量下出现的与用药目的无关的或者意外的有害反应。

在本项目下应当实事求是地详细列出该药品已知的或者可能发生的不良反应。并按不良反应的严重程度、发生的频率或症状的系统性列出。

国家药品监督管理局公布的该药品不良反应内容不得删减。

【禁忌】

应列出该药品不能应用的各种情况，如禁止应用该药品的人群或疾病等情况。国家药品监督管理局公布的该药品禁忌内容不得删减。【禁忌】内容应采用加重字体印刷。

【注意事项】

应列出使用该药必须注意的问题，包括需要慎用的情况（如肝、肾功能的问题），影响药物疗效的因素（如食物、烟、酒等），孕妇、哺乳期妇女、儿童、老人等特殊人群用药，用药对于临床检验的影响，滥用或药物依赖情况，以及其他保障用药人自我药疗安全用药的有关内容。

必须注明"对本品过敏者禁用，过敏体质者慎用""本品性状发生改变时禁止使用""如正在使用其他药品，使用本品前请咨询医师或药师""请将本品放在儿童不能接触的地方"。

对于可用于儿童的药品必须注明"儿童必须在成人监护下使用"。处方中含兴奋剂的品种应注明"运动员应在医师指导下使用"。

对于是否适用于孕妇、哺乳期妇女、儿童、老人等特殊人群尚不明确的，必须注明相应人群应在医师指导下使用。

国家药品监督管理局公布的该药品注意事项内容不得删减。【注意事项】内容应采用加重字体印刷。

【药物相互作用】

应列出与该药产生相互作用的药物及合并用药的注意事项。未进行该项实验且无可靠参考文献的，应当在该项下予以说明。

必须注明"如与其他药物同时使用可能会发生药物相互作用，详情请咨询医师或药师"。

【贮藏】

按药品标准书写，有特殊要求的应注明相应温度。

【包装】

包括直接接触药品的包装材料和容器及包装规格，并按该顺序表述。

【有效期】

是指该药品在规定的储存条件下，能够保持质量稳定的期限。

有效期应以月为单位描述，可以表述为：×× 个月（× 用阿拉伯数字表示）。

【执行标准】

列出执行标准的名称、版本或药品标准编号。

【批准文号】

是指该药品的药品批准文号、进口药品注册证号或者医药产品注册证号。

【说明书修订日期】

是指经批准使用该说明书的日期。

【生产企业】

国产药品该项应当与药品生产许可证载明的内容一致，进口药品应当与提供的政府证明文件一致。按下列方式列出：

企业名称：

生产地址：

邮政编码：

电话号码：（须标明区号）

传真号码：（须标明区号）

网址：（如无网址可不写，此项不保留）

"如有问题可与生产企业联系"，该内容必须标注，并采用加重字体印刷在【生产企业】项后。

（二）中成药非处方药说明书格式及内容

1. 中成药非处方药说明书格式

中成药非处方药说明书格式见图2-5。

2. 中成药非处方药说明书各项内容书写要求

（1）非处方药、外用药品标识 非处方药、外用药品标识在说明书首页右上角标注。

外用药品专用标识为红色方框底色内标注白色"外"字。药品说明书如采用单色印刷，其说明书中外用药品专用标识亦可采用单色印刷。

非处方药专有标识按《关于公布非处方药专有标识及管理规定的通知》规定使用。

（2）说明书标题 "×××说明书"中的"×××"是指该药品的通用名称。

"请仔细阅读说明书并按说明使用或在药师指导下购买和使用"，该忠告语必须标注，采用加重字体印刷。

警示语是指需特别提醒用药人在用药安全方面需特别注意的事项。有该方面内容的，应当在说明书标题下以醒目的黑体字注明。无该方面内容的，不列该项。

【药品名称】

按下列顺序列出。

通用名称：如该药品属《中华人民共和国药典》收载的品种，其通用名称应当与药典一致；药典未收载的品种，其名称应当符合药品通用名称命名原则。

汉语拼音：

【成分】

除《中药品种保护条例》第十三条规定的情形外，必须列出全部处方组成和辅料，处方所含成分及药味排序应与药品标准一致。

图2-5　中成药非处方药说明书格式

处方中所列药味其本身为多种药材制成的饮片，且该饮片为国家药品标准收载的，只需写出该饮片名称。

【性状】

包括药品的外观（颜色、外形）、气、味等，依次规范描述，性状应符合药品标准。

【功能主治】

按照国家药品监督管理局公布的非处方药功能主治内容书写，并不得超出国家药品监督管理局公布的该药品非处方药功能主治范围。

【规格】

应与药品标准一致。数字以阿拉伯数字表示，计量单位必须以汉字表示。

每一说明书只能写一种规格。

【用法用量】

用量按照国家药品监督管理局公布的该药品非处方药用量书写。数字以阿拉伯数字表示，所有重量或容量单位必须以汉字表示。

用法可根据药品的具体情况，在国家药品监督管理局公布的该药品非处方药用法用量和功能主治范围内描述，用法不能对用药人有其他方面的误导或暗示。

需提示用药人注意的特殊用法用量应当在注意事项中说明。

【不良反应】

不良反应是指合格药品在正常用法用量下出现的与用药目的无关的或者意外的有害反应。

在本项目下应当实事求是地详细列出该药品已知的或者可能发生的不良反应。并按不良反应的严重程度、发生的频率或症状的系统性列出。

国家药品监督管理局公布的该药品不良反应内容不得删减。

【禁忌】

应列出该药品不能应用的各种情况，如禁止应用该药品的人群或疾病等情况。国家药品监督管理局公布的该药品禁忌内容不得删减。【禁忌】内容应采用加重字体印刷。

【注意事项】

应列出使用该药必须注意的问题，包括需要慎用的情况（如肝、肾功能的问题），影响药物疗效的因素（如食物、烟、酒等），孕妇、哺乳期妇女、儿童、老人等特殊人群用药，用药对于临床检验的影响，滥用或药物依赖情况，以及其他保障用药人自我药疗安全用药的有关内容。

必须注明"对本品过敏者禁用，过敏体质者慎用""本品性状发生改变时禁止使用""如正在使用其他药品，使用本品前请咨询医师或药师""请将本品放在儿童不能接触的地方"。

对于可用于儿童的药品必须注明"儿童必须在成人监护下使用"。处方中含兴奋剂的品种应注明"运动员应在医师指导下使用"。

对于是否适用于孕妇、哺乳期妇女、儿童、老人等特殊人群尚不明确的，必须注明"应在医师指导下使用"。

如有与中医理论有关的证候、配伍、饮食等注意事项，应在该项下列出。中药和化学药品组成的复方制剂，应注明"本品含××（化学药品通用名称）"，并列出成分中化学药品的相关内容及注意事项。

国家药品监督管理局公布的该药品注意事项内容不得删减。【注意事项】内容应采用加重字体印刷。

【药物相互作用】

应列出与该药产生相互作用的药物及合并用药的注意事项。未进行该项实验且无可靠参考文献的，应当在该项下予以说明。

必须注明："如与其他药物同时使用可能会发生药物相互作用，详情请咨询医师或药师。"

【贮藏】

按药品标准书写，有特殊要求的应注明相应温度。

【包装】

包括直接接触药品的包装材料和容器及包装规格，并按该顺序表述。

【有效期】

是指该药品在规定的贮藏条件下，能够保持质量稳定的期限。

有效期应以月为单位描述，可以表述为：××个月（×用阿拉伯数字表示）。

【执行标准】

列出执行标准的名称、版本或药品标准编号。

【批准文号】

是指该药品的药品批准文号、进口药品注册证号或者医药产品注册证号。

【说明书修订日期】

是指经批准使用该说明书的日期。

【生产企业】

国产药品该项应当与药品生产许可证载明的内容一致。按下列方式列出。

企业名称：

生产地址：

邮政编码：

电话号码：（须标明区号）

传真号码：（须标明区号）

网址：（如无网址可不写，此项不保留）

"如有问题可与生产企业联系"，该内容必须标注，并采用加重字体印刷在【生产企业】项后。

（三）药品英文说明书格式及内容

药品英文说明书格式，如图2-6所示。

药品说明书旧称description，instruction，direction，今称insert，package insert。

美国食品药品监督管理局（FDA）规定其应包括以下十项。

1. drug names（药物名称）

（1）通常每种药物有三个名字：proprietary name（商品名称）；popular name（俗名）；chemical name（化学名）。

（2）说明书标题多用商品名，其右上角标有R者，表示registered trademark（注册商标）。

smecta® | **Leaflet**
Montmorillonite Powder

OTC
A

Please read the leaflet carefully and use the product accordingly or following the pharmacist's indications.

DRUG NAME
INN: Montmorillonite Powder
Trade name: smecta®
English name: Montmorillonite Powder
PinYin: Mengtuoshi San
COMPOSITION
This product contains 3g of montmorillonite per sachet.
Excipients: monohydrate glucose, saccharin sodium, strawberry flavour.
CHARACTERISTICS: Off-white or slightly yellow colored fine powder, taste with sweet fragrance.
THERAPEUTIC CLASSIFICATION
OTC drugs anti-diarrhoea.
INDICATIONS: The treatment of acute and chronic diarrhoea in children and adults.
STRENGTH: 3g of montmorillonite per sachet
DOSAGE AND ADMINISTRATION
To be taken orally.
For adults, 1 sachet (3g), 3 times a day.
For children, under 1 year, 1 sachet per day; between 1-2 years, 1-2 sachets per day; above 2 years, 2-3 sachets per day, divided into 3 doses.
The product is dissolved in a half glass of warm water (about 50ml) and administered quickly after stirring.
Initial dosage can be doubled in the treatment of acute diarrhoea.
ADVERSE EFFECTS
Slightly constipation can occasionally occur.
CONTRAINDICATIONS: None.
PRECAUTIONS FOR USE
1. While treating acute diarrhoea, pay attention to rehydration.
2. If constipation appears, a reduced dosage can be taken.
3. If you take intestinal antiseptics, please consult a doctor.
4. Please consult a doctor or pharmacist on the dosage for children.
5. Please consult a doctor or pharmacist if the symptoms do not improve after 1 day in the treatment of acute diarrhoea or 2-3 days in the treatment of chronic diarrhoea for children.

6. Please consult a doctor at once in case of an overdose or a serious adverse event.
7. This product is forbidden for hypersensitive people and should be cautiously used for sensitive constitution.
8. This product must not be taken if its characteristics have changed.
9. This product should be kept out of reach of children.
10. This product should be administered for children under the supervision of an adult.
11. Please consult a doctor or pharmacist before using this product, if you are taking other drugs.
DRUG INTERACTIONS
Drug interactions may happen if taking other drugs at meantime, please consult a doctor or pharmacist for details.
PHARMACOLOGICAL EFFECTS
This product is a natural montmorillonite powder. Due to its lamella structure and heterogeneous electric charge distribution, this product possesses a fixing and inhibiting effect for viruses, bacteria and their toxins in the digestive tract; and a coating property on the gastrointestinal mucosa. It repairs and improves the defensive function of the mucosal barrier against aggressive factors, balances the normal bacterial flora and has a partial analgesic effect.
STORAGE: To be stored closed in a dry place.
PACKAGE: Paper/Aluminium/PE complex; 6, 10 or 15 sachets per box. Labeled weight per sachet is 3.76g.
SHELF LIFE: 48 months
SPECIFICATION NO.: Chinese Pharmacopoeia 2015 edition Volume II and CFDA Drug supplementary application approval 2016B01119
LICENSE NO.: GuoYaoZhunZi H20000690
REVISED DATE OF THE LEAFLET: Oct. 8, 2016

MANUFACTURER
Beaufour Ipsen (Tianjin) Pharmaceutical Co., Ltd.
Address: 18, KaiHua Street, Hua Yuan Industry Park, 300384 Tianjin
Customer service hotline: 400-102-3399   Fax: 022-83710344
Website: www.ipsen.cn

For any further information, please contact the manufacturer.

⚮ IPSEN

图2-6　药品英文说明书格式

2. description（性状）

包括药品的chemical structure（化学结构）、chemical composition（化学成分）、physical and chemical properties（物理和化学性质）。

3. clinical pharmacology（临床药理学）

常用的还有：clinical data（临床数据）、clinical experience（临床经验）、clinical use（临床应用）、clinical observation（临床观察）、clinical effect（临床疗效）、clinical discussion（临床讨论）、mode of mechanism of action（临床机理及途径）、pharmacological actions（药理作用）、therapeutical actions（治疗作用）、bacteriology（细菌学）、microbiology（微生物学）、physiology（生理学）、toxicology（毒理学）。

4. indications and usage（适应症和用法）

常用标题：indications，major indications，clinical indications，principal indications。

5. contraindications（禁忌症）

（1）常用标题：contraindications，restriction on use（限制使用）。
（2）常用词（组）
pregnant women 孕妇
women of childbearing age 育龄妇女

be hypersensitive to 对……过敏者

allergic reaction 变态反应

lactation 哺乳期

heart，cardiac，myocardial 心脏，心脏的，心肌的

kidney，renal 肾，肾脏的

liver，hepatic 肝，肝脏的

insufficiency，impairment 功能不全

damage，danger，failure 损伤，危险，衰竭

6. precautions（注意事项）

常用标题：cautions，remark，notice，attention，awakening（注意事项提醒）。

7. warnings（警告）

常用标题：additional warnings（告诫事项）。

8. adverse reactions（不良反应）

常用标题：side reaction（副反应）、untoward reaction（不良反应）、toxicity reaction（毒性反应）、anaphylactic reaction（过敏反应）、side effects、by-effects、after effects、undesirable effects（副作用）、double infection（双重感染）。

9. overdosage（用药过量）

常用标题：treatment of overdosage（用药过量的治疗）。

10. dosage and administration（剂量用法）

（1）常用标题

administration procedure，method for administration，method of use，direction for use，how to use，recommendation，reconstitution（用法）

posology，dosage（剂量）

application and dosage，usage and dosage（用法与剂量）

clinical application（临床应用）

（2）mode of administration（给药方式）

intramuscularly　肌内注射

intragluteally　臀肌注射

intraarterially　动脉注射

intravenously　静脉注射

intrathecally　鞘内注射

intracerebeospinally　脑脊髓腔注射

orally　口服

parentarally　肠道外给药

locally　局部给药

subconjunctivally　结膜下给药

sublingually　舌下给药

submucously　黏膜下给药

练习翻译: Folic acid is a yellowish to orange，crystalline powder; odorless or almost odorless.

岗位对接

本任务是药学类、药品经营与管理、药品服务与管理专业学生必须掌握的内容，对应岗位包括西药药师、医药商品购销员、药品销售岗位的相关工种。

上述从事药学服务及药品销售相关所有岗位的从业人员均需掌握药品包装的概念、不同药品包装材料的特点及材料管理、药品标签和说明书的内容和要求；能通过包装特点对药品进行分类；学会分析药品包装的合理性，通过包装进行简单的药品真伪鉴别；能根据药品说明书和标签对顾客进行用药指导。

目标检测

一、A型选择题（单选题）

1. 以下不属于药品包装的功能为（　　）。
    A. 容纳功能　　　B. 传达功能　　　　C. 经济功能　　　　D. 方便功能
    E. 保护功能

2. 药品说明书应当包含药品安全性、有效性的重要科学数据、结论和信息，用以指导安全、合理使用药品；具体格式、内容和书写要求由（　　）制定并发布。
    A. 国家药品监督管理局　　　　　　B. 省级药品监督管理局
    C. 地市级药品监督管理局　　　　　D. 国家卫健委
    E. 省级卫生厅

3. （　　）是指以一个商品作为一个销售单元的包装形式。
    A. 销售包装　　　B. 储运包装　　　C. 外包装　　　　D. 内包装
    E. 最小包装

二、X型选择题（多选题）

1. 药品外标签应当注明的内容有（　　）。
    A. 性状　　　　　B. 注意事项　　　　C. 有效期　　　　D. 生产企业
    E. 不良反应

2. 以下属于药品常用包装容器有（　　）。
    A. 密闭容器
    B. 密封容器
    C. 熔封和严封容器
    D. 遮光容器
    E. 玻璃容器

3. 以下属于中成药非处方药说明书各项内容书写要求的有（　　）。
    A. 注意事项　　　B. 有效期　　　　C. 执行标准　　　　D. 生产企业

E．药品名称

4．以下关于药品说明书说法正确的是（　　　）。

A．药品处方中含有可能引起严重不良反应的成分或者辅料的，应当予以说明

B．药品说明书核准日期和修改日期应当在说明书中醒目标示

C．根据药品不良反应监测、药品再评价结果等信息，国家药品监督管理局也可以要求药品生产企业修改药品说明书

D．药品说明书获准修改后，药品生产企业应当将修改的内容立即通知相关药品经营企业、使用单位及其他部门，并按要求及时使用修改后的说明书和标签

E．药品生产企业应当主动跟踪药品上市后的安全性、有效性情况，需要对药品说明书进行修改的，应当及时提出申请

任务五　如何辨别假药和劣药

思维导图

11.电子教案

如何辨别假药和劣药

❶ 假药的范畴

❷ 劣药的范畴

❸ 识别假药的方法
- 选择正规购药渠道，保留购药有效证明
- 查询国家药品监督管理局网站
- 查询中国药品电子监管码
- 注意观察药品包装盒
- 注意观察药物表面
- 留意药品的批准文号
- 注意查阅药品的说明书
- 多种方式根据药物特性帮助判断
- 使用手机APP辨别

❹ 劣药的识别方法
- 有无有效期及生产批号
- 观察药品内外包装
- 正确定位不贪便宜
- 提高自我保护意识

知识目标

1. 掌握假药和劣药的范畴。
2. 熟悉假药和劣药的辨识方法。

技能目标

能够用多种方法对真伪药进行辨别。

思政目标

1. 树立"安全用药,合理用药"的观念,具备认真细致、科学严谨,为人民健康负责的工作态度。
2. 培养学生全面、辩证的思维模式,形成科学的思维方法。

 案例导入

在扬州工作的孙阿姨患牛皮癣有两年多了,吃了很多药都没有痊愈,这让她苦恼不已。一天去集市买菜的路上,她在路边电线杆上发现了治牛皮癣的小广告,上面歪歪扭扭地印着"刘氏祛癣灵胶囊""祖传秘方""根治牛皮癣"几个大字。病急乱投医的孙阿姨立即拨打了广告上的电话。接电话的人很是热情,表示自己的药含有半夏、白癣皮、地骨皮、冬虫夏草、西红花等纯中药成分,属于祖传秘方,他们村的人都买他这个药,药到病除,效果倍儿棒。孙阿姨一听是纯中药成分,价格也不贵,便买了一个月的剂量吃起来。头一个月吃了之后虽然嘴巴出现溃疡,但是效果不错,孙阿姨就又买了一个月的药。谁知,服用完后溃疡更加严重了,疼得孙阿姨连粥都喝不了。孙阿姨再打电话去咨询时,电话却再也打不通了。

经查,卖给孙阿姨药的相关人员未获得国家药品监督管理部门许可生产含有抗癌药物"氨基蝶呤"的牛皮癣药物,并大量对外销售。经江苏省扬州市广陵区检察院提起刑事附带民事公益诉讼,近日,11名被告人分别被法院判处拘役三个月至有期徒刑九年不等的刑罚,其中主犯刘某勇被判处有期徒刑九年,剥夺政治权利两年,并处罚金100万元。

讨论:

1. 什么是假药?
2. 哪些方法可以区分真伪药?

一、假药的范畴

有下列情形之一的,为假药:

① 药品所含成分与国家药品标准规定的成分不符;
② 以非药品冒充药品或者以他种药品冒充此种药品;
③ 变质的药品;
④ 药品所标明的适应症或者功能主治超出规定范围。

二、劣药的范畴

根据《中华人民共和国药品管理法》（2019年版）第九十八条规定，有下列情形之一的，为劣药：

① 药品成分的含量不符合国家药品标准；

② 被污染的药品；

③ 未标明或者更改有效期的药品；

④ 未注明或者更改产品批号的药品；

⑤ 超过有效期的药品；

⑥ 擅自添加防腐剂、辅料的药品；

⑦ 其他不符合药品标准的药品。

三、识别假药的方法

在面对众多药物选择时，如何识别假药，是一项技术活儿。市面上假药无处不在，很多人因不会识别假药而耽误病情，甚至加重病情。因此，掌握一些识别假药的安全知识，可以极大地保障个人用药安全。

1. 选择正规购药渠道，保留购药有效证明

正规药店或医院药房进药渠道重信誉、有保障，因此，尽量选择到一些正规的大药店、连锁药房或医院药房进行用药咨询和药物购买。同时，购买药物时应索取发票或购药小票，发票上需要注明药品的名称、生产厂家、生产批号、价格等重要信息。如果对药品质量产生疑问，应当及时联系当地药品监督管理部门，除了描述事件原委，还需提供购药发票、药品实物、包装等证据，以尽快进行相关检测，保障购药者合法权益。切记不要听从药物推销讲座、陌生人推荐、电视药品销售推广广告及网络、电话的介绍推销，尽量避免送货上门，以免造成不必要的安全隐患。

2. 查询国家药品监督管理局网站

通过国家药品监督管理局网站查询药物，是最权威可靠的识别假药的方法。在"国家药品监督管理局"网站中查找，点击"药品"—"药品查询"，根据显示选择"国产药品""进口药品"等选项，输入药品的名称，或者进入"高级查询"，输入批准文号、药品本位码、剂型、规格、生产单位等信息，查不到的即为假药。

3. 扫描药品追溯码

药品追溯码应符合以下两项要求中的一项：代码长度为20个字符，前7位为药品标识码；符合ISO相关国际标准的编码规则。打开手机支付宝或淘宝主页的"扫一扫"，扫描药品包装盒上的药品追溯码，可以获取药品出厂信息，帮助消费者进行药品验真，确认保质期，避开假药、过期药。

4. 注意观察药品包装盒

在药物的外包装上，要有明确的品名、剂量、规格、生产厂家、生产批号及有效期等信息。正品药物的外包装纸盒应较硬，不易压折和分层，假药的外包装纸盒较松软且厚；正品药物的纸盒上字迹印刷清晰，外观颜色纯正，假药的纸盒外观印刷字迹模糊，有重影，字色深浅不一；正品药物的纸盒上打印批号不透过纸盒，而假药的纸盒上钢印批号会

透过纸盒。

5. 注意观察药物表面

以片剂为例，正品药片颜色均匀，表面光滑，药片上所压字体清晰且深浅一致；以胶囊为例，正品胶囊大小均匀，药色光亮，颜色纯正，胶囊上的字体印刷字迹工整、清晰不模糊。

6. 留意药品的批准文号

药品的批准文号就是药品的身份证，具有唯一性。现存的药品批准文号有三种格式，分别是国家药品监督管理局于2002年1月1日以前、2002年1月1日以后、2020年7月1日以后批准或换发的（详见项目二任务一药品的分类、批准文号、批号及有效期的学习），其基本格式为：国药准字+H（Z，S）（J，C）+8位阿拉伯数字。举例：如蜜炼川贝枇杷膏，国药准字Z44022396，表明该药是中药，2002年1月1日以前国家药品监督管理局批准的药品，2002年换发批准文号，顺序号为"2396"。若批准文号以"×卫食健字"或"×卫食准字"为开头，批准文号不带有"药"字样，则此产品不属于药品。此外，药品批号的有无也很重要，批号一般指该批药品的出厂日期，如20160604。因此，药品的批准文号如果格式不符或数字不对，即使有也可能是假药。

7. 注意查阅药品的说明书

正规生产的药品的说明书应有成分、性状、适应症、用法用量、不良反应、禁忌、贮藏等内容，说明准确，附有详细的使用方法及毒副作用，有严格的治疗范围，如果说明书只讲疗效，甚至夸大疗效，但只字不提不良反应、禁忌甚至宣称无任何毒副作用、包治百病等，可初步断定是假药。

8. 多种方式根据药物特性帮助判断

由于药物的特性所独具的酸、甜、苦、辣、咸的特征及程度各不相同，可以通过对药品进行简易的物理实验，如浸泡、燃烧等方式，其产生的现象有助于药品的鉴别。

（1）泡水　很多假药的主要成分是淀粉、面粉、滑石粉等物质，通过水浸、漂洗能使它现出原形。如果怀疑买到了假药，比如，滑石粉替代制作的假药，水浸或煮后的溶液呈现出明显的灰色或有灰色沉淀；再如生产假药抛光时会加入过多的石蜡，水煮后可以发现水面上漂浮有一层蜡。

（2）灼烧　通过燃烧药片，观察其颜色、气味、遗留残渣的变化，都能帮助分辨假药。如增效联磺片，灼烧正品一般呈燃烧状态，若是以滑石粉为主制造的假药，则无法燃烧。

（3）碾磨　碾碎研磨弃去糖衣后的药片，根据其产生的颜色或气味，也可分辨假药。比如碾碎研磨正品头孢氨苄片，会有较浓的气味散发；又如正品复方醋酸地塞米松乳膏，取少许，放在指中捻磨，会有特殊的香脂味；再如正品胃苏颗粒，其内容物有较浓的芳香气味。

9. 使用手机APP辨别

可以进行假药辨别的手机APP是"中国药品监管"，由国家药品监督管理局发布，安卓手机和苹果手机皆可安装使用，目前已经具备扫描药品电子监管码的功能，而且公众可以免费使用这项功能。

打开APP后，利用手机扫码，可以识别真药假药。把手机镜头中红色的线对准药品监管码，距离保持10cm左右，保持片刻时间，因后台需要链接数据库，根据不同的网络，大概10s出现查找结果的界面。查找结果的数据来源于国家药品监督管理局，数据可靠，可放心使用，结果中包括药品名称、生产企业名称、生产日期、生产批号、有效期、包装规格、批准文号、药品状态（就是所购买药品的公司或者医院名称）和是否过期等信息。此外，比如"我查查""条码追溯"等手机APP，可以作为真伪判断的参考。

课堂互动

每位同学领一种药品，借助手机、电脑等工具，用三种方法鉴定药品真伪。

四、劣药的识别方法

1. 观察有无有效期及生产批号

合法出厂的药品在药品包装的明显位置都印有有效期、生产批号及批准文号等信息，未标明有效期或者更改有效期的，或者标明有效期但是超过有效期的，都属于劣药。

2. 观察药品内外包装

观察药品内外包装，尤其注意观察药品外包装的细微之处。合格药品的外包装上都会有一个注册商标，甚至还有防伪激光图案，而劣药没有这样的商标，更不用说激光防伪商标了。同时，药品外包装上如最小的字，字迹印刷应清晰可见、排列均匀，印刷无错误；药品外观应颜色一致，药片、胶囊颗粒大小一致、表面光洁、无霉变等情况。

3. 正确定位不贪便宜

在许多偏远山区，假药、劣药往往藏匿于无证诊所和无证药店中。劣药的实际生产成本仅有正品的十分之一，因此，假药往往以较低的价格获得大批受众，在购买药物时，要尽量提高警惕，以免掉入陷阱，应在合法的正规医院和有经营许可证的药店购药。

4. 提高自我保护意识

在购买药品时要注意保留购药发票、收据、药品内外包装等物品，如果后期对购买药品质量产生怀疑时，可携带以上物品尽快到药品监督管理局或消费者协会进行相关检测，以保障自身的合法权益。

岗位对接

本任务是药学类、药品经营与管理、药品服务与管理专业学生必须掌握的内容，对应岗位包括西药药师、医药商品购销员、药品销售岗位的相关工种。

上述从事药学服务及药品销售相关岗位的从业人员均需掌握假药、劣药的范畴；学会用多种方法对真伪药进行辨别。

目标检测

一、A型选择题（单选题）

1. 以下不属于假药范畴的是（　　　）。

A. 国务院药品监督管理部门规定禁止使用的

B. 依照《药品管理法》必须批准而未经批准生产、进口，或者依照《药品管理法》必须检验而未经检验即销售的

C. 变质的

D. 被污染的

E. 不注明或者更改生产批号的

2. 以下不属于劣药范畴的是（　　　）。

A. 未标明有效期或者更改有效期的

B. 超过有效期的

C. 直接接触药品的包装材料和容器未经批准的

D. 所标明的适应症或者功能主治超出规定范围的

E. 不注明或者更改生产批号的

3. 药品批准文号的格式：国药准字+8位阿拉伯数字组成，其中国药准字（　　　）代表化学药品。

A. H　　　　　　B. Z　　　　　　C. S　　　　　　D. J　　　　　　E. G

4. 中国药品电子监管码，药品一般（　　　）位。

A. 20　　　　　　B. 21　　　　　　C. 22　　　　　　D. 24　　　　　　E. 25

二、X型选择题（多选题）

1. 以下关于识别假药的说法，正确的是（　　　）。

A. 注意购药渠道及有效证明

B. 看包装盒

C. 使用电子监管码

D. 在国家药品监督管理局网站中查找

E. 听从销售人员讲解

2. 以下做法有助于识别假药的是（　　　）。

A. 查询国家药品监督管理局网站　　B. 查询中国药品电子监管码

C. 注意观察药品包装盒　　　　　　D. 留意药品的批准文号

E. 注意查阅药品的说明书

3. "中国药品监管"APP中，可以查询到的药品信息有（　　　）。

A. 药品名称　B. 生产企业名称　C. 生产日期　D. 生产批号　E. 包装规格

实训二　药品不良反应/事件的收集与上报

【实训目的】

1. 学会收集药品不良反应/事件。

2. 能够正确规范填写"药品不良反应/事件报告表"。

3. 学会按照药品不良反应报告流程进行药物不良反应（ADR）呈报。

【实训准备】

1. 场所：实训室。

2. 材料：《药品不良反应报告和监测工作手册》（2012年版），药品不良反应/事件

案例。

【实训步骤】

1. "药品不良反应/事件报告表"填写详细要求

"药品不良反应/事件报告表"是药品安全性监测工作的重要档案资料，需长期保存，务必使用钢笔或签字笔书写，填写内容和字迹要清楚、整洁；不得用不规范的符号、代号、不通用的缩写形式和草体签名。其中选择项填"√"，叙述项应准确、完整、简明，不得有缺漏项。

（1）新的、严重、一般　该选项分别指新的不良反应、严重不良反应、一般不良反应。新的不良反应、严重不良反应的定义见《药品不良反应报告和监测工作手册》正文。一般的不良反应是指除新的、严重的不良反应以外的所有不良反应。

（2）单位名称　填写发现并报告不良反应的单位名称，须填写医疗卫生机构、药品生产企业或经营企业的完整全称，如"××省人民医院""××省××市人民医院"。

（3）部门　应填写标准全称或简称，如"普通外科二病房"或"普外二""质保部"。

（4）电话　填写报告部门的电话，注意填写区号，如"010-6716××××"。

（5）报告日期　填写不良反应报告时间，如"2011年3月25日"。

（6）患者姓名　填写患者真实全名。

（7）性别　在填写选择项时应规范使用"√"，不应使用"×"等其他标志，避免理解误差。

（8）出生日期　患者的出生年应填写4位数；如果患者的出生日期无法获得，应填写发生不良反应时的年龄。

（9）民族　根据实际情况正确填写，如"汉族"。

（10）体重　注意以千克为单位；如果不知道准确的体重，请做出一个最佳的估计。

（11）联系方式　最好填写患者或家属的联系电话。

（12）家族药品不良反应/事件　根据患者情况选择正确选项。若为"有"，一定要在旁边注明其具体情况。

（13）既往药品不良反应/事件情况　既往药品不良反应/事件情况包括药物过敏史。如果需要详细叙述，请另附纸说明。

（14）不良反应/事件名称　明确为药源性疾病的填写疾病名称，不明确的填写ADR中最主要、最明显的症状。

（15）病历号/门诊号　认真填写患者的病历号（门诊号），以便于对病历详细资料进行查找。

（16）不良反应/事件过程描述及处理情况　包括如下内容。

① 不良反应/事件发生时间：应准确描述不良反应/事件发生的确切时间。当一个新生儿被发现有出生缺陷，不良反应/事件的发生时间就是孩子的出生日期；当一个胎儿因为先天缺陷而发生早产或流产时，不良反应/事件的发生时间就是怀孕终止日期。

② 不良反应/事件表现：不良反应的表现要求摘要描述，在填写不良反应表现时要尽可能明确、具体，如为过敏型皮疹，要填写皮疹的类型、性质、部位、面积大小等；如为心律失常，要填写何种心律失常；如为上消化道出血，有呕血者需估计呕血量的多少等。与可疑不良反应有关的临床检查结果要尽可能明确填写。如怀疑某药引起药物性肝损伤，应填写用药前后的肝功能变化，同时要填写肝炎病毒学检验结果。所有检查要注明检查日

期。严重病例应注意生命体征（体温、血压、脉搏、呼吸）指标的记录。

③ 不良反应/事件处理情况：主要针对不良反应而采取的医疗措施，包括为分析因果关系而采取的措施和相应结果，如补做皮肤过敏试验的情况。

（17）怀疑药品　指患者使用的怀疑与不良反应发生有关的药品。如认为两种药品均可能，应将两种药品的使用情况同时填上。药品名称要填写完整，不可用简称，同时填写商品名和通用名。

（18）并用药品　指发生此药品不良反应时，患者除怀疑药品外的其他用药情况，包括患者自行购买的药品或中草药等。

（19）通用名称　准确填写剂型，如片剂、注射剂等，注射剂应详细填写粉针剂还是水针剂。

（20）生产厂家　填写药品生产企业的全称（包括所在省、市），不可填写简称。

（21）批号　填写药品包装上的生产批号，注意勿填写成产品批准文号。

（22）用法用量　包括每次用药剂量、给药途径、每日给药次数，例如，5mg，口服，每日2次。给药途径应填写"口服""肌注"等，如静脉给药，需注明是静脉滴注还是静脉推注等。对于规定要缓慢静脉注射的药品，应在报告表注明是否缓慢注射。

（23）用药起止时间　指同一剂量药品开始和停止使用的时间。如果用药过程中改变剂量应另行填写该剂量的用药起止时间，并予以注明。起止时间均需填写×月×日。如某种药品只用1次，可填写用药持续时间。

（24）用药原因　填写使用该药品的具体原因，如原患高血压性心脏病患者，此次因肺部感染而注射氨苄西林引起不良反应，此栏应填写"肺部感染"。

（25）不良反应/事件结果　指本次药品不良反应经采取相应的医疗措施后的结果，不是指原患疾病的后果。如患者的不良反应已经痊愈，后来又死于原患疾病或与不良反应无关的并发症，此栏应选择"治愈"。如留有后遗症也是指不良反应所引起的后遗症，注明为何种后遗症，具体填写其临床表现，注意不应将恢复期或恢复阶段的某些症状视为后遗症。如死亡应指出直接死亡原因和死亡时间。

（26）原患疾病　即病历中的诊断，注意不要写简称，如急性淋巴细胞白血病，不能写ALL。

（27）对原患疾病的影响　指发生的不良反应对原患疾病有无影响，如有影响，须写明具体有哪些影响，是使病情加重还是病程延长，甚至导致死亡，应根据实际情况填写。

（28）不良反应/事件分析　药品与不良反应之间的因果关系评价是很复杂的，国际上也有很多分析方法，我国使用的分析方法主要有以下五条原则：

① 用药与不良反应/事件的出现有无合理的时间关系？

② 反应是否符合该药已知的不良反应类型？

③ 停药或减量后，反应/事件是否消失或减轻？

④ 再次使用可疑药品后是否再次出现同样反应/事件？

⑤ 反应/事件是否可用并用药的作用、患者病情的进展、其他治疗的影响来解释？

（29）关联性评价　依据五条原则，将因果关系分为肯定、很可能、可能、可能无关、待评价、无法评价6级。不良反应/事件分析项，具体见表2-2。由上报专（兼）职人员进行评价。

表2-2 不良反应/事件分析项

	1	2	3	4	5
肯定	+	+	+	+	−
很可能	+	+	+	?	−
可能	+	+	±	?	±
可能无关	−	−	±	?	±
待评价	需要补充材料才能评价				
无法评价	评价的必需资料无法获得				

（30）报告人　填写报告人职业或药品企业职务，最后报告人应签名。

2．药品不良反应案例

患者王某，男，55岁，因慢性气管炎急性发作，抗感染治疗及雾化吸入后，症状消失，用5%葡萄糖注射液500mL加30mL黄芪注射液静滴，用药2min，出现胸闷、呼吸困难、气喘、张口呼吸等症状，查双肺满布哮鸣音，考虑为黄芪注射液致速发型哮喘反应。立即停止静滴黄芪注射液，吸氧，给予地塞米松注射液10mg，3min后，呼吸困难、气喘改善，2h后症状消失，双肺呼吸音清，无哮鸣音。

3．药品不良反应报告

患者主管医生判断速发型哮喘反应为药品黄芪注射液的不良反应，填写"药品不良反应/事件报告表"（见表2-1），呈报至医院药剂科临床药学室。临床药学室对收集的报告进行整理、加工，一般不良反应于30日内，新的、严重药品不良反应/事件于发现或获知之日起15日内上报，死亡病例须立即上报至国家药品不良反应监测系统（http://www.adrs.org.cn）。

【实训思考】

该案例中如何辨别是患者本身疾病还是药品不良反应？

模块三

处方调剂

项目三
处方基本知识

任务一　认识处方

思维导图

12.电子教案

13.什么是
处方

知识目标

1. 掌握处方的含义、种类、意义和常用缩写词。
2. 熟悉处方制度中处方权与调剂资格的规定、处方书写的规定、处方限量的规定、特殊管理药品用量的规定、电子处方的管理和处方保存的规定。
3. 了解处方的结构和处方的规格。

技能目标

1. 能熟练辨别处方的类别；熟练阅读处方和熟练掌握常用缩写词的中文含意。
2. 会应用处方制度中的相关规定来分析判断不合格处方及处方存在的问题。

思政目标

1. 树立"安全用药，合理用药"的观念，培养认真细致，为人民健康负责的工作态度。
2. 具备依法审核处方的能力，养成实事求是的职业习惯。
3. 具有爱岗敬业、团队合作、遵守药规等良好职业道德和严谨、求实的工作作风。

案例导入

患者，男，42岁，因血脂偏高、四肢发麻而就诊。生化检验单：TC 3.1mmol/L，TG 5.6mmol/L，血黏度++。医生处方：多烯康片，每次1.2g，3次/日；阿司匹林片，每次0.1g，1次/日；复方丹参片，每次1片，3次/日。患者晚上自己加服卵磷脂、深海鱼油。

讨论：这些药物能否同时服用？

处方调剂是药学服务的重要内容之一，也是医院或社会药房直接面对患者的重要工作之一。其服务水平及质量不仅直接关系到患者的用药安全，而且与患者对医院或药房的信任度及其用药的依从性休戚相关。因此药师应按照规章制度和技术操作规程，对医师处方进行适宜性审核后调剂发药，并告知患者用法用量和注意事项，指导患者合理用药。

一、处方的基本知识

（一）处方的含义

处方，是指由注册的执业医师和执业助理医师（以下简称医师）在诊疗活动中为患者开具的、由取得药学专业技术职务任职资格的药学专业技术人员（以下简称药师）审核、调配、核对，并作为患者用药凭证的医疗文书。《处方管理办法》（2007年版）中规定"医师开具处方和药师调剂处方应当遵循安全、有效、经济的原则，处方药应当凭医师处方销售、调剂、使用"，只有掌握处方的有关知识，药师才能胜任处方调剂工作。

（二）处方的分类

1. 按性质不同分类

处方分为法定处方、医师处方和协定处方。

（1）法定处方　《中华人民共和国药典》和国家药品监督管理部门标准（简称《局颁标准》）收载的处方，具有法律约束力。如：冠心苏合丸由苏合香、冰片、乳香（制）、檀香、土木香组成。

（2）医师处方　医师为患者诊断、治疗与预防用药所开具的处方。

（3）协定处方　根据医院日常医疗用药的需要，临床医师与医院药剂科共同协商制订的处方，其仅限于在本单位内使用。

2. 按用途和作用不同分类

处方分为普通处方、麻醉药品处方、精神药品处方、急诊处方和儿科处方。

（1）普通处方　印刷用纸为白色，右上角标注"普通"。其适用于开具急诊、儿科用药和麻醉药品、精神药品以外的药品。

（2）急诊处方　印刷用纸为淡黄色，右上角标注"急诊"。其适用于开具急诊用药。

（3）儿科处方　印刷用纸为淡绿色，右上角标注"儿科"。其适用于开具儿科用药。

（4）麻醉药品和第一类精神药品处方　印刷用纸为淡红色，右上角标注"麻、精一"。该处方前记中除规定项外，还应当包括患者身份证明编号，代办人姓名及身份证明编号。其适用于开具麻醉药品和第一类精神药品。

（5）第二类精神药品处方　印刷用纸为白色，右上角标注"精二"。其适用于开具第二类精神药品。

（三）处方的意义

处方是医疗活动中关于药品调剂的重要书面文件，其具有法律性、技术性、经济性。

（1）技术性　指开具或调配处方者必须由经过医药院校系统专业学习，并经资格认定的医药卫生技术人员担任。医师对患者做出明确诊断后，在安全、有效、合理、经济的原则下，开具处方。药学技术人员应对处方进行审核，审核无误后按照处方上的药品名称、剂型、规格、数量、用法及用量进行调配，并将药品发给患者，同时进行用药指导。通过处方可以考察药物配伍是否合理，了解药物治疗的发展趋势，总结处方书写的经验教训，达到提高处方质量和医疗水平的目的。

（2）经济性　指处方是药品消耗及药品经济收入结账的凭据；是药剂科统计医疗药品消耗、预算采购药品的依据；也是患者在治疗疾病，包括门诊、急诊、住院全过程用药报销的真实凭证。

（3）法律性　指因开具处方或调配处方造成医疗事故时，开具处方的医师或调配处方的药学技术人员均应承担相应的法律责任。在我国临床实践中，医师具有诊断权和开具处方权，但无调配处方权；药师具有审核、调配处方权，但无诊断和开具处方权。

（四）处方的结构和规格

1. 处方的结构

处方由前记、正文、后记三部分组成。

（1）前记　包括医疗机构名称、费别、患者姓名、性别、年龄、门诊或住院病历号，科别或病区和床位号、临床诊断、开具日期等。也可根据需要，在前记中添列特殊要求的项目。

　　麻醉药品和第一类精神药品处方还应当包括患者身份证明编号，代办人姓名、身份证明编号。

　　（2）正文　　以Rp或R（拉丁文Recipe"请取"的缩写）标示，分列药品名称、剂型、规格、数量、用法用量。处方正文是处方开具者为患者开写的用药依据，是处方的核心部分。

　　（3）后记　　医师签名或者加盖专用签章，药品金额以及审核、调配，核对、发药药师签名或者加盖专用签章。

　　2．处方的规格

　　卫生部（现卫健委）统一规定处方标准。处方笺格式由省、自治区、直辖市卫生行政部门统一制定；处方笺由医疗机构按照规定的标准和格式自行印制，如图3-1所示。

图3-1　处方笺样式

　　随着计算机及网络的广泛应用，电子处方越来越普及。其格式要求与纸质处方一致，应有处方医师和审核、调配、核对、发药药学技术人员的手写全名签字或加盖专用签章。其必须设置处方或医嘱正式开具后不能修改的程序，以明确相关责任。

二、处方制度

　　为规范处方管理，提高处方质量，促进合理用药，保障医疗安全，根据《药品管理法》《医疗机构管理条例》《麻醉药品和精神药品管理条例》等有关法律、法规，2007年5月1日起施行《处方管理办法》。该办法对处方的开具、审查、调剂、保管的相应机构和人员作出了具体的规定，进一步完善了我国的处方制度。

　　1．处方权的规定

　　经注册的执业医师在执业地点取得相应的处方权；经注册的执业助理医师在医疗机构

开具的处方，应当经所在执业地点执业医师签名或加盖专用签章后方有效。经注册的执业助理医师在乡、民族乡、镇、村的医疗机构独立从事一般的执业活动，可以在注册的执业地点取得相应的处方权。医师应当在注册的医疗机构签名留样或者专用签章备案后，方可开具处方。医疗机构应当按照有关规定，对本机构执业医师和药师进行麻醉药品和精神药品使用知识和规范化管理的培训。执业医师在考核合格并取得麻醉药品和第一类精神药品的处方权后，方可在本机构开具麻醉药品和第一类精神药品处方，但不得为自己开具该类药品处方。试用期人员开具处方，应当经所在医疗机构有处方权的执业医师审核并签名或加盖专用签章后方有效。进修医师由接收进修的医疗机构对其胜任本专业工作的实际情况进行认定后授予相应的处方权。

2. 调剂资格的规定

取得药学专业技术职务任职资格的人员方可从事处方调剂工作。具有药师以上专业技术职务任职资格的人员负责处方审核、评估、核对、发药以及安全用药指导；药师从事处方调配工作。药师在考核合格并取得麻醉药品和第一类精神药品调剂资格后，方可在本机构调剂麻醉药品和第一类精神药品。

3. 处方书写的规定

《处方管理办法》第六条规定，处方书写应当符合下列规则。

① 患者一般情况、临床诊断填写清晰、完整，并与病历记载相一致。

② 每张处方限于一名患者的用药。

③ 字迹清楚，不得涂改；如需修改，应当在修改处签名并注明修改日期。

④ 药品名称应当使用规范的中文名称书写，没有中文名称的可以使用规范的英文名称书写；医疗机构或者医师、药师不得自行编制药品缩写名称或者使用代号；书写药品名称、剂量、规格、用法、用量要准确规范，药品用法用量可用规范的中文、英文、拉丁文或者缩写体书写，但不得使用"遵医嘱""自用"等含糊不清字句。

⑤ 患者年龄应当填写实足年龄，新生儿、婴幼儿写日、月龄，必要时要注明体重。

⑥ 西药和中成药可以分别开具处方，也可以开具一张处方，中药饮片应当单独开具处方。

⑦ 开具西药、中成药处方，每一种药品应当另起一行，每张处方不得超过5种药品。

⑧ 中药饮片处方的书写，一般应当按照"君、臣、佐、使"的顺序排列；调剂、煎煮的特殊要求注明在药品右上方，并加括号，如布包、先煎、后下等；对饮片的产地、炮制有特殊要求的，应当在药品名称之前写明。

⑨ 药品用法用量应当按照药品说明书规定的常规用法用量使用，特殊情况需要超剂量使用时，应当注明原因并再次签名。

⑩ 除特殊情况外，应当注明临床诊断。

⑪ 开具处方后的空白处画一斜线以示处方完毕。

⑫ 处方医师的签名式样和专用签章应当与院内药学部门留样备查的式样相一致，不得任意改动，否则应当重新登记留样备案。

4. 药品名称、用法的规定

药品名称应当使用规范的中文名称书写，没有中文名称的可以使用规范的英文名称书写。医师开具处方应当使用经药品监督管理部门批准并公布的药品通用名称、复方制剂药品名称和新型活性化合物的专利药品名称，医疗机构或者医师、药师不得自行编制药品缩写名称或者使用代号。如，不可书写6542注射液，应写为盐酸消旋山莨菪碱注射液。

课堂互动

下列药品名称中，哪些符合《处方管理办法》中关于药品名称的规定，医生可以在处方中进行开具？

阿莫西林　维生素C　扑尔敏　白加黑　NaCl　康泰克　吗丁啉

5. 药品剂量与数量的规定

《处方管理办法》第七条对药品剂量和数量的规定如下。

药品剂量与数量用阿拉伯数字书写。剂量应当使用法定剂量单位：重量以克（g）、毫克（mg）、微克（μg）、纳克（ng）为单位；容量以升（L）、毫升（mL）为单位；国际单位（IU）、单位（U）；中药饮片以克（g）为单位。

片剂、丸剂、胶囊剂、颗粒剂分别以片、丸、粒、袋为单位；溶液剂以支、瓶为单位；软膏及乳膏剂以支、盒为单位；注射剂以支、瓶为单位，应当注明含量；中药饮片以剂为单位。

6. 处方限量的规定

《处方管理办法》第十八条规定，处方开具当日有效，特殊情况下需延长有效期的，由开具处方的医师注明有效期限，但有效期最长不得超过3日。《处方管理办法》第十九条规定，处方一般不得超过7日用量；急诊处方一般不得超过3日用量；对于某些慢性病、老年病或特殊情况，处方用量可适当延长，但医师应当注明理由。

7. 特殊管理药品用量的规定

特殊管理药品包括麻醉药品、精神药品、医疗用毒性药品和放射性药品。其处方用量应严格按照国家有关规定执行。

① 门（急）诊患者麻醉药品、第一类精神药品注射剂每张处方为一次常用量；缓控释制剂每张处方不得超过7日常用量；其他剂型每张处方不得超过3日常用量。

② 第二类精神药品每张处方一般不得超过7日常用量；对于某些特殊情况的患者，处方用量可以适当延长，但医师应当注明理由。

③ 为住院患者开具的麻醉药品和第一类精神药品处方应当逐日开具，每张处方为1日常用量。

④ 医疗单位供应和调配的医疗用毒性药品须凭医师签名的正式处方。每张处方剂量不得超过2日极量。

8. 电子处方的管理

《处方管理办法》第二十八条规定，医师利用计算机开具、传递普通处方时，应当同时打印出纸质处方，其格式与手写处方一致；打印的纸质处方经签名或者加盖签章后有效。药师核发药品时，应当核对打印的纸质处方，无误后发给药品，并将打印的纸质处方与计算机传递处方同时收存备查。

9. 处方保存的规定

《处方管理办法》第五十条规定，处方由调剂处方药品的医疗机构妥善保存。普通方、急诊处方、儿科处方保存期限为1年，医疗用毒性药品、第二类精神药品处方保存期限为2年，麻醉药品和第一类精神药品处方保存期限为3年。处方保存期满后，经医疗机构主要负责人批准、登记备案，方可销毁。

三、处方常用缩写词

处方常用缩写词见表3-1。

表3-1　处方常用缩写词

处方书写缩写词	中文含义	处方书写缩写词	中文含义	处方书写缩写词	中文含义
q.d.	每日1次	i.d.	皮内注射	lent!	慢慢地
b.i.d.	每日2次	i.h.	皮下注射	stat!	立即
t.i.d.	每日3次	i.m.	肌内注射	s.o.s.	需要时
q.i.d.	每日4次	i.v.	静脉注射	p.r.n.	必要时
q.h.	每小时	i.v.gtt.	静脉滴注	Ad.	加
q.o.d.	隔日1次	Tab.	片剂	p.r.	灌肠
cito!	急速	Caps.	胶囊剂	Dos.	剂量
q.m.	每日早晨	Inj.	注射剂	Dil.	稀释
q.n.	每晚	Amp.	安瓿剂	a.u.agit	用前震荡
a.m.	上午	Syr.	糖浆剂	O.D.	右眼
p.m.	下午	Mixt.	合剂	O.L.	左眼
a.c.	饭前	Sol.	溶液剂	O.U.	双眼
p.c.	饭后	Supp.	栓剂	aa.	各
h.s.	睡前	Gran.	颗粒剂	Add.	加至
Deg.	吞服	Pil.	丸剂	d.s.	给予标记
p.o.	口服	Pulv.	散剂	Vit.	维生素
ext.	外用	Dec.	煎剂	NG	硝酸甘油
C.T.	皮试	Ung.	软膏剂	ATP	三磷酸腺苷

 岗位对接

　　本任务是药学类、药品经营与管理、药品服务与管理专业学生必须掌握的内容，为成为合格的药学服务人员奠定坚实的基础。本任务对应岗位包括中、西药药师，医药商品购销员和药品销售岗位的相关工种。上述从事药学服务及药品销售相关所有岗位的从业人员均需掌握处方的概念、处方的意义、处方的分类、处方的组成及处方常用缩写词；处方制度中处方权与调剂资格的规定、处方书写的规定、药品名称及用法的规定、药品剂量与数量的规定、处方限量的规定、特殊管理药品用量的规定、处方保存的规定；能理解处方中常用缩写词的中文含意，会正确阅读处方。

 目标检测

一、A型选择题（单选题）

1. 仅限于本单位使用的处方是（　　　）。

　　A．电子处方　　B．药师处方　　　C．协定处方　　　D．法定处方

E．医师处方

2．淡黄色处方属于（　　　）。

   A．普通处方　　B．精神药品处方　C．儿科处方　　　D．急诊处方

   E．麻醉药品处方

3．处方前记中不应包括的内容是（　　　）。

   A．医师的签名或专用签章　　　　　　B．医疗机构名称

   C．门诊或住院病历号　　　　　　　　D．临床诊断

   E．开具日期

4．关于处方书写的说法错误的是（　　　）。

   A．每张处方只限于一名患者用药

   B．处方一律用规范的中文或英文名称书写

   C．不得超过 3 日用量

   D．开具麻醉药品处方时，需要病历记录

   E．西药、中成药可以分别开具处方，也可以在一张处方上开具

5．下列做法错误的是（　　　）。

   A．普通处方、急诊处方和儿科处方保存 1 年

   B．第一类和第二类精神药品处方保存 2 年

   C．麻醉药品处方保存 3 年

   D．医疗用毒性药品处方保存 2 年

   E．麻醉药品注射剂注射完后应回收空瓶

6．门（急）诊患者麻醉及第一类精神药品片剂，每张处方用量为（　　　）。

   A．1 次常用剂量　　B．2 日极量　　C．3 日常用量　　　D．3 日最大用量

   E．7 日常用剂量

7．关于处方用药剂量与剂量单位下列说法错误的是（　　　）。

   A．凡药典收载的品种，使用剂量应以《临床用药须知》剂量为准

   B．药典未收载的，应以法定说明书所示剂量为准

   C．医师超剂量使用应在剂量旁重新签字

   D．剂量书写一律用阿拉伯数字，用药剂量采用公制单位

   E．注射剂一般注明支数、瓶数即可

8．患者住址属于处方结构中的（　　　）。

   A．前记　　　　B．脚注　　　　C．正文　　　　D．后记　　　　E．备注

9．急诊处方一般不得超过（　　　）。

   A．3 天用量　　B．1 天用量　　　C．7 天用量　　D．2 天极量　　E．1 次剂量

10．下列说法错误的是（　　　）。

   A．西药处方药品没有顺序要求，而中药处方药品有顺序要求

   B．不是本院执业医师开写的处方拒绝调配

   C．一张处方西药不得超过 5 种药品而中药处方可以超过 5 种药品

   D．处方药品开写完毕后，要画一条斜线以示开写完毕

   E．开具西药、中药处方时，每一种药品应当另起一行

11．"b.i.d."的中文含义是（　　　）。

   A．每日 1 次　　B．每日 2 次　　　C．每日 3 次　　　D．隔日 1 次

E. 每2小时1次

12."i.h."的中文含义是（　　　）。

A. 皮下注射　　B. 皮内注射　　　C. 肌内注射　　　D. 静脉注射

E. 静脉滴注

二、X型选择题（多选题）

1. 处方具有的意义是（　　　）。

A. 法律意义　B. 用药意义　C. 治疗意义　D. 技术意义　E. 经济意义

2. 关于处方管理要求的叙述，正确的是（　　　）。

A. 处方3日有效

B. 医师开具处方的药品应当使用药品通用名称

C. 书写应当清楚，不得涂改，如修改应当在修改处签名

D. 门（急）诊患者麻醉及第一类精神药品注射剂药品，每张处方为一日常用量

E. 第二类精神药品处方保存期限为3年

3. 处方按性质不同分为（　　　）。

A. 普通处方　B. 法定处方　　C. 电子处方　　D. 协定处方　　E. 医师处方

任务二　处方审核

 思维导图

14.电子教案

学习目标

知识目标
1. 熟悉西药处方和中药处方的审核、点评的主要内容、步骤及结果处理方法。
2. 了解处方审核中重复用药、配伍禁忌等处方错误出现的原因。

技能目标
1. 能看懂中西药处方，具有处方审核、调配、核对、发药及用药指导的各种专业技能。
2. 会应用处方审核标准分析处方中的不合理用药问题及处理方法，积极参与处方点评，学会对审核结果、点评结果及差错事故进行防范与处理。

思政目标
1. 树立"安全用药，合理用药"的观念，培养认真细致，为人民健康负责的工作态度。
2. 具备依法审核处方的能力，养成实事求是的职业习惯。
3. 具有爱岗敬业、团队合作、遵守药规等良好职业道德和严谨、求实的工作作风。

案例导入

患者，男，50岁。患支气管哮喘，正在服用氨茶碱，由于心动过速，医生加用普萘洛尔，处方如下：

Rp.
　　氨茶碱片　　　0.1g ×20
　　　Sig.　　0.1g　　t.i.d.　　　p.o.
　　普萘洛尔片　　10mg ×20
　　　Sig.　　10mg　　t.i.d.　　　p.o.
讨论：该处方是否合理？

处方审核是处方调剂的第一个环节，审核处方是药师的法定义务，包括对处方形式的审核和对用药适宜性的审查。若发现严重不合理用药或者用药错误时，药师应当拒绝调剂。

一、处方的形式审核

1. 审核处方资质

药学专业技术人员须确认处方的合法性，不得调剂无执业医师资格的人员开具的处方。

2. 审核处方内容

药学专业技术人员应当逐项检查处方前记、正文和后记书写是否完整、清晰，并认真检查处方开具时间、处方类型（普通处方、急诊处方、麻醉药品处方、儿科处方）、处方的报销方式（公费医疗专用、医疗保险专用、部分自费、自费等）及医师签字是否规范等。

二、处方用药适宜性的审核

《处方管理办法》第三十五条规定，药师应当对处方用药适宜性进行审核，审核内容包括如下七项。

1. 规定必须做皮试的药品，处方医师是否注明过敏试验及结果的判定

必须做皮试的药物有 β- 内酰胺类抗生素的青霉素、氨基糖苷类抗生素的链霉素、碘造影剂、局麻药和生物制品（酶、抗毒素、类毒素、血清、菌苗、疫苗）。对规定必须做皮试的药品，处方医师应当注明过敏试验及结果的判定。试验结果为阴性时方可开具处方和调剂配发药品；对未进行皮试者、结果阳性或结果未明确者不予调配。

2. 处方用药与临床诊断的相符性

为加强对合理用药的监控，药师审方时应仔细查看临床诊断结果与处方用药是否相符，这要求药师具备良好的处方分析能力和较强的专业知识储备。处方用药与诊断的相符性是指患者疾病与药品说明书中的适应症一致，否则即为用药不适宜或用药不合理，常见的不适宜用药情况主要包括以下几种。

（1）超适应症用药　指用药超过规定的药品适应症范围。如青蒿素用于系统性红斑狼疮虽然文献报道有效，但是并没有纳入其法定的适应症中。如果对此疾病开具处方使用青蒿素就属于超适应症用药，是不适宜的。

（2）无适应症用药　指患者的临床诊断与药品的适应症不相符。例如流感使用抗生素、咳嗽使用阿奇霉素等。

（3）无指征联合用药、不适宜联合用药　指违反联合用药原则使用多种药品，如对病因尚未查清就使用两种以上药品、对革兰阳性菌感染使用头孢菌素联合氨基糖苷类机生素等。

（4）禁忌症用药　指开具禁止使用的药品，如对罗红霉素过敏者使用阿奇霉素、伴有严重高血压患者应用治疗感冒的盐酸伪麻黄碱等。

（5）过度用药　轻症用药、疗效过长、剂量过大等都属于过度用药。如轻度细菌感染使用第四代头孢菌素，食管癌联合使用顺铂、氟尿嘧啶、多柔比星和依托泊苷等。

3. 剂量、用法的正确性

药物治疗疾病的用量即剂量，审核处方时药师应注意核对剂量与剂量单位。药品剂量与用法应当遵守《中国药典临床用药须知》和药品说明书的规定。审核处方时应注意特殊人群用药的剂量和用法。特殊人群包括妊娠期和哺乳期妇女、儿童、老年人及肝肾功能低下的患者。如妊娠期和哺乳期妇女用药不当，则会产生致癌、致畸、致死等。儿童用药尽量使用儿童专用药剂，如使用成人药剂则用量可根据儿童年龄、体重、体表面积以成人剂量换算。60 ～ 80 岁老年人的用药剂量为成年人的3/4以下，80岁以上的老年人用药剂量

应为成年人的1/2。

根据病情和药物作用机制的特点，每种药品服用时应选择适宜时间。

课堂互动

患儿，女，4岁，体重15kg，咳嗽7天，发热1天，经检查提示细菌感染可能性大，处方给予头孢氨苄颗粒抗感染治疗。成人剂量为500mg/次，一日3次。儿童剂量：按体重一日量为25～50mg/kg，一日3次。请问该患儿一次应服多少剂量？

4. 选用剂型与给药途径的合理性

（1）剂型与疗效　同一药物的不同剂型，由于处方组成及制备工艺不同，其作用快慢、强弱，疗效，生物利用度及副作用可能存在千差万别。如相对于硝苯地平片，硝苯地平缓释片用于治疗高血压时，疗效更好，副作用更少。

（2）给药途径　不同给药途径，可使同一药物的作用、性质、强弱起效快慢不同。如硫酸镁外敷消除水肿，口服导泻，注射降压、抗惊厥。

应根据患者性别、年龄选择合适的剂型和给药途径，如新生儿患者不宜肌内、皮下注射及直肠给药，吞咽困难者不宜口服给药等。

5. 是否有重复给药现象

重复用药系指含有同一种化学单体的药物，同时或序贯非正常联合的多药应用，导致剂量和作用的重复，易导致用药过量。造成重复给药的原因主要如下。

（1）一药多名　我国药品一药多名的现象比较严重，同一种药能有十几到几十个名字，如康哌、司力捷、新福素、严逸、奥德宁等均为头孢克肟的商品名。如将含有同一成分而商品名不同的药物当作不同的药物使用，则可导致重复用药、用药过量甚至是中毒，这在临床用药中存在较大的安全隐患。

（2）中成药中含有化学药成分　常用含有化学药成分的中成药品种见表3-2，随着中成药、联合应用化学药及复方制剂的出现，重叠用药、累加用药或过量用药的现象越发多见。故当中成药与化学药联合应用时，必须弄清成分，避免出现严重不良反应，重复用药的不良反应见表3-3。

表3-2　常用含有化学药成分的中成药品种

含有化学药成分的中成药类别	代表药
降糖药（常含格列本脲）	消渴丸、消糖灵胶囊
降压药（常含氢氯噻嗪）	降压避风片、脉君安片、珍菊降压片
抗感冒药（常含对乙酰氨基酚）	扑感片、贯防感冒片、速感康胶囊、速感宁胶囊、维C银翘片、银菊清热片、强力感冒片、感冒灵胶囊、感特灵胶囊、感冒安片、复方感冒灵片、新复方大青叶片、复方小儿退热栓
止咳平喘药（常含麻黄碱、抗组胺药）	咳喘灵、咳必清、鼻炎片
胃药（常含碳酸氢钠）	复方田七胃痛片、神曲胃痛片、复方陈香胃片、活胃胶囊、陈香白露片、胃宁散

表3-3　重复用药的不良反应

中成药	内含主要的化学成分	重复用药可能发生的不良反应
消渴丸	格列本脲	低血糖反应（严重者死亡）、恶心、呕吐、腹泻、食欲不振、皮疹、便秘
胃泰康胶囊	氢氧化铝、三硅酸镁、罗通定	便秘
维C银翘片	对乙酰氨基酚、氯苯那敏、维生素C	出血、急性肾衰竭、嗜睡、疲劳、口干、少尿、贫血、多汗、膀胱颈梗阻
强力感冒片	对乙酰氨基酚	出血、急性肾衰竭、贫血
抗感灵片	对乙酰氨基酚	出血、急性肾衰竭、贫血
金羚感冒片	阿司匹林、氯苯那敏	虚脱、出血、血小板减少、嗜睡、胃溃疡
桑兰抗流感片	阿司匹林	虚脱、出血、血小板减少、胃溃疡
感冒灵胶囊（颗粒）	对乙酰氨基酚、氯苯那敏、咖啡因	出血、急性肾衰竭、嗜睡、疲劳、口干、少尿、贫血、胃绞痛、胃痛、多汗、膀胱颈梗阻、紧张激动、焦虑、兴奋、失眠、头痛
重感冒灵片	氯苯那敏、安乃近	膀胱颈梗阻、昏迷、嗜睡、骨髓抑制
感冒清片	对乙酰氨基酚、吗啉胍、氯苯那敏	出血、急性肾衰竭、贫血、出汗、食欲不振、嗜睡
脉君安片	氢氯噻嗪	多尿、低血钾、血糖升高、血压过低
珍菊降压片	可乐定、氢氯噻嗪	多尿、血压过低、失眠、头痛、低血钾
溃疡宁片	阿托品、氢氯噻嗪、普鲁卡因	口干、血压过低
谷海生	呋喃唑酮	恶心、呕吐、过敏、头痛、直立性低血压、低血糖反应
痢特敏片	甲氧苄啶	皮疹、瘙痒、贫血、白细胞减少
安咳糖浆	麻黄碱、氯化铵	排尿困难、焦虑、头痛、心悸、恶心、失眠、不安、震颤、发热、血压升高
清咳散	溴己新	胃刺激、肝功能异常
咳喘膏	异丙嗪	眩晕、嗜睡、低血压、视力模糊、口鼻咽喉干燥、反应迟钝、白细胞减少
喘息定片	氯苯那敏、去氯羟嗪	嗜睡、疲劳、口干、少尿、贫血、胃绞痛、胃痛、多汗、膀胱颈梗阻、失眠、激动、视力模糊、便秘
咳特灵片、胶囊	氯苯那敏	嗜睡、疲劳、口干、少尿、贫血、胃绞痛、胃痛、多汗、膀胱颈梗阻
苍鹅鼻炎片	氯苯那敏	嗜睡、疲劳、口干、少尿、贫血、胃绞痛、胃痛、多汗、膀胱颈梗阻
复方小儿退热栓	对乙酰氨基酚	虚脱、出血、恶心、多汗、胃痉挛
新癀片	吲哚美辛	恶心、呕吐、消化不良、厌食、出血、头痛、腹泻、粒细胞减少、皮疹、血小板减少、晕厥、肝损伤

6. 是否有潜在临床意义的药物相互作用和配伍禁忌

药物相互作用是指两种或两种以上的药物合并或先后序贯使用时，所引起的药物作用和效应的变化。药物相互作用包括发生在体内的药动学、药效学方面的作用以及发生在体外的相互作用。药物相互作用是双向的，既可能产生对患者有益的结果，使疗效协同或毒性降低，如磺胺甲噁唑和甲氧苄啶联合使用可产生协同抑菌或杀菌作用、阿托品和吗啡合用可减轻吗啡所引起的平滑肌痉挛而加强镇痛作用；也可能产生对患者有害的结果，如氨基糖苷类抗生素和呋塞米合用可增加耳毒性。因此应权衡利弊，避免盲目合用。此外，由于一些化学药与常用中成药的有效成分存在配伍禁忌，中药和化学药合用也可能会发生相互作用而引起不良反应，化学药与常用中成药可能发生配伍禁忌的实例见表3-4。

表3-4 化学药与常用中成药可能发生配伍禁忌的实例

化学药	中成药	中成药有效成分	可能发生的不良反应
甲氧氯普胺	舒肝丸	芍药	降低药效
利血平、帕吉林	止咳定喘膏、麻杏石甘片、防风通圣丸	麻黄碱	升高血压
地高辛	麻杏止咳片、消咳宁片、通宣理肺丸	麻黄碱	心律失常
吗啡、哌替啶、可待因	蛇胆川贝液	苦杏仁苷	呼吸衰竭
阿托品、咖啡因、氨茶碱	小活络丹、香连片、贝母枇杷糖浆	含有乌头、黄连、贝母等生物碱成分	药物中毒
氢氧化铝	丹参片	丹参酮、丹参酚	形成铝结合物，不易被胃肠道吸收，降低疗效
碳酸氢钠、氢氧化铝（胃舒平）、氨茶碱等碱性药物	山楂、乌梅、保和丸、五味子	酸性成分	中和反应，降低疗效

7. 其他用药不适宜情况

如对青霉素过敏者要慎用头孢呋辛，如果使用其注射剂静脉注射可能会导致不良反应。

三、审核结果

处方点评结果分为合理处方和不合理处方。不合理处方包括不规范处方、用药不适宜处方及超常处方。

（一）对审核结果的判读

1. 不规范处方

① 处方的前记、正文、后记内容缺项，书写不规范或者字迹难以辨认的。

② 医师签名、签章不规范或者与签名、签章的留样不一致的。

③ 药师未对处方进行适宜性审核的。

④ 早产儿、新生儿、婴幼儿处方未写明体重或日、月龄的。

⑤ 化学药、中成药与中药饮片未分别开具处方的。

⑥ 未使用药品规范名称开具处方的。

⑦ 药品的剂量、规格、数量、单位等书写不规范或不清楚的。

⑧ 用法用量使用"遵医嘱""自用"等含糊不清字句的。

⑨ 处方修改未签名未注明修改日期，或药品超剂量使用未注明原因和再次签名的。

⑩ 开具处方未写临床诊断或临床诊断书写不全的。

⑪ 单张门（急）诊处方超过5种药品的。

⑫ 无特殊情况下，门诊处方超过7日用量，急诊处方超过3日用量，慢性病、老年病

或特殊情况下需要适当延长处方用量未注明理由的。

⑬ 开具麻醉药品、精神药品、医疗用毒性药品、放射性药品等特殊管理药品处方未执行国家有关规定的（包括处方颜色、用量、证明文件等）。

⑭ 医师未按照抗菌药物临床应用管理规定开具抗菌药物处方的。

⑮ 中药饮片处方药物未按照"君、臣、佐、使"的顺序排列，或未按要求标注药物调剂、煎煮等特殊要求的。

2. 用药不适宜处方

① 适应症不适宜的；

② 遴选的药品不适宜的；

③ 药品剂型或给药途径不适宜的；

④ 无正当理由不首选国家基本药物的；

⑤ 用法、用量不适宜的；

⑥ 联合用药不适宜的；

⑦ 重复给药的；

⑧ 有配伍禁忌或者不良相互作用的；

⑨ 其他用药不适宜情况的。

3. 超常处方

① 无适应症用药；

② 无正当理由开具高价药的；

③ 无正当理由超说明书用药的；

④ 无正当理由为同一患者同时开具2种以上药理作用相同药物的。

（二）对审核结果的处理

① 发现用药不适宜处方应立即告知处方医师，请其确认或者重新开具处方。

② 不得调剂不规范处方或者不能判定其合法性的处方，待联系医师确认或改正后方可调剂。

③ 应坚决拒绝调剂严重不合理用药或者用药错误的处方，应及时告知处方医师并且做出记录并按照有关规定报告药事管理委员会或医疗管理部门。

岗位对接

本任务是药学类、药品经营与管理、药品服务与管理专业学生必须掌握的内容，为成为合格的药学服务人员奠定坚实的基础。本任务对应岗位包括中、西药药师，医药商品购销员和药品销售岗位的相关工种。上述从事药学服务及药品销售相关所有岗位的从业人员能够对处方进行审核，会应用处方审核标准分析处方中的不合理用药问题并掌握处理方法。

目标检测

一、A型选择题（单选题）

1. 审核处方时发现普通感冒使用抗菌药，判断该处方属于（　　　）。

A．超适应症用药   B．无适应症用药

C．无指征联合用药   D．禁忌症用药

E．过度用药

2．《处方管理办法》中明确要求药学技术人员不仅对处方的前记、正文、后记要逐项检查，同时还要审查（   ）。

A．麻醉药品处方中患者身份证明编码

B．处方用药的适宜性

C．第一类精神药品处方中患者身份证明

D．处方的报销方式

E．处方开具日期

3．下列药物不是必须做皮试的是（   ）。

A．青霉素   B．链霉素

C．头孢菌素   D．碘造影剂

E．局麻药

4．对处方形式审核的说法不正确的是（   ）。

A．药师须凭医师处方调剂药品

B．只有取得药学专业技术资格者方可从事处方调剂工作

C．药师应确认处方的合法性

D．药师可以调剂非经医师处方

E．药师应当认真检查处方的前记、正文和后记书写是否完整

二、X型选择题（多选题）

1．处方的用药适宜性审核包括（   ）。

A．审核药物剂量和用法的准确性

B．审核药物的剂型与给药途径的合理性

C．审核处方用药与临床诊断的相符性

D．审核处方是否有重复给药现象

E．审核处方中规定必须做皮试的药物，处方医师是否注明过敏试验及结果判定

2．易发生重复给药现象的情况主要包括（   ）。

A．一名多药的情况

B．患者出现多种病症的情况

C．药物商品名与通用名不同的情况

D．一药多名的情况

E．中成药与西药联用的情况

3．审核处方后正确的做法是（   ）。

A．对用药不适宜处方应当告知处方医师

B．不能判定其合法性的处方不得调剂

C．不规范的处方改正后方可调剂

D．严重不合理用药的处方坚决拒绝调剂

E．用药错误的处方坚决拒绝调剂

4．下列哪些属于处方审核的内容（   ）。

A．处方前记、正文和后记书写是否清晰、完整
B．确认处方的合法性
C．对处方用药适宜性进行审核
D．西药和中药不得同时开在一张处方中
E．必须做皮试的药品，是否注明过敏试验及结果

项目四

西药处方调配

15.电子教案

知识目标

1. 掌握西药处方调配的操作流程、处方审核、调配、核对、发药、用药指导的各种专业知识。
2. 熟悉西药处方的审核、点评的主要内容、步骤及结果处理方法。
3. 了解调配差错的类型、原因、防范及差错处理方法。

技能目标

1. 能熟练掌握西药处方调配的各项操作技术；能看懂西药处方，具有处方审核、调配、核对、发药及用药指导的各种专业技能。
2. 积极参与处方点评，学会对点评结果进行合理应用，做到有效防范与处理差错事故。

思政目标

1. 树立"安全用药，合理用药"的观念，培养认真细致，为人民健康负责的工作态度。
2. 具备依法审核处方的能力，养成实事求是的职业习惯。
3. 具有爱岗敬业、团队合作、遵守药规等良好职业道德和严谨、求实的工作作风。

案例导入

请指出下列处方的不合理之处。

药品调剂，指配方发药，又称调配处方，集专业性、管理性、技术性、事务性、法律性、经济性于一体。调剂人员应准确、快速地配方，确保患者安全、合理、有效、经济用药。鉴于调剂药物品种多、工作量大、随机性强的特点，调剂人员应熟悉工作流程，提高工作效率。西药调剂工作流程见图4-1。

图4-1　西药调剂工作流程

一、西药调剂工作流程

1. 接收处方

这是药师接触患者的第一个环节，药师应态度和蔼，面带微笑，按顺序从患者手中接收处方或用计算机接收电子处方。

2. 审核处方（详见模块三项目三任务二处方审核）

3. 划价

自费药品先经患者同意，处方上注明"自费"字样。

4. 调配处方

① 仔细阅读处方，按照药品顺序进行逐一调配，做到药品名称、规格、剂型、剂量、生产厂商准确无误。尤其注意同一药品多种规格、名称相近、外观相似及同种药品多种剂型的品种。如：阿奇霉素有0.1g、0.125g、0.25g、0.5g四种规格的颗粒剂；吲哚美辛有8mL：40mg滴眼剂、25mg缓释片、25mg缓释胶囊。

② 对贵重药品、特殊药品实行"五专"管理，即专人保管、专柜加锁、专账登记、专册记录、专用处方，并分别登记账卡。

③ 调配药品时应首先检查药品的批准文号，并注意药品的有效期。所取同一种药品若有不同批号时，取用批号最早的药品，用完一个批号的药品后再用另一批号的药品。

④ 调配齐全后，与处方逐一核对药品名称、规格、剂型、数量和用法，对药名相似而药理作用不同的药品，如利血平和利福平，应问清患者病情是否与所用药品对应。

⑤ 应逐张调配，调配好一张处方的所有药品后，再依次调配下一张处方，不得同时调配多张处方以免发生差错。

5. 包装标识

准确、规范地书写标签。尽量在每种药品上贴上注明用法，用量，服用时间如早晨、晚上、饭前、饭后，用药时间间隔等注意事项的标签，对需特殊保存条件的药品应另加以标识，如口服双歧杆菌应冷处保存。

知识链接

药品标签的书写

配方中，常有需特殊处理或另行交代服用方法的药物，在配方前应先写好标签或药袋。书写要简明、确切、通俗易懂，防止患者误用。特别注意写清以下几点：①患者姓名；②药品通用名或商品名、剂型、剂量和数量；③用法用量；④调剂日期；⑤处方号或其他识别号；⑥药品储存方法和有效期；⑦有关服用注意事项（如餐前、餐后、冷处保存、驾车司机不宜服用、需振荡混合后服用等）；⑧调剂药房的名称、地址和电话。

6. 处方核对

处方核对是药品调剂过程中再一次对处方的审核以及处方内容与药品的实物对照，药品调配齐全后，必须由另一位药师进行核对检查，具体内容如下。

（1）药师应严格按照"四查十对"的要求再次全面认真地审核处方内容。

① 查处方，对科别、姓名、年龄。

② 查药品，对药名、剂型、规格、数量。

③ 查配伍禁忌，对药品性状、用法用量。

④ 查用药合理性，对临床诊断。

（2）核对无误后核对人员签字或盖章。

7. 发药

① 呼唤患者，核对其姓名，询问其就诊的科室，确认患者身份。

② 逐一核对药品与处方的相符性，检查药品名称、剂型、规格、剂量、数量。

③ 发现处方调配错误，应将处方和药品退回原调配处方处，并及时更正。

④ 发药时应签名或盖章。

8. 用药指导

用药指导是患者在用药前重要的药学服务之一，是处方调剂工作的最后环节，也是确保患者用药安全有效的重要环节。进行用药指导时应注意以下几点。

① 应注意尊重和保护患者隐私。

② 应面带微笑向患者交代清楚每种药品的使用方法和特殊注意事项，进行用药指导。瓶内有"干燥剂"时，应向患者说明，以免误服；特殊储存要求的药品特别是生物制品，如胰岛素制剂应告知患者存放在冰箱的保鲜层（冷藏室）；含有镇静催眠或者抗组胺成分的药品如新康泰克，应提醒患者不可服药后驾驶或者进行高空作业。

③ 如患者有问题咨询，应尽量回答，对较复杂的问题可建议其到用药咨询窗口。

二、处方调剂差错的防范与处理

处方调剂差错是医疗错误中常见的一种，是发生在药品调配和发药操作中的疏忽。一旦发生处方调剂差错则会对患者造成不同程度的伤害，轻则延误患者的治疗，重则导致永久性伤害甚至死亡。因此，药师在处方调配时应严防或减少处方调剂差错的发生。

1. 处方调剂差错事故常见的类型

（1）审方错误　医师开具错误处方，而药师未能审核出错误处方，按照错误处方调配并发药。

（2）调配错误　调配人员调配了错误的药品。包括：①药品调配错误，即将A药品发成了B药品；②药品规格错误；③药品剂量错误；④药品剂型错误。

（3）标示错误　调配人员在药袋、瓶签等容器上标示患者姓名、药品名称、用法、用量时发生错误。

（4）其他错误　如发药错误，将患者A的药品发放给患者B；擅自脱岗，延误急重患者的抢救；配发变质失效的药品；特殊管理药品未按国家有关规定进行管理，造成流失等。

2. 处方调剂差错出现的原因

（1）工作责任心不强　工作粗心，精神不集中。

（2）业务不熟练　未能掌握处方相关知识。

（3）药品摆放不合理　不按药品分类要求进行药品陈列。

（4）处方辨识不清　处方字迹模糊，药师假设或猜想导致调剂差错。

（5）药品名称相似　如将阿糖腺苷调配成阿糖胞苷。处方中容易混淆的中文药名对照表见表4-1。

表4-1　处方中容易混淆的中文药名对照表

药品	易与之混淆药品
阿拉明（间羟胺，抗休克的血管活性药）	可拉明（尼可刹米，中枢神经兴奋药）
阿糖腺苷（抗病毒药）	阿糖胞苷（抗肿瘤药）
安可欣（头孢呋辛，头孢菌素类抗生素）	安可米（扎鲁司特，白三烯受体阻断剂）
安坦（盐酸苯海索，抗帕金森病药）	安定（地西泮，抗焦虑药）
安妥明（氯贝酯，血脂调节药）	安妥碘（普罗碘铵，眼科用药）
病毒唑（利巴韦林，抗病毒药）	病毒灵（吗啉胍，抗病毒药）
氟尿嘧啶（抗肿瘤药）	氟胞嘧啶（抗真菌药）
氟嗪酸（喹诺酮类抗菌药）	氟哌酸（喹诺酮类抗菌药）
克林霉素（林可霉素类抗生素）	克拉霉素（大环内酯类抗生素）
潘生丁（双嘧达莫，抗心绞痛）	潘特生（泛硫乙胺，血脂调节药）
培洛克（培氟沙星，氟喹诺酮抗菌药）	倍他乐克（美托洛尔，β受体阻断剂）
普鲁卡因（局部麻醉药）	普鲁卡因胺（抗心律失常药）
泰能（亚胺培南-西司他丁钠，抗菌药）	泰宁（卡比多巴-左旋多巴，抗帕金森病药）
特美肤（丙酸氯倍他索，糖皮质激素）	特美汀（替卡西林钠-克拉维酸钾，抗菌药）
消心痛（硝酸异山梨酯，抗心绞痛药）	消炎痛（吲哚美辛，非甾体消炎镇痛药）
雅司达（对乙酰氨基酚，非甾体抗炎药）	压氏达（氨氯地平，钙离子通道阻滞剂）
亚思达（阿奇霉素，大环内酯类抗生素）	压氏达（氨氯地平，钙离子通道阻滞剂）
异丙嗪（抗组胺药）	氯丙嗪（抗精神病药）

（6）药品外观相似　同一厂家的不同品种，其包装、颜色以及字号相近，易导致出现差错。

3. 处方调剂差错的防范

药师要清醒地认识到自己在药品调配和给药过程中的地位和作用，增强责任心，集中注意力，以减少和预防调剂差错的发生。

① 在调剂处方过程中严格遵守《药品管理法》《处方管理办法》等相关法律法规以及医疗机构相关规定，严格做到"四查十对"。

② 严格遵守处方调剂工作制度，熟知工作程序，履行工作职责。

③ 建立差错登记制度，包括差错发生时间、地点、差错或事故内容与性质、原因、后果、处理结果及责任人等，对差错及时处理、报告。

④ 建立首问负责制。第一个接到询问、投诉的药师应负责接待患者，就有关问题做出相应的解答。

4. 处方调剂差错的处理

① 建立本单位的处方调剂差错处理预案及相关制度。

② 一旦接到处方调剂差错反馈，应立即核对相关处方和药品。药师要立即按照本单位的处方调剂差错处理预案迅速处理并上报部门负责人，不得存在任何隐瞒、私下与患者达成协议的行为。

③ 根据处方调剂差错后果的严重程度，分别采取补救措施，如为患者更换调剂差错药品、致歉、随访以取得谅解等。

④ 认真总结经验教训，按岗位责任制层层把关，堵塞漏洞，做到差错原因未找准不放过，责任者未受教训不放过，防止措施未定好不放过。配方差错登记表见表4-2。

表4-2 配方差错登记表

发药日期	患者姓名	发药人	发药差错内容摘要	处理经过	结果	协助处理人员

三、处方点评

《处方管理办法》规定医疗机构应当建立处方点评制度，实施处方动态监测及超常预警。

（一）处方点评的概念和意义

1. 概念

处方点评是指根据我国有关医药卫生法规、技术规范，对处方书写的规范性及药物临床使用的适宜性（用药适应症、药物选择、给药途径、用法用量、药物相互作用、配伍禁忌等）进行评价，发现存在的或潜在的问题，制定并实施干预和改进措施，为医疗机构管理层进行决策提供科学的数据支持，以达到合理用药、实时用药监测和管理的目的。

2. 意义

① 加强药品使用管理，规范医师和药师行为。

② 提高处方质量，落实处方审核、发药、核对与用药指导的有关规定，促进合理用

药，保障医疗安全。

③ 促进医院持续医疗质量改进，加强药品临床应用管理，提高临床药物治疗学水平。

（二）处方点评的方法

1. 处方点评的实施部门

我国《医院处方点评管理规范（试行）》（卫医管发［2010］28号）第五条规定，医院处方点评工作在医院药物与治疗学委员会（组）和医疗质量管理委员会领导下，由医院医疗管理部门和药学部门共同组织实施。第六条规定，医院应当根据本医院的性质、功能、任务、科室设置等情况，在药物与治疗学委员会（组）下建立由医院药学、临床医学、临床微生物学、医疗管理等多学科专家组成的处方点评专家组，为处方点评工作提供专业技术咨询。第七条规定，医院药学部门成立处方点评工作小组，负责处方点评的具体工作。第八条规定，处方点评工作小组成员应当具备以下条件：①具有较丰富的临床用药经验和合理用药知识；②具备相应的专业技术任职资格：二级及以上医院处方点评工作小组成员应当具有中级以上药学专业技术职务任职资格，其他医院处方点评工作小组成员应当具有药师以上药学专业技术职务任职资格。

2. 处方点评的方法

《医院处方点评管理规范（试行）》第九条规定，医院药学部门应当会同医疗管理部门，根据医院诊疗科目、科室设置、技术水平、诊疗量等实际情况，确定具体抽样方法和抽样率，其中门急诊处方的抽样率不应少于总处方量的1‰，且每月点评处方绝对数不应少于100张；病房（区）医嘱单的抽样率（按出院病历数计）不应少于1%，且每月点评出院病历绝对数不应少于30份。

3. 处方点评的原则和要求

《医院处方点评管理规范（试行）》第十二条规定，处方点评工作应当坚持科学、公正、务实的原则，做好完整的、准确的书面记录，并且要通报临床科室及当事人。第十三条规定对处方点评过程中发现的不合理处方应当及时通知医疗管理部门和药学部门。

（三）处方点评结果的判定

处方点评结果分为合理处方、不合理处方，前者是指符合《处方管理办法》规定的处方；后者包括不规范处方、用药不适宜处方和超常处方。（详见模块三项目三任务二处方审核）

 课堂互动

1. 患者，男，65岁，临床诊断：支气管哮喘，处方：0.9%氯化钠注射液250mL＋氨茶碱注射液0.375g，i.v.gtt.，b.i.d.。

2. 患者，男，40岁，临床诊断：高血压，处方：吗丁啉（多潘立酮）10mg×30片，口服，每次10mg，3次/日；胃复安5mg×10片，口服，每次10mg，3次/日。

3. 患者，男，40岁，临床诊断：胃溃疡，处方：0.9%氯化钠注射液500mL奥美拉唑40mg，i.v.gtt.，q.d.。

请对上述处方进行点评。

（四）处方点评结果的应用

1. 教育和培训

《医院处方点评管理规范（试行）》第二十条规定，医院药学部门应当会同医疗管理部门对处方点评小组提交的点评结果进行审核，定期公布处方点评结果，通报不合理处方；根据处方点评结果，对医院在药事管理、处方管理和临床用药方面存在的问题，进行汇总和综合分析评价，提出质量改进建议，并向医院药物与治疗学委员会（组）和医疗质量管理委员会报告；发现可能造成患者损害的，应当及时采取措施，防止损害发生。

2. 持续改进质量

《医院处方点评管理规范（试行）》第二十一条规定，医院药物与治疗学委员会（组）和医疗质量管理委员会应当根据药学部门会同医疗管理部门提交的质量改进建议，研究制定有针对性的临床用药质量管理和药事管理改进措施，并责成相关部门和科室落实质量改进措施，提高合理用药水平，保证患者用药安全。

3. 考核和干预

处方点评结果是医院评审评价、医师定期考核指标体系的组成部分，是临床科室及其工作人员绩效考核和年度考核的主要指标之一，是实施奖惩、干预不合理用药的依据。《医院处方点评管理规范（试行）》第二十二条规定，各级卫生行政部门和医师定期考核机构，应当将处方点评结果作为重要指标纳入医院评审评价和医师定期考核指标体系。第二十三条规定，医院应当将处方点评结果纳入相关科室及其工作人员绩效考核和年度考核指标，建立健全相关的奖惩制度。

四、不合理处方的干预

《处方管理办法》规定医疗机构应当登记并通报不合理处方，对不合理用药及时予以干预。根据处方点评结果，对不合理处方进行干预包括医院内部和卫生行政部门的行政处理。

1. 医院内部的处理

① 根据处方点评结果，通报不合理处方，对开具不合理处方的医师进行批评、教育。

② 发现可能造成患者损害的处方，应当及时予以纠正，调剂人员应立即停止调配，以防止损害的发生。

③ 对开具超常处方3次以上且无正当理由的医师提出警告，限制其处方权；限制处方权后，仍连续2次以上开具超常处方且无正当理由者，取消其处方权。

④ 对不按照规定开具处方，造成严重后果者，取消其处方权。

⑤ 违反《麻醉药品和精神药品管理条例》开具处方或使用药品的医师，取消其麻醉药品和第一类精神药品处方权。

⑥ 认定一个考核周期内5次以上开具不合理处方的医师考核不合格，其应离岗参加培训。

2. 行政处罚

对未按照《处方管理办法》开具处方者，由县级以上卫生行政部门给予警告或者责令暂停6～12个月执业活动，情节严重的，吊销其执业证书；违反《麻醉药品和精神药品管理条例》，造成严重后果者由原发证部门吊销医师、药师执业证书。

 岗位对接

　　本任务是药学类、药品经营与管理、药品服务与管理专业学生必须掌握的内容，为成为合格的药学服务人员奠定坚实的基础。本任务对应岗位包括中、西药药师，医药商品购销员和药品销售岗位的相关工种。上述从事药学服务及药品销售相关岗位的从业人员能够掌握西药处方的调配流程，积极参与处方点评，学会对点评结果进行合理应用，做到有效防范与处理差错事故。

 目标检测

一、A型选择题（单选题）

1. 处方点评门诊、急诊处方的抽样率不应当少于处方量的（　　）。

　　A. 0.05%　　　B. 0.08%　　　C. 0.1%　　　D. 0.15%　　　E. 0.2%

2. 处方调剂工作的最后环节是（　　）。

　　A. 核对　　　B. 发药　　　C. 调配　　　D. 确认患者　　　E. 更正

3. 关于处方调配，下列说法不正确的是（　　）。

　　A. 调配齐全后，与处方逐一核对药品名称、规格、剂型、数量和用法

　　B. 应逐张调配，调配好一张处方的所有药品后，再依次调配下一张处方

　　C. 调配药品时无需注意药品的批号

　　D. 仔细阅读处方，按照药品顺序进行逐一调配

　　E. 对贵重药品、特殊药品实行"五专"管理

4. "四查十对"的内容不包括（　　）。

　　A. 查处方，对科别、姓名、年龄

　　B. 查药品，对药名、剂型、规格、数量

　　C. 查配伍禁忌，对药品性状、用法及用量

　　D. 查用药合理性，对临床诊断

　　E. 查药物相互作用，对药品包装、使用办法

5. 调配每一种药品前，应检查该药的（　　）。

　　A. 有效期　　B. 批准文号　　C. 名称　　　D. 失效期　　　E. 剂量

6. 下列出现调剂差错的原因中不正确的是（　　）。

　　A. 药品名称出现差错　　　　　B. 业务不熟悉

　　C. 处方辨认不清　　　　　　　D. 药品名称相似或外貌相似

　　E. 处方中缩写不规范

7. 如果调剂差错引起严重的不良反应或事故，最重要的处置程序为（　　）。

　　A. 部门负责人向药房主任报告

　　B. 及时通报医院主管领导并采取相应措施

　　C. 及时向患者家属或患者道歉

D. 向部门负责人报告

E. 部门负责人立即调查调剂差错发生的过程

8. 发生药品调剂差错的对应原则和程序是（　　）。

　A. 报告、调查、改进措施　　　　　　B. 报告、调查、核对、改进措施

　C. 核对、报告、调查、改进措施　　　D. 报告、核对、调查、改进措施

　E. 调查、核对、报告、改进措施

9. 处方点评中门诊、急诊每月点评处方的绝对数不少于（　　）。

　A. 100张　　　B. 200张　　　　C. 500张　　　D. 800张　　　　E. 1000张

10. 调配处方时当发生差错后，不正确的方法是（　　）。

　A. 当有患者或护士反映时，应立即核对相关的处方和药品

　B. 立即按照本单位的差错处理预案迅速处理并上报部门负责人

　C. 不要告诉别人，迅速找到患者并与患者达成协议

　D. 到病房或患者家中更换、致歉、随访、取得患者谅解

　E. 认真总结经验教训

二、X型选择题（多选题）

1. "四查十对"中的查药品是指（　　）。

　A. 对姓名　　　B. 对规格　　　　C. 对药名　　　D. 对剂型　　　　E. 对数量

2. 关于处方调配下列说法正确的是（　　）。

　A. 调剂处方过程中须做到"四查十对"

　B. 药师必须按说明书上的用法用量向患者交代服用方法

　C. 药师调配完处方后需由另一名药师进行核对

　D. 一般处方3日有效

　E. 药师在审查处方时发现不利于患者用药处，应拒绝调配

3. 对于药师核对处方和发药的说法正确的是（　　）。

　A. 处方调配完成后需由另一名药师核对，但不需要检查人员签字

　B. 处方核对人员只需要核对调配的药品数量、规格、剂量、用法及用量是否与
　　 处方一致

　C. 向患者发放药物是处方调剂工作的最后环节

　D. 发药时应向患者交代每种药品的服用方法和特别注意事项

　E. 患者如有问题要咨询，必须到药物咨询窗口

4. 下列对不合理处方的干预正确的是（　　）。

　A. 对不合理处方进行干预包括医院内部和卫生行政部门的行政处理

　B. 对开具超常处方3次以上且无正当理由的医师提出警告，限制其处方权

　C. 违反《麻醉药品和精神药品管理条例》开具处方或使用药品的医师，取消其
　　 麻醉药品和第一类精神药品处方权

　D. 对未按照《处方管理办法》开具处方者，由县级以上卫生行政部门给予警告
　　 或者责令暂停6～12个月执业活动，情节严重的，吊销其执业证书

　E. 违反《麻醉药品和精神药品管理条例》，造成严重后果者由医师、药师所在单
　　 位吊销医师、药师执业证书

5. 发生差错的主要原因有（　　）。

A．工作责任心不强 　　B．业务不熟练
C．处方辨识不清 　　D．药品摆放不合理
E．药品名称相似

项目五

中药调剂工作

任务一　中药饮片调剂设施及常用工具

 思维导图

16.电子教案　17.中药调配
常用工具

学习目标

知识目标
1. 熟悉中药饮片调剂室的主要设施以及饮片调剂常用的工具。
2. 熟悉查斗与装斗的主要内容。
3. 了解斗谱的编排原则。

技能目标
1. 能够熟练使用戥称、铜缸子等饮片调剂的常用工具。
2. 能够熟练查斗、装斗。

思政目标
1. 培养中医药传统文化自信、职业自豪感。
2. 传承为人民健康服务的意识和严谨细致、精益求精的工作作风

案例导入

小王是医院中药调剂科的一名工作人员，年底医院工作考核，因为药材被虫蛀得厉害而被扣发绩效。

讨论：
1. 小王工作中会接触到哪些调剂设施和工具？
2. 小王使用调剂设施和工具时应如何维护？

目前，中药饮片的调剂工作多数情况下仍按照传统模式进行，并以中药店和医院的中药房为主要工作场所。中药饮片调剂所需要的主要调剂设施包括盛放中药饮片的斗架、贵细及毒性中药柜、调剂台等；所使用的主要工具为计量工具、碎药工具、清洁工具、包装工具等。

图5-1 饮片斗架

一、中药饮片斗架的设置及斗谱编排

（一）中药饮片斗架的设置

中药饮片斗架也叫格斗橱、百眼橱、百药斗，由数量相当的药斗抽屉组合而成，用于盛装中药饮片，供调剂处方使用。饮片斗架通常为木质结构，高约2米，宽约1.5米，厚约0.6米（图5-1）。可按"横七竖

"八"或"横八竖八"排列，在实际工作情况中，可根据调剂室面积大小和业务量的多少来确定药斗抽屉的数量，并根据工作需要配备数量适宜的饮片斗架。饮片斗架密封严，可防虫蛀、鼠咬，并防串味、掉屑，非常适合用来进行中药饮片的贮藏，是饮片调剂室的主要设施。

药斗抽屉用来盛放中药饮片，每个抽屉可分成2～3格，分别盛装2～3种中药饮片。药斗正面中心是拉手，拉手旁边写有斗内的中药名称。

 知识链接

药斗上药名的书写方法

药斗上中药名称的书写与格斗内装药数量有关，使用较多的为二格斗和三格斗的书写方法。二格斗内装两种饮片，在书写药名时，左侧竖写一药名，右侧竖写一药名，装药时，左侧药名之药放第一格内，右侧药放第二格内。三格斗第一格内药物的名称横写，左侧竖写一味药名，右侧竖写一味药名。装药时，可按照斗面书写的药名顺时针装入，即右侧竖写的药名，放第二格内，左侧竖写药名的药放第三格内；也可按逆时针顺序装入，即左侧竖写的药名药放入第二格内，右侧竖写药名药放入第三格内。同一个中药饮片调剂室内的药斗，放药顺序必须全部统一。

（二）斗谱的编排

斗谱是指斗架上药斗内所盛装药物的顺序规律，是中药行业多年实践经验的精华。由于中药品种繁多，各医院、药房有自己的治疗侧重和用药特点，斗谱不可能千篇一律。但无论怎样的编排方法，均需合理考虑中药性能、方剂配伍、药物来源及饮片使用频率等因素，从而达到方便调剂、减轻调剂工作强度、提高配方速度、避免调剂差错事故、便于药品管理的目的。

（1）常用饮片应放在斗架的中上层，如金银花、连翘与板蓝根；黄芩、黄连与黄柏；焦山楂、焦神曲与焦麦芽等。以便于调剂员少走路、少弯腰、少踮脚，方便称取。

（2）质地较轻且用量较少的饮片，应放在斗架的最高层，如密蒙花、谷精草和木贼；玫瑰花、代代花与厚朴花；络石藤、青风藤与海风藤等。

（3）质地沉重的矿石、化石、贝壳类饮片和容易造成污染的饮片（如炭药），多放在斗架的较下层，如赭石、磁石与炉甘石；牡蛎、石决明与珍珠母；龙齿、龙骨与蛤壳；地榆炭、藕节炭与血余炭等。

（4）质地松泡且用量较大的饮片，多放于斗架最底层的大药斗内，如薄荷与桑叶；芦根与白茅根；白花蛇舌草与半枝莲；灯芯草与通草等。

（5）经常配伍同用的饮片，常同放于一个药斗或相邻药斗中，如麻黄与桂枝；辛夷与苍耳子；板蓝根与大青叶；山楂与麦芽；乳香与没药；独活与羌活；桃仁与红花等。

（6）同一饮片的不同炮制品，常同放于一个斗中，如牛蒡子与炒牛蒡子；薏苡仁与炒薏苡仁；山药与炒山药；甘草与炙甘草等。

（7）性状类似而功效各异的饮片，不能装于同一药斗中，如车前子和葶苈子；菟丝子与紫苏子；炙甘草与炙黄芪；当归与独活；玫瑰花与月季花等。以免混淆而不易区分挑拣，或防止调配时出现差错。

（8）同一斗中，饮片细小者在前，饮片片大者在后，如紫苏子与葛根；薏苡仁与茯苓；葶苈子与桔梗等。以防调配时后格的饮片洒落在前格中，难以将其挑出。

（9）属于配伍禁忌的饮片，不能放于同一斗或上下药斗中。

（10）为防止灰尘污染，个别中药饮片不宜放在一般的药斗内，需存放在加盖的瓷罐中，如熟地黄、龙眼肉、玄明粉等。

（11）有恶劣气味的饮片，不能与其他饮片装于一个药斗中，如阿魏、鸡矢藤、九香虫、蜈蚣等。

（三）查斗与装斗

查斗是指检查药斗中中药饮片的基本情况，了解药材的销售量和储存状态，以便于及时补充短缺的药材。装斗则是根据查斗记录中所需要补充的饮片品种和数量，将需要添加的药物补充装入药斗的过程。查斗与装斗时，务必严谨认真，切不可粗心大意，弄错需要补充的药物，或把药物混淆，引起调剂差错造成医疗事故。

1. 查斗

（1）工作内容　饮片名称与药斗内药品是否相符；饮片日间消耗量，是否需要补充；饮片质量，有无霉变、虫蛀、粘连、泛油等现象。

（2）注意事项　做好记录，以便根据记录补充药品；查斗时不要猛拉重推，以防造成饮片溢出或串斗。

2. 装斗

（1）工作内容　领取待补充中药饮片→清理药斗→检查待补充饮片→装入新药→装斗复核→装斗记录→清场

（2）注意事项　①注意检查待补充饮片的包装与质量。②坚持"三查三对"的原则，即药斗上书写的名称与饮片包装合格证名称应一致；药斗内残留的饮片与饮片包装内品种应一致；药斗内残留的饮片与饮片包装内炮制的片型规格应一致。③坚持"先入先出"的原则，即将新添加的中药饮片放于药斗的最下面，然后再将原来残留的饮片置于最上面。④装斗不宜过满，一般的中药饮片装至药斗总容积约4/5处，形状细小的种子类饮片，多装至药斗容积的3/5处，防止装斗过满，而造成饮片相互掺混。⑤做好装斗记录。

知识链接

翻斗、簸药与筛药

1. 翻斗

翻斗是清理药斗的一种方法，指将需清理的药斗格放于身体前方，一手持前面药斗隔板，一手持后面药斗隔板，前手向上送扬，后手配合向前上方送，当前斗内饮片被翻扬出来后，再下压药斗并回撤，反复操作几次可将药斗翻清。

2. 簸药

簸药是将饮片中的粉尘和杂质分离出去的方法。操作时将中药放在簸箕内，用手控制簸箕上下簸动，把药物的碎屑簸出去。

3. 筛药

筛药也是将饮片中的粉尘和杂质分离出去的方法。筛药时将中药放在药筛中，两手握住筛子边框，一手带，一手送，用力做圆形甩动，筛掉碎屑，将药物均匀筛开后再聚拢到筛子中间。

二、其他调剂设施

（一）调剂台

图5-2　调剂台

调剂台又有"柜台"或"栏柜"之称，是调剂处方的操作台。通常高约100cm，宽约60～80cm，长度可以根据调剂室的大小确定。框架材料多为木质，而台面材质则有木质、铝合金或大理石等（图5-2）。一般中药房中的调剂台，要求其摆放平稳，台面光滑，便于调配。调剂台的内侧设有抽屉，用于存放部分常用饮片或存放调剂工具。调剂台和饮片斗架通常配套使用。

（二）贵细、毒性中药柜及冷藏柜

贵细中药柜为有门货柜，用于存放贵细中药，如牛黄、麝香、鹿茸、羚羊角、冬虫夏草、西洋参等。这类中药饮片因价格昂贵或数量稀少，存放时，需执行"三专"管理，即专人、专账、专柜加锁，凭处方消耗，定期盘点。

毒性中药柜同样为有门货柜，用于存放毒性中药，如砒霜、生马钱子、生川乌、生天仙子、斑蝥等。这类中药饮片必须按《医疗用毒性药品管理办法》的规定存放和调配，决不能放在普通药斗内，必须设毒剧药专柜，做到专柜加锁、专人、专账"三专"管理，严格防止意外恶性事故的发生。

冷藏柜主要用于存放贵重或容易变质的中药饮片。

三、中药饮片调制工具

中药饮片调制的主要工具分为计量工具、碎药工具、清洁工具和包装工具四大类。

（一）计量工具

计量工具是称量药物的衡器，有传统衡器和现代衡器之分。在中药调剂工作中最常用的是戥秤，也有一些药房会选用电子秤、药物天平、盘秤等其他衡器。

1. 戥秤

图5-3　戥秤

戥秤也叫戥子、药戥，如图5-3，是用于称取中药饮片最常用的工具。药店中使用频率最高的是最大量程为250g的戥秤；若需称取1g以下的贵细中药或毒性中药，则要选用毫克戥。

（1）戥秤的结构与戥星识别　戥秤由戥纽、戥砣、戥盘、戥杆等部分组成。戥砣和戥盘均由金属制成，其中戥盘用来盛放饮片，每个戥子的戥盘与戥砣均标有相同的号码，是配套使用的，不可随意换用。戥杆由木质、骨质或金属制成，其上表面或内侧面用铜或铅嵌成两排小点以示重量，称为"戥星"。戥杆分为较粗和较细的两端，较粗的一端固定着两个可供手提的短线绳，称为"戥纽"，又称"毫"。左侧的戥纽称"里纽"（也称"头毫""前毫"），用以称量较轻的药物；右侧的戥纽称"外纽"（也称"后毫""二毫"），用以称量较重的药物。

克戥称量范围为 1 ～ 250g，右手提起里纽，戥杆内侧面的戥星从右向左，第一颗星为定盘星，每移动一粒星增加1g，依次类推，到杆梢为50g；提起外纽，戥杆上表面的戥星从右向左，第一颗星为50g，每移动一粒星增加2g，依次类推，到杆梢多为250g。

知识链接

毫克戥

毫克戥，也称分厘戥，是调剂1g以下的中药，如毒性药及细料药的计量工具。戥杆长约30cm，用兽骨或金属制成，称量范围是0.2 ～ 50g，结构同克戥相同。提取里纽，戥杆内侧面的戥星从右向左，第一颗星为定盘星，每移动一粒星增加0.2g，依次类推，到杆梢为15g；提取外纽，戥杆上表面的戥星从右向左，第一颗星为15g，每移动一粒增加0.5g，依次类推，到杆梢多为50g。

课堂互动

1. 请同学说出戥秤的各部分构造的名称。
2. 两人一组，从戥星中找出5g、10g、50g、80g、100g、120g、150g等重量对应的位置。

（2）戥秤的使用

① 使用前，先检查戥盘与戥砣的号码是否相符，判断戥盘与戥砣配套后，清洁戥盘，然后校正戥秤。

校戥，又称对戥，即检查戥秤称量是否准确。具体方法为：用左手拇指、食指、中指配合将戥砣绳移动至定盘星位置，右手提里纽使戥盘悬空，将戥杆置于眼前，举至齐眉，放开左手，检查戥杆应呈水平状态，即"齐眉对戥"。如戥杆水平即可使用，若不呈水平，则说明戥秤计量不准，需要调整后方可使用。

② 称药时，看清需称取饮片的剂量，左手用拇指、食指和中指将戥砣线在戥杆上移至欲称量的指数位置，右手取药放入戥盘，检视戥星指数和所称药物是否平衡，如有差异，增加或减少药物至戥星的指数和戥杆平衡时，即得到了所需重量的中药饮片。

③ 使用后，戥秤使用完毕，应用布清洁戥盘，将戥砣放在戥盘中。

如长时间不用戥秤，需将戥砣放入戥盘内，戥砣绳缠绕在戥杆上，戥杆平搭在戥盘上，如此归纳后再将戥秤放进专用的抽屉或不易碰撞的地方。戥称的存放需保持干燥洁净，以避免金属部分受潮生锈。每年应到标准计量单位检查一次戥秤等衡器，以确保其称量的准确度。

课堂互动

请一位同学用戥秤称取10g中药饮片，其他同学观察，指出操作的正误。

2. 电子秤

电子秤是现代衡器的代表，其规格和种类较多，而在饮片调剂时多选用计重电子秤。使用前先将电子秤放置于水平稳固的台面上，打开电源开关，预热15～20min，然后按"归零"键与"去皮"键，再将需要称量的药物放于秤盘上，电子秤的读数即所称药物的重量。

（二）碎药工具

1. 铜缸子

铜缸子又称捣药罐、铜冲，是临方调剂时捣碎药物所使用的工具。用于捣碎某些果

图5-4　铜缸子

实、种子类中药饮片，便于煎出有效成分。若保存饮片时即将药物捣碎，饮片容易出现气味散失、走油等现象，故需随用随捣。

（1）铜缸子的结构　铜缸子由缸体、铜杵和缸盖组成（有的无盖）。铜缸子材质多为铜质或铁质，其中以铜质质量为佳（图5-4）。缸体，内膛宽大光滑无毛刺，下面中央微凹至杵，周围坡度不可太陡；铜杵，下端膨大，上端有柄，用于手持捣碎药物。

（2）铜缸子的使用

① 清洁。使用前清洁铜缸子，用干净软布或鬃刷将铜缸内壁清洁干净。

② 放入药物。将欲捣碎的药物经戥盘倒入缸体，药物不宜放得过多，以占铜缸体积的1/5～1/4为宜。

③ 捣碎。右手四指环握铜杵上部，拇指扣压杵柄顶端，以前臂带动手腕捣下，杵头进入铜缸时应与缸底垂直，用力要均匀。在使用无盖铜缸时，左手四指并拢，挡住缸口，以防止药物溅出，同时左手转动缸体，使饮片破碎均匀。

④ 倒出药物。药物捣至合格后，左手手心向上虎口朝外托起缸体，右手向内扳动杵棒，协助左手拿起缸体，翻腕使虎口朝下将药倒出。若有药物粘壁，可用杵棒头部砸击铜缸口，使得缸体振动，药物由缸壁脱落。

⑤ 清场。用软布擦拭缸体内壁和杵棒，使其保持清洁。

 知识链接

捣碎要求

饮片的捣碎程度因药而异，过去有"半夏砸瓣、大枣砸劈、杏仁如泥"这样的描述。即半夏应捣成"四六瓣"（大小相近的4～6块），大枣劈半即可，杏仁、桃仁应捣烂成"泥"。目前一般果实种子类饮片，捣破即可，如苍耳子、白芥子、牛蒡子、紫苏子、砂仁、豆蔻、酸枣仁等。

2. 剪刀或切药刀

主要用于剪碎陈皮、丝瓜络、竹茹、枇杷叶等质软体大的药物；也用于将鲜药剪成小

段或切成薄片。

（三）清洁工具

1. 药筛

药筛用于加工过细药物的筛选和临方炮制药物与辅料的分离，以去掉杂质和非药用部分，使药物纯净。

2. 药刷子

药刷子用于清洁药斗、药柜和铜缸等。

（四）包装工具

1. 包装纸

包装纸俗称"门票"，是中药房中对需要用先煎、后下、包煎（加小布袋）、烊化、另煎、冲服等特殊煎法煎制的药物包装用纸以及整方饮片的包装用纸，大小有多种型号，如图5-5，实际使用时大小可供需要而定。

图5-5　包装纸

2. 装药袋

装药袋是用于盛装整方饮片的纸袋。纸带上应印有医院名称、汤剂煎煮知识、服法、禁忌等内容。

3. 无毒塑料袋

无毒塑料袋用于鲜药剪切成段、片后的包装。

4. 扎线

扎线是用来捆扎药包的线绳、塑料绳。

（五）鉴方

鉴方是用于压处方的硬木质或石质的扁平长方形棍，其作用是防止处方被风吹动以及药物串位。它的四面常写着汤头歌诀，可供调剂员在工作不忙时学习方剂知识。

本任务是药学类、药品经营与管理、药品服务与管理专业学生必须掌握的内容，为学生成为合格的药学服务人员奠定坚实的基础，对应岗位包括中药药师、医药商品购销员、药品销售岗位的相关工种。上述从事药学服务及药品销售相关所有岗位的从业人员能够熟悉中药饮片调剂室的基本设施和用途以及饮片调剂常用的工具；并熟悉查斗与装斗的主要内容；了解斗谱的编排原则。

目标检测

一、A型选择题（单选题）

1. 使用戥秤称取饮片时操作正确的是（　　　）。
   A. 右手持戥杆　　　　　　　　　B. 右手持戥砣
   C. 左手持戥杆　　　　　　　　　D. 左手取药

2. 宜放在斗架最上层或最远层的中药有（　　　）。
   A. 黄芪、党参、甘草　　　　　　B. 玫瑰花、代代花、厚朴花
   C. 龙骨、龙齿、牡蛎　　　　　　D. 大黄、黄芩、黄柏

3. 称量500g以上的药物适合选用（　　　）。
   A. 戥秤　　　　　　　　　　　　B. 盘秤
   C. 粉碎机　　　　　　　　　　　D. 铁碾船

4. 装斗时要求不宜过满，以免串斗，一般种子类饮片应装至药斗的（　　　）。
   A. 3/4　　　　B. 2/5　　　　C. 3/5　　　　D. 4/5

5. 冲筒内放入的药物应占铜缸体积的（　　　）为宜。
   A. 1/5 ～ 1/4　　B. 1/3 ～ 1/2　　C. 1/4 ～ 1/3　　D. 1/2

二、X型选择题（多选题）

1. 中药调剂室的主要设施有（　　　）。
   A. 饮片斗柜　　　　　　　　　　B. 调剂台
   C. 贵细中药柜　　　　　　　　　D. 毒性药柜
   E. 冷藏柜

2. 中药饮片调剂的计量用具有（　　　）。
   A. 戥秤　　　　　　　　　　　　B. 天平
   C. 盘秤　　　　　　　　　　　　D. 电子秤
   E. 铁碾船

3. 戥秤的主要构造包括（　　　）。
   A. 戥盘　　　　　　　　　　　　B. 戥星
   C. 戥纽　　　　　　　　　　　　D. 戥杆
   E. 戥砣

任务二 　中药处方调配

学习目标

知识目标
1. 掌握中药饮片调配的操作要求。
2. 掌握中药饮片处方脚注的内容及处理方法。
3. 熟悉中药处方的特点。

技能目标
1. 能够熟练调配中药饮片，并有能力解决调配过程中遇到的常见问题。
2. 能够按照脚注内容正确调配中药饮片。

思政目标
1. 培养中医药传统文化自信、职业自豪感。
2. 具备严谨细致、毫厘不差的职业习惯。
3. 传承为人民健康服务的意识和严谨细致、精益求精的工作作风。

姜某，男，56岁，近日来感觉每逢阴天下雨，关节疼痛难忍，去医院进行挂号检查，诊断为风湿痹痛，开具中药处方如下。

Rp：二术18g 桑枝叶18g 水牛角9g 川乌3g（先煎）桂枝9g 大力子9克 苍术9g 黄柏9g 鼠粘子9g 吴茱萸9g 红花6g 十五剂 每日一剂，1日2次，水煎服。

讨论：

1. 该处方有何问题？

2. 该处方调配的过程中需要注意什么？

中药调剂是指按照医师处方、配方程序和原则，及时、准确地将中药饮片调配给患者，并注明用法、用量的调配操作过程。

一、中药处方的特点

中药处方不同于西药处方，有许多独有的特殊之处，主要表现在以下几方面。

1. 组方原则

中药处方是在中医理论辨证论治的基础上，根据药物的性能和相互关系配伍而成。通常情况下，一张中药处方是按"君、臣、佐、使"的组方原则组成，所以一张中药处方多有几种至几十种药物，极少见单味药方。

知识链接

中药处方中药物类型

君药：①针对主病或主症起主要治疗作用的药物；②药力居方中之首。

臣药：①辅助君药加强主病或主症治疗作用的药物；②针对兼症或兼病起主要治疗作用的药物。

佐药：①佐助药，是指直接治疗次要症候的药物，配合君、臣药以加强治疗作用；②佐制药，是指消除或减弱君、臣药的毒性，制约君、臣药的烈性；③反佐药，是指性能（味）与君、臣味相反而功效相同之药，防止拒药现象之药。

使药：①引经药，是指引诸药直达病所之药；②调和药，是指调和方中诸药作用之药。

2. 并开药物

并开是指医师书写处方时为求简略，常将两味药合在一起开写，如二冬（天冬、麦冬）、乳没药（乳香、没药）、生熟地（生地、熟地）等。如果在并开药物的右上方注有"各"字，则表示每味药均按处方量称取。例如，青陈皮各6g，即青皮、陈皮各6g。如果在并开药物后未注有"各"字，或注有"合"字，则表示每味药称取处方量的半量。例如，乳没药6g或乳没药合6g，即乳香、没药各称取3g。

3. 处方脚注

脚注是医师在处方药名右上方提出的简单备注。脚注的内容有对煎服的要求，如附子^{先煎}、薄荷^{后下}、阿胶^{烊化}、车前子^{包煎}、人参^{另煎}、三七粉^{冲服}等，配方时，带有脚注的药物需要单独另包。脚注的内容还有加工方法的说明，如杏仁^{冲碎}、莲子^{去心}、麻黄^{去节}、刺蒺藜^{去刺}、蜈蚣^{去头足}、枇杷叶^{去毛}、乌梅^{去核}等。

知识链接

特殊煎煮要求

1. 先煎

先煎是为了增加药物的溶解度，降低或缓解药物的毒性，充分发挥药效。先煎的方法是将药物先煮沸一段时间后，再加入其他中药共煮。一般矿石类、贝壳类、角甲类及质地坚硬的药材如生石膏、生牡蛎等需先煎；有毒的药物，如附子、乌头等也要通过先煎来降低毒性。

2. 后下

后下是为了减少挥发油的损耗，避免有效成分被分解破坏。一般在汤剂煎好前5～15min入药。一般需后下的药物是气味芳香、含挥发油多的药物，如薄荷、藿香、木香、砂仁、细辛等，还包括久煎易使有效成分分解的药物，如番泻叶。

3. 烊化

对于一些胶类、糖类药物，由于黏性大，若与其他药物共煎，会导致药液黏性增大，影响其他成分溶出，胶亦受到一定损失。故宜加适量开水溶化后冲入已煮好的汤液中或加入汤液中用微火加热不断搅拌至溶化后服用，如阿胶、龟板胶、饴糖等。

4. 包煎

包煎是为了防止药物糊化或防止药物浮起而煎煮不充分。其方法是将需要包煎的药物装入纱布袋扎紧后与其他药物一起浸泡、煎煮。需要包煎的药物是细小种子或具有毛茸的药物，如旋覆花等；以及含淀粉、黏液质较多的药物，如车前子等。

5. 另煎

对于一些贵重药物，为了充分利用药材，避免在同煎时被其他药物吸附而利用率降低，可另煎，再将其煎液兑入煎好的汤剂中服用，如人参、西洋参等。

6. 冲服

将需冲服的药研成细粉，调入煎好的药汁中冲服，如三七粉、珍珠粉等。

7. 泡服

泡服是用开水或煎好的一部分药液趁热将需泡的药物加盖浸泡10～15min，过滤，混合服用。泡服的目的是减少挥发性成分的损失。亦适用于易于溶出有效成分且用量又少的药物，如藏红花、胖大海等。

二、中药处方调剂

中药处方调剂流程与西药基本相同，见图5-6。

图5-6　中药处方调剂流程

1. 接收处方

这是药师接触患者的第一个环节，药师应态度和蔼，面带微笑，按顺序从患者手中接收处方或用计算机接收电子处方。

2. 审核处方

中药处方格式、包含内容与西药处方大致相同。但需注意的是，中药处方正文内容一般较多，内容更加复杂。有时因各医师用药习惯不同，用药剂量亦有差别，调剂人员要靠掌握的中药知识和经验去判断正确与否，审方难度较大。故对处方的审核工作，应由中医药理论和实践经验较丰富的中药师担任。药师在进行处方审核时，需要审核的内容如下：

① 查看患者姓名、性别、年龄、处方日期、医生签名等填写是否完整正确。项目不全则不予调配。

② 审查处方药名、剂量、剂数、先煎或后下等脚注的书写是否规范。如有疑问应立即与处方医师联系，更改之处需要医师再次签名并注明更改日期后方可调配。

③ 处方中有无配伍禁忌和妊娠禁忌，如发现有相反、相畏的药物时不予调配，确属病情需要时，经医师再次签名后方可调配。

④ 用量是否正确，尤其需要注意老人、儿童等特殊人群用药。如因病情需要导致药量超过常用量时，医师应注明原因并重新签名后药师方可调配。

⑤ 有无中药短缺品种，若有，则请处方医生更换他药，药学人员不得擅自更换。

3. 划价

药品划价是按处方的药味逐一计算得出每剂的总金额，填写在药价处的过程。划价应注意以下几点：

① 经审方合格后的处方才能划价。

② 计价方法是将每味药的剂量乘以单价得出每味药的价格，再将整方相加即得总价，以四舍五入的方法保留至分。

③ 代煎药可以加收价格合理的煎药费。

④ 计价完毕，药价填入处方规定的栏目后，审方计价人员必须签字，以示负责。

4. 调配处方

调配前再次审查相反、相畏、毒性药剂量等，确定无误后即可进行配药。

调配处方的一般程序包括：复审处方—对戥—称取药品—分剂包装等。处方的调配过程中，需要注意以下事项：

① 根据药品不同体积重量选用合适的戥秤，通常选用克戥，在称取贵重或毒性中药时，克以下要用毫克戥。称量前对戥，以保证称量正确。

② 调配时，应按处方先后顺序逐一称取每一味中药，不得哪味药近先称哪味，以免发生遗漏。

③ 一方多剂时用递减分戥法称量，可一次性计算并称出多剂单味药的总量，然后等量递减，逐剂复戥，不准估量分剂。

④ 坚硬或大块的矿石、果实、种子、动物骨及胶类药，调配时应临方捣碎才可入药。

⑤ 不得将变质、发霉、虫蛀等药品调配入药。

⑥ 先煎、后下、包煎、烊化、另煎、冲服等特殊煎煮方法的药品必须另包并在门票上注明。

⑦ 配方完毕，调配者自查无误后，根据处方内容填写中药包装袋，并在处方上签字，交核对发药人员进行核对。

5. 核对检查

认真仔细地核对，能最大程度上减少中药调配差错。中药调剂核对的内容如下：

① 复核药品与处方所开药味和剂数是否相符，是否存在多配、漏配、错配等现象。

② 处方中有无配伍禁忌"十八反""十九畏"和妊娠禁忌，用药剂量是否超标等。

知识链接

中药处方禁忌药

1. 配伍禁忌

中药配伍使用会产生协同、抑制和拮抗作用，拮抗作用的中药配伍能产生或者增强药物的毒副作用，对人体有害，不宜同用。前人通过长期的临床实践，将中药配伍禁忌方面的内容总结成了"十八反""十九畏"歌诀，内容如下。

"十八反"即"本草言明十八反，半蒌贝蔹芨攻乌，藻戟遂芫俱战草，诸参辛芍叛藜芦"。歌中十八种中药饮片表示相反比较显著，半夏、瓜蒌、贝母、白蔹、白芨与乌头相反，海藻、大戟、甘遂、芫花与甘草相反；人参、西洋参、丹参、沙参（南沙参、北沙参）、苦参、玄参、细辛、芍药（白芍、赤芍）与藜芦相反。

"十九畏"即"硫黄原是火中精，朴硝一见便相争，水银莫与砒霜见，狼毒最怕密陀僧，巴豆性烈最为上，偏与牵牛不顺情，丁香莫与郁金见，牙硝难合荆三棱，川乌、草乌不顺犀，人参最怕五灵脂，官桂善能调冷气，若逢石脂便相欺，大凡修合看顺逆，炮爁炙煿莫相依。"歌中十九种中药饮片表示相畏比较显著，硫黄畏朴硝，水银畏砒霜，狼毒畏密陀僧，巴豆畏牵牛，丁香畏郁金，牙硝畏京三棱，川乌、草乌畏犀角，人参畏五灵脂，肉桂畏赤石脂。

2. 妊娠禁忌用药

对于怀孕妇女的处方，药师在审查处方正文时，需审查有无妊娠禁忌用药，这些药物会影响胎儿生长发育、有致畸作用，甚至会导致孕妇流产。它们大多数是毒性较强或药性较烈的药材，如川乌、草乌、斑蝥、大戟、巴豆、商陆、三棱、莪术、水蛭、蜈蚣、红娘虫、雄黄、芒硝、麝香等。

慎用药大多数是烈性或有小毒的药物，包括通经祛瘀、行气破滞以及辛热、滑利等药物。如破气药枳实、槟榔等；活血化瘀药红花、乳香、没药、益母草等；通淋利水药冬葵子、瞿麦等；以及其他药物如天南星、附子、肉桂、常山、干姜、半夏等。

妊娠禁忌歌诀如下：蚖斑水蛭及虻虫，乌头附子配天雄；野葛水银并巴豆，牛膝薏苡与蜈蚣；三棱芫花代赭麝，大戟蝉蜕黄雌雄；牙硝芒硝牡丹桂，槐花牵牛皂角同；半夏南星与通草，瞿麦干姜桃仁通；硇砂干漆鳖爪甲，地胆茅根与蟅虫。

禁用与慎用药材，原则上应避免使用以防意外。非使用猛烈药物而病不除者，则应慎重考虑，并在处方中签字以示负责。

③ 饮片有无霉变、虫蛀等现象。

④ 是否将先煎、后下、包煎、烊化、另煎、冲服等特殊要求药品另包及标注。

⑤ 抽查剂量准确程度，要求每剂重量差异不超过 ±5%，贵重药和毒性药不超过

± 1%。

⑥ 核对无误后签字，然后在药袋上写明患者姓名，需特殊处理的药品，在药袋上要写明处理方法，然后按剂装袋，装好后理整齐，打包后发药。

6. 发药与用药指导

发药是调剂工作中的最后一个环节。将调配好的药剂包扎好或装入专用袋，发药人员在核对姓名、剂数后发给患者，并对患者交代清楚煎法、服法、饮食禁忌等，以保证患者用药安全有效。发药时应注意以下几点：

① 核对患者姓名。

② 详细说明用法、用量及用药疗程，对特殊煎煮方法如先煎、后下、另煎、包煎等，需向患者特别说明。

③ 耐心解答患者有关用药的各种疑问。

 知识链接

中药的用法

1. 服药时间

一般中药汤剂可在早晚各服1次。对于不同病情，不同方剂又有不同规定：常规慢性病，必须定时服用，使体内保持一定的血药浓度；滋补药宜饭后服，使之同食物中营养成分一并吸收；解表剂煎后趁热服下，覆盖衣被，使身体微汗，以更好发挥药物疗效；对胃有刺激性的药物宜饭后服用，以减轻其刺激作用；驱虫、攻下药最好空腹服用，以便药力集中、起效快；安神药应在临睡前服；特殊方剂应遵医嘱使用。

2. 服药量

一般患者每天一剂，每剂药一般煎两次，有些补药也可煎3次，每剂煎成250～300mL，将两次煎得的药液合并后分次服用。一般慢性病、病情轻的患者，宜缓缓调治，一剂汤剂可分2～3次服用；呕吐患者服药时应先少后多，并分多次服下；小儿宜将药液浓缩，少量多次服。煎药宜用砂锅、不锈钢锅或搪瓷锅为宜，忌用铁锅、铜锅。

3. 饮食禁忌

脾胃虚的患者，应少食肉类、生冷及其他不易消化的食物。热性疾病，应禁用或少食酒类、肉类、鱼类及辛辣食物，以免食后助长病邪，加重病情。服解表药、透疹药，宜少食生冷及酸味食物，因冷、酸味食物均有收敛作用，能影响药物解表、透疹效果。服温补药，宜少饮茶、少食萝卜，因茶叶、萝卜的凉性及下气作用，会降低药物温补脾胃之功效。上述情况，在服用某些药物后，有一定"忌口"的是：地黄、何首乌忌萝卜，甘草、黄连、桔梗、乌梅忌猪肉，商陆忌犬肉，薄荷忌鳖，鳖甲忌苋菜，常山忌生葱等。

三、中药处方的调配操作

调配俗称"抓药"，是中药调剂过程中极其重要的环节。调剂人员接到计价收款完毕的处方后，要遵循中药调配常规，运用调剂工具和调剂设施将处方中的药味逐一进行调配。调配质量直接关系到治疗的效果，有时甚至直接关系到患者的生命健康，因此，调配人员需要有高度的责任心、一丝不苟的工作作风、熟练的操作技能，以确保处方药味正确，剂量准确。本环节的操作流程可分为调配前的准备工作和调配两个连续的部分。

（一）调配前的准备工作

调配前的准备工作包括清场、审核处方、包装用纸的选择和码放。

1. 清场

清场是对调配使用的盛放器具、调剂台的台面、戥秤、铜缸子等用具进行清洁，清除其上残留的灰尘和杂物，其目的是保证调配的饮片不受污染。常用工具为鸡毛掸子或干燥抹布，切忌使用湿布来清洁器具，以防器具生锈损坏及饮片受潮质量下降。

2. 调配前审方

调剂员查看处方有别于药师审核处方，除作为药师审方的补充外，更侧重于处方内容的审阅，目的是便于调配操作。调剂员审方包括以下几个方面的内容：

① 核对顾客信息，确认配药剂数。调配人员在调配处方前，应与计价人员或顾客再次确认配药顾客的姓名和调配的剂数，避免因顾客原因导致的失误。

② 再一次审阅处方，注意配伍禁忌、妊娠禁忌，毒性中药的用法用量。调配人员审方是作为药师审方的补充，避免因审方药师疏忽遗漏导致的失误。

③ 确认所需饮片是否齐全。特别是应付的规格，如所需药断档应立即作出说明；对于医师手写处方，要特别注意辨析确认饮片品种。

④ 预估药物的重量和体积，以便于选取合适大小的包装用纸。

知识链接

包装用纸

包装用纸根据用途分单味分包用纸、衬纸及外层包装用纸。外层包装用纸习称"门票"，一般一面都印有药店名称、地址、电话和煎药的注意事项等基本信息。

3. 选择和码放包装纸

包装纸的选择和码放是根据药量和体积来确定的，草类和其他质地松泡的药材数量较多时，应选取较大尺寸的包装纸，反之宜小。

门票的码放有一定的原则：①有字面朝下，便于在包药完成后能使顾客看见各项信息；②每张门票之间宜有一定的按序重叠（1cm左右），如为两行，靠近调剂员一侧应叠在上；③门票与处方的位置，应以方便为原则。一般将处方放在门票的左侧。在调配的剂数较多，又为奇数时，也可将处方放在门票中间空余处。

（二）处方调配

1. 操作要点

（1）审方铺纸　审核处方，无禁忌并符合调剂条件的，根据处方药量、剂数来选择适当的门票在调剂台上铺放整齐。

（2）校戥　校戥是为了保证戥秤的精确度和灵敏度，保证饮片剂量准确、调配迅速，在确认戥秤的准确性后方能进行饮片的称取。

（3）称取　用戥秤称取适量饮片的过程，称为"称取"，俗称"抓药"。

首先看清需要称取的中药饮片名称及克数，左手用架戥法持戥，右手拉开格斗，采用"抓药"的方式，抓取适量饮片反手入戥盘，调整饮片量至戥杆平衡。

操作注意：①拉格斗时不宜用力过猛，以免格斗脱离斗架。②拉开格斗称取饮片时，切忌用戥盘"铲"取，容易导致药物外漏或落地。③调配一方多剂药时，可一次性称出多剂单味药的总量（即称取克数＝单味药剂量×剂数）再按剂数分开，称为"分剂量"。分剂量时要每倒一次，称量一次，即"等量递减，逐剂复戥"。④不可凭主观臆测，以手代戥，随意估量分剂或抓配，每一剂的重量误差应控制在±5%以内。调剂员应练就"一抓准"的本领，以提高配方速度。⑤如总剂量较大，不能一次完成，可分次完成，切忌随意估算；称取时要随时参看处方内容，不能凭记忆操作，以免错配、漏配。

（4）饮片称取与摆放顺序　一般按处方药味顺序称取，间隔平放，不可混放一堆。对于体积松泡的品种，如灯心草、夏枯草、通草、茵陈、淫羊藿等可先称，置于包装纸的正中，以免覆盖前药。对于黏度大的药品，如瓜蒌、熟地黄、龙眼肉等可后称，置于松泡饮片之上，以免直接接触包装用纸而将包装纸粘破。

（5）特殊处理药品的调配　处方中如有需要特殊处理的药品，如先煎、后下、包煎、冲服、烊化、另煎等，要视剂量放于相应的单味包装纸上另包，并在包装纸上注明用法。

（6）需临方捣碎药品的调配　对于果实种子类饮片，如紫苏子、火麻仁、瓜蒌子、砂仁等，因其外壳坚实，如不打碎会影响其有效成分的煎出率；如预先破碎，在长时间的储存中，有效成分容易分散，甚至发生走油变质。因此，通常需要在处方调配时，用铜缸子临时捣碎，随捣随用。

知识链接

宜捣碎、研碎的药品

药名下注明"捣""打"或"研粉"的药，应当用冲筒捣碎、用打粉机粉碎或用研钵研粉。调剂时需捣碎的中药多为含油脂或挥发油成分较多的果实种子类，药业有"逢子必捣"之说，也有少量坚硬的根及根茎类、矿物类、动物贝壳类中药等，即"完物必破"。根据药物自身的性质，将需要捣碎的中药分为以下两类。

（1）可预先加工碾串（碎）备用的中药　瓦楞子、石决明、生石膏、石燕、龙骨、鹅管石、海浮石、花蕊石、芦荟、牡蛎、皂矾、青礞石、珍珠母、栀子、钟乳石、香附、海螵蛸、寒水石、硫黄、紫贝齿、紫石英、蛤壳、磁石、赭石等。

（2）调配处方需临方捣碎的中药　丁香、人参、儿茶、刀豆、大皂角、大枣（劈开或去核）、山慈菇、生川乌、川楝子、木鳖子、五味子、牛蒡子、炒牛蒡子、平贝母、白矾、白果、炒白果仁、白扁豆、炒白扁豆、瓜蒌子、半夏、母丁香、亚麻子、西洋参、麸煨肉豆蔻、肉桂、竹节参、延胡索（或切厚片）、华山参、自然铜、决明子、炒决明子、红豆蔻、红参、芥子、炒芥子、豆蔻、醋龟甲、诃子、青果、苦杏仁、郁李仁、使君子、荜茇、草豆蔻、草果仁、姜草果仁、盐胡芦巴、荔枝核、南五味子、醋南五味子、砂仁、牵牛子、炒牵牛子、炮山甲、醋山甲、珠子参、莱菔子、炒莱菔子、桃仁、益智仁、盐益智仁、浙贝母（或切厚片）、娑罗子、海马（或研粉）、海龙（或切段）、预知子、黄连、甜瓜子、鹿角霜、黑芝麻、蓖麻子、炒蔓荆子、榧子、酸枣仁、蕤仁、橘核、醋鳖甲等。

以上药物调配时既不能给整药，也不能提前捣碎放置时间过长，一般均应在调配时临时用冲筒捣碎后使用，一方面有利于药物有效成分的煎出，另一方面也可防止过早捣碎药物有效成分的散失或出现虫蛀、发霉、泛油等现象。调配这些药物时，即使医师在处方中没有特殊要求，按常规也应该进行临方捣碎处理。

（7）鲜药的调配　处方中若有鲜药如鲜芦根、鲜茅根等，应用保鲜袋另包，不得与群药混包，并嘱咐患者回家后单独冷藏以防止发生霉变。

（8）拌衣的调配　拌衣是将药物表面用水润湿后加入辅料搅拌，使辅料黏附于药物表面，从而增强药物的疗效。常见的拌衣药物有朱砂拌远志、茯苓、麦冬、灯心草等。

（9）自查与签名盖章　调配完一方后，先将戥秤放好，然后自行按处方逐味检查一遍，确认无误后在处方上签名，再交由复核药师进行复核。

2. 操作注意事项

① 严格按医师处方要求进行调配，不准生制不分，以生代制。处方中有需要临时炮制加工的药品，如炙旋覆花、炒干姜等，可称取生品后再交由专人按炮制方法进行炮制，炮制品需符合质量要求。

② 调配时若发现有伪劣药品、不合格药品、发霉变质药品等要及时更换，再行调配。

③ 调配含有毒性中药饮片的处方，每次处方剂量不得超过2日极量，对处方未注明"生用"的，应给付炮制品。处方需保存2年备查。

④ 罂粟壳不得单方发药，必须凭有麻醉药品处方权的执业医师签名的淡红色处方方可调配，且每张处方不得超过3日用量，连续使用不得超过7天，成人的常用量为每天3～6g。处方保存3年备查。

⑤ 调配过程中，对于不小心洒落在地上的药物，不得捡起放回药斗，更不允许捡起放入戥秤内。

3. 脚注处理（特殊处理药品的调配）

脚注是中医处方的常用术语之一，根据治疗需要和饮片的性质，医师在开具汤剂处方时，会对某味药物的煎煮方法和用法提出简明要求，一般用小字写在药名右上角、右下角或后面括弧内，称为脚注、旁注，其作用是提示调剂人员对该饮片采用相应的处理方法。《中国药典》中对需特殊处理的饮片品种有着明确的规定，即使医师处方中没有特殊注明，调剂人员也应当按常规进行特殊处理。常见的脚注术语有先煎、后下、包煎、另煎、冲服、烊化、打碎、煎汤代水等。调配时，先将有特殊煎法、服法的药按要求处理后单包成小包，再在小包外面写上药名、脚注要求或盖上脚注章，并向顾客交代具体煎服方法，再放入大药包中。

（1）宜先煎的药　先煎也称"先下"，需要先煎的饮片种类如下：

① 质地坚硬，不易煎透的矿物类、化石类、贝壳类及动物的角、骨、甲类饮片。如生蛤壳、生龙齿、生紫石英、生寒水石、生磁石、生牡蛎、生赭石、赤石脂、钟乳石、禹余粮、自然铜、生龙骨、石燕、生石决明、生珍珠母、生瓦楞子、水牛角丝、鳖甲、龟甲、鹿角霜等，并且调配时多需要捣碎。

② 某些有毒饮片因毒性成分不耐热，久煎可以降低毒性。如制川乌、制草乌、制附子、商陆等。

（2）宜后下的药　需要后下的饮片种类如下：

① 气味芳香的饮片。如降香、沉香、薄荷、砂仁、豆蔻、青蒿、鱼腥草等。

② 久煎后有效成分易破坏的饮片。如钩藤、苦杏仁、徐长卿、生大黄（用于泻下）、番泻叶等。

（3）宜包煎的药　需要包煎的饮片种类如下：

① 含黏液较多的饮片。包煎以免煎煮时煳锅底。如车前子、葶苈子等。

② 表面有绒毛的饮片。包煎以免脱落的绒毛混入煎液中刺激喉咙，引起咳嗽。如旋覆花、辛夷等。

③ 粉末状的饮片。包煎以免药末分散在汤液中，服药不便。如蛤粉、蒲黄、海金沙、滑石粉等。

（4）宜烊化（溶化）的药　烊化主要指胶类、蜜膏类中药。如阿胶、鳖甲胶、鹿角胶、饴糖、蜂蜜等。

（5）宜另煎的药　另煎主要指贵重中药。如人参、红参、西洋参、羚羊角丝等。

（6）宜兑服的药　兑服主要指液体中药。如黄酒、竹沥水、鲜藕汁、姜汁、梨汁等。

（7）宜冲服的药　如雷丸、蕲蛇、羚羊角粉、三七粉、琥珀、鹿茸、紫河车、沉香、金钱白花蛇等；或难溶于水的中药，如牛黄、麝香等。

岗位对接

本任务与医院中药房、药品经营企业中的中药饮片调剂岗位对接。中药饮片的调配是中药调剂工作中最为主要的工作环节，在《中药调剂员》国家职业技能标准中，对中药调剂工作人员的要求是能够按照中药调配的操作规程独立完成调配，掌握中药饮片的规范名称、中药处方的审方方法、中药配伍禁忌、处方应付、特殊药品脚注处理等知识。此外，在执业药师资格考试以及药士、药师、主管药师资格考试中，对中药饮片调配知识与技能的要求，与《中药调剂员》国家职业技能标准相同。

目标检测

一、A型选择题（单选题）

1. 调配含有毒性中药饮片的处方，每次处方剂量不得超过（　　）。
    A．1日极量　　　B．2日极量　　　C．3日极量　　　D．7日极量
2. 下列需要捣碎的饮片是（　　）。
    A．葶苈子　　　B．车前子　　　C．牛蒡子　　　D．枸杞子
3. 下列饮片在调配时需要捣碎后用小包包装的是（　　）。
    A．莱菔子　　　B．砂仁　　　C．白果　　　D．五味子
4. 中药饮片调剂每剂重量误差应当在（　　）。
    A．±1%以内　　B．±3%以内　　C．±5%以内　　D．±10%以内
5. 鹿角胶应当采取的脚注处理是（　　）。
    A．另煎　　　B．烊化　　　C．兑服　　　D．冲服

二、X型选择题（多选题）

1. 宜先煎的药材包括（　　）。
    A．质地坚硬，不易煎透的饮片　　B．含有毒性成分的饮片

C．含黏液较多的饮片　　　　　　D．贵重中药

E．液体中药

2．调配前再次审方可以达到（　　　）的目的。

A．确认中药剂量　　　　　　　　B．纠正毒麻中药超剂量

C．处方药味重复　　　　　　　　D．处方存在配伍禁忌

E．修正处方中的错误

3．调剂人员不得擅自更改医师处方中所列的（　　　）。

A．药名　　　　　B．剂量　　　　　C．用法　　　　D．处方脚注和处方术语

E．签名与日期

4．对"一方多剂"的调配要逐剂复戥，不可以（　　　）。

A．"等量递减，逐项复戥"　　　　B．"等量递增，逐剂复加"

C．主观估量　　　　　　　　　　D．随意抓配

E．按饮片的体积大小分剂

任务三　中药复核包装与发药

思维导图

19.电子教案

知识目标

1. 掌握处方复核的常规内容及方法。
2. 熟悉处方复核的注意事项。
3. 了解中药饮片包装捆扎方法及发药的技术要求。

技能目标

1. 能准确对处方的调配情况进行全面审核。
2. 能够对中药饮片进行包装（单纸、双纸）和捆扎。
3. 能按医嘱要求对患者进行用药交代。

思政目标

1. 培养中医药传统文化自信、职业自豪感。
2. 具备严谨细致、毫厘不差的职业习惯。
3. 传承为人民健康服务的意识和严谨细致、精益求精的工作作风。

 案例导入

一位顾客持医师开具的处方到药店去抓药，处方正文如下：桂枝12g、龙骨20g、白芍9g、牡蛎20g、黄连9g、法半夏6g、瓜蒌皮6g、苦杏仁5g、大枣3枚、生姜6g、炙甘草6g。共五剂，一天一剂，早晚两次温服。顾客询问其中单独包装的饮片需要怎么处理，调剂人员回答："就是需要先煎、后下的，包装上都写了。"顾客表示没有听明白。

讨论：

1. 该案例中调剂人员发药的交代规范吗？
2. 发药过程中需要注意什么问题？

复核是调配工作中的重要环节，是确保调剂质量，保证患者用药安全有效的关键。已调配好的处方在配方者自查的基础上，需由责任心强、业务水平高、经验丰富的中药师再次进行全面细致的核对，以确保调配处方的质量，避免用药差错的发生。

中药饮片的包装捆扎技术是中医药传统文化的特殊体现，中药调剂工作者应该熟练掌握此项技能，从而做到所包之药不松不漏、牢固美观。

发药是中药调剂工作的最后一个环节，对调配好的药剂，发药人员再次核对，交给患者，同时根据不同患者的药剂做好发药交代。

一、复核

复核又称校对，是指复核人员对调配的饮片按处方逐项进行全面细致的核对。调配好的中药饮片必须经过核对后方可发出。

1. 复核内容

（1）处方审核　进一步审核处方的合理性。

（2）药味复核　包括：①处方药味是否有错配、漏配、多味和掺杂异物。②特殊煎煮药物是否另包并注明用法，单包药味要拆包复核。③毒剧药、贵重药物的应用是否适当。

（3）药量复核　审核剂量，包括：每味药量与每剂药量的准确性。每剂药的剂量误差应不超过 ±5%，必要时需进行复称。

（4）其他复核　包括：①调配剂数与处方剂数是否相符；②饮片质量是否合格；③医师签字、调剂员签字是否齐全。

（5）代煎药调剂复核　复核煎药凭证与处方上的姓名、送药日期、时间、地址、药剂数是否相符。

（6）复核签字　复核合格后可签字进行包装，需特殊处理的药品放在上面，以便提醒患者注意按规定煎药和服用，并在包装上写上患者姓名。

2. 复核方法

复核方法可分单人法和双人法。单人法即是调配人员自我复核，完成后发出药剂的方法。此种方法一般在调剂人员比较少的偏远药店使用。双人法是在自我核对的基础上，交第二人核对的复核方法。此法是复核采取的主要方法，能杜绝调配人员的个人感官臆测，从而避免差错发生。

3. 复核注意

在调剂工作中中药调剂复核，是极为关键的环节，它是保证临床用药安全、有效，杜绝差错、事故的最后关卡。复核工作的质量优劣，将直接对处方的疗效产生重要作用。因此，必须要从多方面进行把关。

① 中药饮片调配完成后，须经第二人复核，未经复核的药剂不得发出。

② 复核时必须思想集中、高度负责，一张处方必须一次性复核完毕，中途不能做与复核无关的事情，复核率应达到100%。

③ 处方经全面复核无误后，必须签字或加盖专用章，方可包装药品。

二、包装

中药饮片的包装，是指用纸或纸袋包装中药饮片的操作过程。中药饮片包装的形式有多种多样。例如一些医疗机构由于门诊处方量较大，采用了更为节约时间的纸袋包装方法，而一些传统特色保持较好的中药店仍然使用纸包装。不论采用哪种方法，对中药饮片的包装都要求做到整齐美观、包扎牢固。

（一）特殊处理小包包装（包小包）

处方调配过程中，对需要特殊处理的中药饮片，应使用较小的包装纸单独进行包装，并在包装外注明特殊处理的方法。例如，需要先煎的品种：石膏、石决明等；需要后下的品种：薄荷、苏叶等；需要包煎的品种：车前子、葶苈子等；需要烊化的品种：阿胶、鹿角胶等；需要冲服的品种：三七粉、羚羊角粉等。

1. 四方形小包包法

四方形小包适合于一般特殊处理的中药饮片（粉末类除外）。操作步骤如下：

① 右手将小包挑起，并托于左手手心上。

② 将小包装纸的下角向上折叠，下角与上角平行对齐，双手拇指压住两侧。

③ 将左角折向中间，与之对称处的右角也折向中央，将多余的纸角折回。

④ 将左右两侧的纸边折压平整，并出两条线。

⑤ 将小包的上角向内折，多余的纸角塞入小包口，并双掖口（需要包煎的品种，还需放入布袋一个）。

⑥ 在包装外面写明饮片的处理方法。

2. 长方形小包包法

长方形小包适合于特殊处理饮片中的粉末类，如蒲黄、滑石粉等。具体的操作步骤如下：

① 将长方形包装纸平放于调剂台上，使其四个角对准上下左右四个方位，把粉末状的中药饮片放在纸的中间。

② 将纸的下角向上角方向对折。若饮片量较多时，对折线可低一些；饮片量较少时，对折线可高一些。

③ 再折一层，防止粉末状的中药饮片撒漏。

④ 将右角向左对折约1/3。

⑤ 右手捏住对折处，用左手指轻弹包装纸，使中药饮片向中心处集中，将左角向右对折约1/3。

⑥ 将上角向下对折，将对折后剩余的上角塞入左右角对折形成的夹缝中。

⑦ 在小包上注明饮片名称和处理的方法。

（二）中药饮片的整方包装（包大包）

中药饮片的整方包装，即中药饮片调配并复核完成后，混合包装于包装纸中。此种包装方法又分为单层纸包装法与双层纸包装法。

1. 单层纸包装

操作步骤如下：

① 将调配的中药饮片放置于门票的中央，将包装纸角放在正前方。

② 双手提起门票的前后两角对齐，将纸角上部的1/4处，沿直线折叠下压。

③ 右手掐住中间折纸处，并压住包装右角，顺势将包装抬起，将包装左角折至中央并下压，右手松开。

④ 左手掐住包装的中间处，抬起包装右侧，将右角折至中间。

⑤ 将包装放平，中间处向内掖口折叠两次。

⑥ 整理包装的四个角，使其平整。

2. 双层纸包装

操作步骤：选用内外包装的两种包装用纸，外层使用门票，内层使用较软的衬纸。

① 将调配后的中药饮片混合放置在门票中央，双手提起下角的两层包装纸与上角的内层纸对齐，在纸角的1/4处，沿直线折叠下压。

② 右手掐住中央折纸处，并压住包装右角，顺势将包装抬起，将包装左角折至中央并下压。

③ 左手掐住包装中间处，抬起包装右侧，将右角折至中间。

④ 将包装放平，将上角的外层纸向下折叠，并把多余的纸角向内折叠，双掖口进行

折叠。

⑤ 整理包装，使其平整。

（三）药包的捆扎

操作步骤如下：

（1）摆放药包　通常第一个药包的折扣面朝下，因为此面有多层包药纸比较厚实不易磨破，其他药包交叉摆放，最后一包折扣面朝上。

（2）处方摆放　将处方置于最上方的药包中间，并将处方前记部分外露，以便发药时核对具体信息。

（3）捆扎步骤

① 左手握绳，将其压于药包的中心位置，右手向下拉绳。注意捆扎绳头预留的长度要适宜。

② 右手将绳由药包底部向上绕至顶部。

③ 左手依然压绳一端于药包中心，右手旋转药包使绳成十字交叉。

④ 左手再次拉紧绳一端，右手向下拉绳、将绳由底部绕至顶部。

⑤ 将药包旋转，使绳的两端交叉后拧在一起。

⑥ 将绳的两端分别从左右两侧捆扎绳绕出，打结。

⑦ 捆扎绳头要留出四个手指的长度，打活结，方便患者拎药包。

三、发药

发药是中药调剂工作中最后一个工作环节，无论发成药或汤剂，都需在核对无误后，方能发出。发药工作看似简单，但稍有疏忽发错药剂，将严重影响患者用药安全，因此发药人员一定要思想集中、主动热情。

（一）发药常规

1. 核对

核对患者姓名、取药凭证号码以及药剂数、附带药品是否与处方相符；内服、外用药是否使用对应的专用包装；包装纸（袋）是否完整、有无破损或污染；特别注意相同或相似姓名的患者，以防造成错药事故。处方中要求另包、单包的药材是否已按规定要求处理；药品包扎是否牢固，如发现不合格的，应及时提醒配方者更正，否则不予发出。

2. 发药与交待

将包装好的药品逐一交给患者，并与患者共同核对剂数、单包药、附带药等是否齐全。同时仔细向患者交待煎煮方法、服药方法，并对服药期间的禁忌、可能发生的不良反应以及用药注意事项等问题对患者加以说明；对有单包药的，要检查单包药的包装上是否清晰地标注了特殊处理的方法，同时还应该向患者交待清楚具体操作和注意事项等；如需另外加入"药引"，也要向患者详细说明，并标注在大包药的包装上，以示提醒；如处方中含有毒麻中药，也要告之。若为外用药，需特别强调，以免患者误食。

3. 结束用语

发药完毕后，以"您的药齐了"结束即可，切勿使用"再见""欢迎再次光临"等容易引起患者心里不舒服的语言。

4. 签字

发药人在处方中"发药"栏签字或印章。

5. 处方处理

医疗单位收存处方保存年限：普通处方、急诊处方、儿科处方为一年；细料贵重及毒性药品处方需保存二年。期满后经单位领导批准，方可销毁。

（二）发药交代

药师是医嘱的执行者，发药时的交代是调剂工作的最后环节，也是最考验调剂人员业务能力和知识素养的环节，发药交代的准确与否直接关系到患者能否准确执行医嘱。发出药物时，处方中需特殊处理药物或需另加"药引"及煎法、用法、服药方法、服药禁忌、内服、外用药等须向患者说明，特别是内有细料和毒性药品的处方更须耐心细致地向患者解释清楚，切忌简单生硬地含糊回答。

1. 交代单包药的方法

处方中需要特殊处理的药物在调配复核后已经单包，并注明了用法。发药人员在发药时还要向取药者口头交代清楚单包药的名称、煎法、服法和用法等内容。

对于未煎过中药的患者，还需提醒其煎药工具及方法。若同时使用有小包装饮片，则需提醒患者，小包装药品要按照处方上的用量，拆开与大包药一起浸泡煎煮。

2. 交代"药引"的选取和使用

药引又称"引药""药引子"，为中药的特色之一，是一种用于配合中药汤剂或中成药使用的服药方法。药引具有引导药物发挥疗效，扩大方药的应用范围，兼有解毒、调和脾胃的功能。药引子在中药治疗上虽只是个"配角"，但作为中药的"向导"，作用不可低估，使用得当，有时能达到"药半功倍"的效果。在一张处方中，是否需要使用药引，由医生根据病情而定。药引有的可在药店内配齐，有的则需要患者自己准备，发药人员要向取药者交代清楚药引子的选取和使用方法。常见的药引如下：

（1）生姜　辛，微温，入肺、脾经，有发汗解表、温中止呕、温肺止咳之效。如治疗风寒感冒时，常用生姜3～5片为引，以增强疗效。

（2）葱白　辛，温，入肺、胃经，有散寒通阳、解毒散结之效。如治疗风寒感冒，小便闭塞不通时，常用葱白5～7根为引。

（3）芦根　具有清热、透疹、生津、止呕的作用。如治疗外感风热及痘疹初起时，常用鲜芦根5～15g为引。

（4）黄酒或白酒　性辛温，有温通经络、发散风寒的功效。如治疗风寒湿痹、腰腿肩臂疼痛、血寒经闭及产后诸疾和跌打损伤时，活络丸、跌打丸、独活寄生丸、七厘散等都可以用酒送服。黄酒常用量为25～30mL，白酒酌减。另外，阿胶、龟板胶、紫河车等药物有腥臭味，用黄酒作药引子，有矫味作用。

> **知识链接**
>
> ### 药引的作用
>
> 中医处方是按"君、臣、佐、使"的原则来配伍的，药引就是"使药"，药引的作用主要有以下几种：

（1）引经作用　药引可引导药物对人体的某一部位或脏腑充分发挥治疗作用，如治疗肾阴亏的六味地黄丸，常以淡盐水作为药引送服，因为咸味可以引导药物入肾。

（2）增强疗效　引经药作药引，可提高主药的疗效，如在治疗风寒感冒的辛温解表方中，常以生姜或葱白为药引，增强发汗解表作用，又如补气利水的黄芪，加健脾利水的茯苓为引，可提高利水功效。

（3）解毒作用　有些药物有小毒，加入药引可降低或消除其毒性，如生南星、生半夏加生姜为引；乌头、附子加饴糖为引，均可降低毒性。

（4）缓和药性　有些药物作用猛烈，加药引可缓和药性，并保护正气。如葶苈大枣泻肺汤中，以大枣为引，缓和葶苈的烈性，达到泻肺而不伤肺的目的。

（5）保护脾胃　有些药物可刺激胃肠道，导致消化吸收功能下降或出现胃肠道反应，加入药引可保护脾胃。如清热解暑的白虎汤苦寒败胃，常加粳米为引以护胃扶正。

（6）矫味作用　有些中药味苦或有异味不堪入口，可加药引矫味，如治疗百日咳的猪苦胆、鸡苦胆，常以红糖或冰糖为药引。诸多中医处方中常以甘草为药引，因为甘草能调和诸药，并起矫味作用。

3. 交代汤剂的内服用法

（1）服药方法　根据病情轻重及患者体质强弱可采用以下服用方法：

① 分服。对较轻的疾病或慢性病，每日一剂，分2～3次服。

② 顿服。急症患者用药则不拘时间迅速煎服；危重患者常将一剂两煎的汤剂1次服下，甚至一日可服2～3剂，每隔4h左右服药一次，昼夜不停，以保持药力。

③ 频服。不拘时间和次数，少量多次服用，以减轻胃肠道的负担。

（2）服药时间　传统的中医理论对口服汤剂的时间要求主要有饭前服、饭后服、空腹服和睡前服等。实际情况中，具体的服药时间应根据病情需要和药物性能而定，以便取得最好的治疗效果。但无论饭前或饭后服，均应略有间隔，以免影响疗效。

① 一般汤剂宜在饭后30～60min内服用。

② 健胃药和对胃肠有刺激的药物宜在饭后立即服用，以减轻对胃肠道的刺激。

③ 滋补类药宜早晚空腹服，使之与食物中的营养成分一并吸收，以利于药效的发挥。

④ 镇静安神药宜在睡前服用。

⑤ 治疗疟疾药宜在发作前1～2h服用，以达到截疟的作用。

⑥ 发散解表药宜饭后服用，以防出汗过多而造成虚脱。服用发汗解表药后，还要注意防风保温，使全身微微发汗，切忌大汗淋漓，引入外邪。

⑦ 驱虫药、攻下药、祛湿药宜早晨空腹时服，药力集中，起效快。

⑧ 慢性病服药必须定时，使其在体内保持一定的血药浓度。

⑨ 特殊方剂应遵医嘱。

（3）服药温度　传统中医理论对口服汤剂的温度是非常讲究的，主要有三种方式：温服、热服和凉服。

① 温服。一般汤剂宜温服，切忌大热或过冷。特别是对胃肠道有刺激性的药物，如瓜蒌仁、乳香等。温服和胃益脾，能减轻刺激。

② 热服。将煎得的中药汤剂趁热服用。解表剂、寒证用药均宜热服，以助药力，如辛温解表剂用于外感风寒表实证时，不仅需热服，且服药后还需温覆取汗；真热假寒宜寒药热服。

③ 冷服。呕吐患者或中毒患者均宜冷服；热证用寒药可冷服；真寒假热，宜热药冷服；实热症、躁狂不安者，药亦需冷服。

有些患者服药后易恶心、呕吐，可在药液中加少许姜汁，或服药前先含一片鲜姜或橘皮。此外，有些中药服用不当易致呕吐，要加以注意，如香薷，热服易致呕吐，以冷服为好。

（4）服药量

① 成人服用量一般每次 100～150mL，每日2次。

② 儿童服用量一般应因年龄而异。1岁以内为成人服药量的 1/5；1～3岁为成人的 1/4；4～7岁为成人的 1/3；8～10岁为成人的半量；11岁以上可用成人量。此外还应注意，小儿宜服用浓缩汤液，以少量多次为好，不要急速灌药，以免呛咳，发生危险。

（5）服药期间的饮食禁忌

患者在服药期间的饮食禁忌，俗称"忌口"，指服药期间不宜同时进食与药性相反或影响治疗效果的食物或饮品。饮食方面应注意忌食生、冷、油腻、辛辣的食品，原则上忌饮浓茶，非必要时无需补充维生素。同时，服药期间，一般宜少食豆类、肉类、生冷及其他不易消化的食物，以免增加患者的胃肠道负担，影响患者恢复。

热性疾病应禁用或少食酒类、辣味、鱼类、肉类等食物，因此类食物厚腻易生热生痰，食后助长病邪，使病情加重；服解表透疹药宜少食生冷酸味食物，因冷味、酸味均有收敛作用，有碍药物解表、透疹；服温中祛寒药时不宜吃生冷助寒类的食物；服用滋补药宜少饮茶，少食萝卜，因茶、萝卜的凉性及下气作用能降低药物温补脾胃的功效；服健脾消食药时不宜吃油腻、不易消化的食物；服镇静安神药时不宜吃辛辣、酒、浓茶等刺激和兴奋性的食物；服解毒、收敛药时不宜吃"发物"，如姜、椒、酒、鲤鱼等类的食物。

此外，服用某些药物时有特殊忌口，如人参忌萝卜，鳖甲忌苋菜，甘草忌鲢鱼，常山、蜂蜜忌葱，茯苓忌醋，薄荷忌鳖肉，甘草、桔梗、黄连忌猪肉，紫苏、天冬、麦冬忌鲤鱼、鲫鱼，地黄、何首乌忌葱、蒜、萝卜和血类食物等。

4. 交代汤剂的外用方法

汤剂外用，是利用药物与皮肤接触而达到"外治内效"的目的，汤剂外治多具有温通经络、活血止痛、止痒及康复健身等作用。有些外治的疗效还优于内服，常用方法有三种：

（1）熏蒸法　以药物加水煎汤利用蒸汽熏蒸局部或机体，使药物通过肌肤渗入人体经络发挥祛风、散寒、除湿的作用。如用桂枝、川乌、苍术等煎汤熏蒸患处。

（2）洗浸法　洗浸是传统的"药浴"方法，是用适当药物煎液或浸液来洗浸人体全身或局部。皮肤病中的疥疮体癣，可用苦参、地肤子、野菊花等药物洗浸患处，从而起到除湿止痒、杀虫解毒的目的。

（3）含漱法　药液作用于口腔一定时间，然后漱出，常用于治疗热毒引起的口腔、咽喉病。如黄连、硼砂、芒硝制成的含漱剂。

（三）交代用药注意事项

发药时应注意保护患者的隐私，切忌大声说出患者就诊的科室、病情诊断等个人信息。有些特殊状况，在发药时需向患者交代清楚，以免引起事故和纠纷。

（1）交代服药期间可能出现的不适症状，如轻微腹泻、排泄物颜色的改变等，告知患者这些症状在停药后可自行消失，消除患者疑虑。如果不良反应过重，应停药并立即就医。

（2）交代服药后可能出现的副作用。如服用安神类药物后不宜从事需要集中注意力的活动，如驾驶汽车、操作机器或高空作业等。

（3）交代服药期间的饮食禁忌。一般忌食生、冷、辛辣、油腻，忌酒忌浓茶。对于有特殊忌口要求的药物也要详细向患者说明。

（4）煎煮好的汤剂不宜存放过久。因为汤剂中含有淀粉、糖类、蛋白质、维生素、挥发油、氨基酸和各种酶、微量元素等多种有效成分，存放过久，不但药效降低，而且会因空气、温度和细菌污染等因素的影响，使药液中的有效成分发酵水解，导致细菌繁殖滋生，药液变质，服用后对人体造成危害。

（5）若处方中有"药引"，需要告诉患者如何使用。

（6）若为外用药，要提示患者切勿内服。

调剂人员一定要态度认真，注意力集中，不断提高业务水平，及时发现问题，避免事故发生。一旦发生发药差错，应及时采取补救措施，尽最大可能减轻不良后果，做好发药差错登记，同时向科室负责人报告；严重的差错事故应及时向上级职能部门及分管院长报告，以便及时处理，减少损失。

知识链接

发药礼仪

患者来取药时，发药人员说："您好，请问您是叫××吗？请出示您的领药牌给我们核对。"并双手接过领药牌。

贵重药品要打开包装与患者当面清点，并重新包装好交给患者。

耐心、仔细地对患者进行用药交代与指导后说："请问您还有什么疑问吗？"

患者离开时说："请走好，祝您早日康复！"

小提示：由于大多数顾客对药物知识缺乏系统了解，所以在进行发药交代时要尽量用口头语，避免使用专业术语，这样更贴近生活，顾客也易于理解。

岗位对接

复核包装与发药对接医院中药房或社会药店中的中药饮片调剂岗位。复核包装与发药是中药调剂工作的一个环节，要求工作人员能够对调配好的中药饮片进行全面、准确的复核，根据每剂药的药量和质地选择大小合适的包装用纸，将药物包装捆扎美观、牢固，最后根据发药操作流程，向顾客说明药物的服用方法和饮食禁忌等注意事项，并能准确回答出顾客有关用药提出的问题。

目标检测

一、A 型选择题（单选题）

1. 关于复核工作叙述正确的是（　　　）。

A. 调配完毕后的药品，可由调配人员自行复核

B. 调配完毕后的药品，应由同级技术人员复核

C. 复核工作只需要对药味的品种和剂量进行复核

D. 调配人员原则上不能自行复核，应由上一级的技术人员进行复核

E. 复核完毕后调配者进行签字，以示负责

2. 不属于复核工作中用法复核内容的是（　　）。

A. 先煎　　　　　B. 后下　　　　　C. 十八反　　　　D. 包煎　　　　E. 烊化

3. 关于汤剂的服药时间，下列说法错误的是（　　）。

A. 补益药宜饭前服　　　　　　　B. 驱虫药宜饭前服

C. 安神药宜睡前服　　　　　　　D. 对胃肠有刺激的药宜饭后服

E. 治疗疟疾的药物宜发作前服

4. 如果发错了药，应该（　　）。

A. 等待患者找回来　　　　　　　B. 没关系，反正不是自己认识的患者

C. 做好登记及时上报　　　　　　D. 修改发药记录

E. 其他同事不知道就当没发生过

5. 成人一次的服药量为（　　）。

A. 50 ～ 100mL　　　　　　　　B. 100 ～ 150mL

C. 150 ～ 200mL　　　　　　　　D. 200 ～ 300mL

E. 300 ～ 400mL

二、X型选择题（多选题）

1. 药味复核包括（　　）。

A. 处方药味是否有错配　　　　　B. 处方药味是否有漏配

C. 毒剧药应用是否适当　　　　　D. 贵重药物应用是否适当

E. 特殊煎煮药物是否另包并注明用法

2. 其他复核包括（　　）。

A. 调配剂数与处方剂数是否相符　　B. 饮片是否有虫蛀

C. 饮片是否有霉烂等变质现象，发现问题应及时更换，以免影响疗效

D. 医师签字是否齐全　　　　　　E. 调剂员签字是否齐全

3. 发药时要告知患者在服用中药期间，日常饮食一般避免（　　）的食物。

A. 生　　　　　B. 冷　　　　　C. 辛辣　　　　D. 油腻　　　　E. 酸甜

4. 汤剂在服用时，对温度的要求为（　　）。

A. 一般汤剂温服　　　　　　　　B. 解表药宜热服

C. 寒证宜热服　　　　　　　　　D. 热证宜冷服

E. 冷藏服用效果更好

任务四　中药饮片代加工

20.电子教案

思维导图

中药饮片代加工
- ❶ 中药代煎
  - 传统中药汤剂煎煮法
    - 一般煎煮法
    - 特殊煎煮法
    - 煎药过程的注意事项
  - 煎药机煎药法
    - 煎药机的组成和特点
    - 煎药机的操作
    - 煎药机使用注意
- ❷ 中药材切片与粉碎
- ❸ 中药饮片制剂
- ❹ 代客加工注意事项
  - 收到需代煎的中药
  - 收到需切片的中药
  - 收到需粉碎的中药材或饮片
  - 其他注意事项

学习目标

知识目标
1. 掌握中药饮片的常规煎制方法。
2. 熟悉中药饮片的特殊煎煮方法及其他中药房常见代加工项目。
技能目标
1. 能用砂锅和煎药机制备中药汤剂。
2. 能根据要求对顾客的中药饮片进行代加工。
思政目标
1. 培养中医药传统文化自信、职业自豪感。
2. 具备严谨细致、毫厘不差的职业习惯。
3. 传承为人民健康服务的意识和严谨细致、精益求精的工作作风。

患者，女，37岁。最近偶感风寒，感到不适去中药房开了几副中药。回家后由于工作忙碌，无时间外出，故交代其儿子去买煎药锅回来以便煎药。其儿子去商店，买了一大小适中的铜锅作为煎药锅。

讨论：

1. 患者儿子的选择是否正确？
2. 最适宜的煎药器具应为什么材质？

汤剂又称汤液，是将中药饮片用煎煮或浸泡方法，去渣取汁制成液体的剂型。因其吸收快、易发挥疗效、便于家庭应用，汤剂被广泛灵活地应用于治疗各种病症。

医疗机构中药煎药室应按照2009年原卫生部和国家中医药管理局制定的《医疗机构中药煎药室管理规范》煎煮中药汤剂，药品经营企业代煎中药汤剂也应参照执行该规范要求。

一、中药代煎

中药煎煮是中药调剂的重要内容之一，汤剂（汤液）是用煎煮或浸泡法去渣取汁，将药物制成液体的剂型。中药传统煎药方法是人工操作的开放式煎药方法（砂锅煎煮法）。随着人们生活节奏的加快，以中药煎药机为代表的现代煎药工具出现，满足了群众简便、安全、高效的煎药需求。中药煎药机从用途上分为两类，家庭用煎药机和医院、诊所、药店使用的大型煎药机。

（一）传统的中药汤剂煎煮法

1. 一般煎煮法

（1）煎药器具的选择 中药汤剂的质量与选用的煎药器具有着十分密切的联系。因陶器与药物所含的各种成分不发生化学反应，煎出的汤剂质量好，加上砂锅传热均匀、缓和、价格低廉，因而自古沿用至今。玻璃和搪瓷制器亦可选用。切忌选用铜、铁、铝、锡等易腐蚀材料或有毒塑料制成的器皿。目前，中药的煎煮工具有了很大的改革和创新，各种具有人工智能的新型自动煎药机不断问世。

（2）煎药用水及加水量 煎药用水应当是符合国家卫生标准的饮用水，或洁净、少含矿物质或其他杂质的井水或洁净的河水等均可。浸泡药物宜用凉水，而不宜用热水。

汤剂加水量的多少，直接影响煎药的质量。用水过多虽然能增加有效成分的溶出量，但汤剂量过大，患者服用困难；反之，用水过少会造成"煮不透，煎不尽"，使有效成分不易完全煎出，稍一蒸发，药汁即干，药物有效成分会因局部高温而受到破坏。

药材的质地不同，吸水量与其质地有关。如重量相等的药物，质地疏松的吸水量多，质地坚硬的则吸水量少。煎煮花、叶、全草及其他质地疏松的药物，其用水量大于一般药物的用水量；煎煮矿物、贝壳及其他质地坚实的药物，其用水量则少于一般药物的用水量。常用的加水方法有以下两种：

① 饮片置煎锅内，加水至超过药物表面3～5cm为度，第二次煎煮可超过药渣表面1～2cm。这种方法是最常用的一种加水法，并且又易于掌握。小儿内服的汤剂可适当减

少水量。

② 按每克中药加水约10mL计算，取总水量的70%用于第一煎，余下的30%留作第二煎用。

还可以根据煎药的时间长短、火候的大小、水分蒸发量的多少、中药吸水性的大小以及所需药液收得量（即煎药后所需得到的药量体积）来具体掌握加水量。

（3）煎药前的饮片浸泡　由于植物中药大多是干品，具有一定的体积和厚度，因此在煎煮前必须用冷水在室温下浸泡，使药材组织内部充分吸收水分。浸泡的目的是使干燥的饮片湿润变软，细胞膨胀，有效成分首先溶解在饮片组织中，产生一定的渗透压，从而使有效成分渗透扩散到组织细胞外部的水中。不宜使用60℃以上的热水浸泡药材，否则会导致药材组织细胞内的蛋白质遇热凝固而不利于有效成分的溶解。

浸泡时间应根据药材性质而定。一般以花、茎、全草类为主的药材可浸泡20～30min，以根、根茎、种子、果实等类为主的药材可浸泡60min，但浸泡时间不宜过久，以免引起药物酶解或霉败。

（4）汤剂的煎煮次数　汤剂的煎煮次数一般为2次，剂量过大、药味过多或某些补益剂可煎煮3次，药液合并后再混匀分装。

 知识链接

中药煎煮次数与煎出率的关系

实验证明，第一煎煎出率30%左右，第二煎煎出率40%～50%，两次煎液合并，煎出率为70%～80%。汤剂三煎、四煎尚可得20%左右。故一般煎药以两次煎煮为要求指标，如时间允许可煎三次，特别是补益剂和质地坚实的药物则以三煎为宜。

（5）煎药的火候　煎药火力的大小，中医习称为"火候"，有"文火"和"武火"之分。文火又称"小火""弱火"，温度较低，水分蒸发缓慢；武火又称"大火""强火"，温度较高，水分蒸发较快。一般应"先武后文"，即在药沸前宜用武火急煎至沸腾，然后用文火，保持微沸状态，使之减少水分蒸发，以利于煎出药物的成分，不同类型汤剂煎药用火具体见表5-1。

表5-1　不同类型汤剂煎药用火

汤剂类型	煎药火力
解表、清热剂	武火急煎
一般剂	文火和武火交叉煎煮
滋补调理剂	先武后文
含毒性药物汤剂	先煎久煎

（6）煎药的时间

煎药时间的长短，一般与加水量的多少、火力的强弱、药物吸水能力、药物有效成分煎出难易程度及治疗作用等因素有关，目前最常用的煎药时间确定方法是根据治疗作用选择，具体见表5-2。

表 5-2　各类型汤剂煎药时间

汤剂类型	头煎煎药时间/min	二煎煎药时间/min
解表剂及气味芳香药物	15～20	10～15
一般剂	20～30	15～20
滋补剂及质地坚硬药物	40～60	25～30
含毒性药物汤剂	60～80	30～40

2. 特殊煎煮法

某些药物在煎煮时，需要进行特殊处理，以提高汤剂煎出量，减少挥发性物质的损失和有效成分的分解破坏，确保疗效。常见的特殊煎煮方法有以下几种：

（1）先煎　需先煎的饮片经武火煮沸，改为文火煎煮10～20min后再与煮沸的群药合并，按一般煎煮法煎煮。先煎的目的是为了延长药物的煎煮时间，以增加药物的溶解度，或缓解药物的毒性，充分发挥其疗效。如含毒性成分的药物附子、乌头等，宜先煎60～80min；有效成分难以溶出的药物如贝壳甲壳类或滋补类药物石斛等，需加水浸泡，先煎30min。

（2）后下　在其他群药文火煎煮15～20min后，再放入需后下的饮片煎煮5～10min即可。后下的目的是为了减少药物因煎煮时间过久造成挥发油的损耗，有效成分的散失。如薄荷、砂仁、大黄等。

（3）包煎　包煎是把需煎饮片装在纱布里，用绳系紧袋口后与其他药物共煮。包括含黏液质较多的饮片，如车前子、葶苈子；含绒毛的饮片，如辛夷；花粉等微小饮片，如蒲黄、六一散等。

（4）烊化　对胶质类、蜜膏类、糖类或黏性易溶的中药，应将其置于锅内加水适量，加热溶化或隔水炖化后，再兑入其他药煎液中同服，如阿胶、龟甲胶、枇杷叶膏、蜂蜜、饴糖等，以防与其他药物黏结成团块，不利于药物有效成分煎出，也可避免煳锅熬焦而导致药材的浪费。

（5）另煎　一些贵重中药，如人参、西洋参、西红花等，为使其有效成分充分煎出，或减少其有效成分被其他药渣吸附而引起损失，常需单独煎煮取汁，再将药渣并入其他群药合煎，然后将前后所有煎煮而得的药液混匀后分服；而质地坚硬的贵重药材，如羚羊角、水牛角等，则应单独煎煮2～3h，取汁后再将药渣并入群药中同煎，然后将所有煎煮而得的药液混匀后分服。

（6）冲服　一些用量较少的贵细药品及易溶于水的无机盐类，宜先研粉再用群药煎液冲服，如羚羊角、牛黄、三七等。

（7）泡服　又称焗服，有效成分容易煎出、含挥发油、用量又少的药物宜用开水半杯或将煮好的一部分药汁趁热浸泡，加盖闷润，减少挥发，半小时后，去渣服用。如藏红花、肉桂、番泻叶、胖大海等。

（8）煎汤代水　将药物单独煎煮，取其上清液代水，再煎煮其他药物。适合药物：①与其他药物煎煮使煎液浑浊，难于服用的药物，如灶心土等；②质轻、量多、体积大、吸水量大的药物，如玉米须、丝瓜络、金钱草等。

3. 煎药过程注意事项

① 煎药人员在领药、配药、装药、送药时要认真核对与复写的原始处方是否相符，

建立收发记录。

② 煎药时防止药液溢出、煎干或煮焦。

③ 注意另包药的投下时间和煎煮方法。

④ 内服药与外用药应使用不同颜色或形状的容器严格区分和标示。

⑤ 煎好的药液一定要装入经过清洗和高温消毒的容器，严防污染。

（二）煎药机煎药法

传统煎药方式存在着许多不足，如需人照看，不易掌握火候、水量和时间，携带和保存不便等，现在医疗单位或药店大部分已经使用煎药机煎药替代。这种方法不但解决了传统煎药方式的不足，且煎得的药液密封包装成袋，方便、卫生、容易储存，能更好地满足于现代社会的医疗需要。

1. 煎药机的组成与特点

（1）煎药机的组成

煎药机（如图5-7）的组成一般包括以下几个部分：煎煮饮片的煎药缸、煎液排放管、煎液计量结构、包装材料供应结构、灌液与热封结构、能源与传动结构、电子控制面板等。

（2）煎药机的特点

① 可以根据药物的不同，选择适当的温度和煎药时间，实现文火、武火自动转换，满足中医脚注的需要，到达指定时间便可自动停止工作。

② 可以在常压或加压下工作，使一些质地坚硬的矿物、贝壳类药材的有效成分更易溶出；同时，也可以解决毒性药物的单独处理和药材先煎、后下的问题。

图5-7　煎药机

③ 煎药过程及包装过程自动化、机械化，全封闭连为一体，可使芳香挥发性成分充分保留，减少了这些成分污染和发生氧化的可能。

④ 煎药机的容积从几升到几十升不等，以玻璃、不锈钢或陶瓷等为材质，确保不与药液发生化学反应，清洗方便，不易煳底粘锅、卫生、安全。

⑤ 可按口服剂量用无毒、洁净的塑料袋独立包装，抗压、保鲜、方便携带与储存，适当加热即可服用。

因此，煎药机是医院药房、药店提高门诊量，增加饮片销量，为患者服务的理想设备。

2. 煎药机的操作

（1）检查　检查工作场所、设备、器具是否符合要求，水、电供给是否正常，煎药机运行是否正常。检查清洗煎药机内部污物、异物等，排尽清洗水，关闭所有阀门。

（2）装袋　将要煎煮的药物放入干净的煎药袋中，系紧，置于洁净的泡药桶内。注意每个药袋的装药量最多不超过容积的2/3，饮片中大枣应劈开、生姜应切片后再装入煎药袋，不可整个放入；需要先煎、另煎、后下的饮片要分别装入不同的煎药袋中，不能与群药相混。

（3）浸药　将煎药袋放入专用的泡药桶，加入清洁的自来水浸泡，加水量应将药物完全浸没，以超过药面2～3cm为宜；先煎、后下的煎药袋用另外的容器分开浸泡；若有毒性、烈性中药，应在泡药用具上作出明显标记，处方单夹在塑料桶上，防止混乱搞错。

（4）煎药

① 检查填充阀门和备用阀门是否关合。

② 将已经泡药完毕的煎药袋放置于煎药机的煎药锅中。将浸泡的水倒入煎药锅内，按中药付数计算水量并补足余下的水。

③ 打开煎药机电源总开关，启动"加热"键，分别设定煎制需要武火和文火时间，然后返回武火状态即开始煎药。

④ 到达设定时间后，煎药机自动切断加热电源，运行指示灯灭，煎药结束。

（5）包装

① 包装前20～30min打开"热合"键，设定上温为160℃，下温为170℃，设定后，绿灯亮，加热器自动按照设定要求自动加热，设定指标平衡后，开始包装。

② 设定包装容量。药煎煮完毕后，按药液量定包装容量，一般设定在150～200mL，一剂药为三个包装。通常为了防止个别包装破损漏液，可加装一袋。如5剂药可分装成16袋。

③ 打开填充总阀，按下"注入"键和"启动"键，开启自动包装程序。

（6）晾药　将包装好的药袋放入药盘内，进行晾凉，并将处方夹在晾药盘上。

（7）清场　清洁煎药设备与用具。煎煮过毒性、烈性、特殊气味中药的布袋，应反复冲洗，必要时用清水煎煮。

（8）记录　工作人员应及时填写记录晾药各操作环节的相关表格，并保持记录表整洁、真实、完整。

3. 煎药机使用注意事项

① 为保证人身安全，煎药机必须做好接地保护。

② 清洗过程中，电器控制部分不能用水清洗。

③ 打开锅盖前，必须打开排气安全阀，排掉锅内压力。

④ 在煎药过程中严禁打开排液阀门，防止人员烫伤。

⑤ 每锅药煎好后，注意清洁锅盖与密封圈的接触面，防止残留的药液粘起密封圈。

⑥ 每次煎药关锅盖前，仔细检查密封圈，保证密封圈正确安装在槽内。

⑦ 如煎药过程中，包装药的煎药袋破损，一定要把煎药机内的药渣清洗干净后再使用，防止残渣打到包装机后造成包装机的堵塞。

⑧ 煎药机切忌干烧。

⑨ 煎药机拧紧把手时，要对角均匀加压，以防锅盖变形。

⑩ 煎药机在工作中未到达设定时间时，下次再煎药时应关闭电源开关，使计数器清零。否则机器累计自动计时，到达时间后自动停机，导致煎药时间不足。

知识链接

中药汤液的贮藏

目前代煎中药汤剂最常见的包装是真空密封包装。真空密封包装的中药汤剂最好在冰箱冷藏室内保存，可保存7天左右；保存超过一周的中药，在使用前应置于沸水中煮沸后再使用。特别是处方中有全蝎、蜈蚣等动物类中药，或含有高糖中药如熟地黄、黄芪等时，更不能超过7天。若发现药液袋鼓起或药液变味、有气泡等异常现象，则药液已经变质，不可服用。

二、中药材切片

中药材切片是指将洗净挑选过的中药材进行软化处理后，切成一定规格的片、丝、块、段等形状的过程。其操作目的是提高煎药的质量，或者利于进一步炮制、调配或储存。药材切制前需经过润泡等软化操作，使软硬适度，便于切制，但泡水的处理时间和药材吸水量至关重要。若浸泡时间过长，吸水量过多，则药材的成分大量流失，降低疗效，并给饮片干燥带来不利影响；若浸泡时间太短，药材过硬，导致切割过程中饮片厚度相差太大，在煎煮过程中会出现易溶、难溶、先溶、后溶等问题，浸出物将会"取气失味"或"取味失气"，达不到气味相得的要求。

三、中药材或饮片粉碎

粉碎是指借机械力将大块固体物质破碎成适宜大小的碎块或细粉的过程。其操作目的在于：①增加药物的表面积，促进药物的溶解与吸收，提高药物的生物利用度；②有利于进一步制成各种剂型，如散剂、丸剂等；③便于混合、加工及服用；④有利于药材中有效成分的浸出。

药物粉碎的过程是依据药物的性质、医疗用途及制备的剂型决定的。药店中常见的粉碎方式在粉碎度方面要求不高，主要是某些质地坚硬的或种子类中药在中药配方时需要打碎。为方便浸出，一般的中药加工成饮片即可，不需要过度粉碎。但有些中药可能要求有较高的粉碎度，如珍珠要求制成极细粉。也有些顾客为服用方便要求将中药代加工成粉末状。因此在门店为顾客进行中药的粉碎加工时，基本的原则是根据中药的用途选择合适的粉碎程度。

四、中药饮片制剂

中药饮片制剂是在具备《医疗机构制剂许可证》的药房，按照医疗机构制剂的规章流程，将顾客所购买的中药饮片，加工成其所需要的中药制剂。常被加工的中药饮片制剂的类型包括：汤剂、膏剂、丸剂、散剂等。在加工中，首先要与顾客沟通好中药饮片制剂所需要的时间、顾客的具体要求，并告知其所购买的中药饮片在加工过程中可能会有一定损耗、最终能加工出多少制剂。沟通完毕，患者完成加工费的缴纳后，中药药剂师严格按照规章流程操作，确保中药饮片制剂的质量。

知识链接

中药配方颗粒

中药配方颗粒是指由单味中药饮片经过现代技术提取、分离、浓缩、干燥、制粒、包装等生产过程得到的，供中医临床配方使用的颗粒。与传统中药饮片需要煎煮成汤剂服用不同，中药配方颗粒在使用时，可直接将每味药的颗粒混合后用温开水冲服，"以冲代煎"，故又称之为免煎颗粒。

中药配方颗粒最早起源于20世纪70年代的日本，后韩国、新加坡及我国台湾地区相继开始使用。我国的中药配方颗粒是从1993年开始研究开发的。2001年12月，国家中医药管理局将中药配方颗粒纳入了中药饮片管理范畴，同时对中药配方颗粒的质量标准研究提出了技术要求。

中药配方颗粒的调剂流程如下：审核处方—调配颗粒—封口、复核—发药、用药交代。

中药配方颗粒存在许多优点，如质量稳定，疗效可靠；使用方便，便于携带；便于调配，便于管理。现在我国很多大型医院的中药房已经开始采用中药配方颗粒替代中药饮片。但是，近年来，国内中医药研究人员也对中药配方颗粒的药效学和临床应用进行了大量的研究，发现一些药材需要一起煎煮才可发挥作用，与中药配方颗粒简单的混合作用不完全一样。同时，中药配方颗粒价格相对中药饮片偏高，也限制了它的广泛使用。

五、代客加工注意事项

1. 收到需代煎的中药

① 工作人员要向顾客核对、询问代煎中药的名称、数量、代煎剂数、顾客姓名、联系电话、取药时间等，做好记录本并由顾客签名确认。

② 门店按煎药程序操作，将煎好的中药按规定放置。

③ 顾客取药时，出示凭证，发药人员收回凭证，根据记录仔细查对，交代有关事项。

2. 收到需切片的中药

① 工作人员要向顾客当面称量、核对药品的重量，向顾客说明药材切片后可能会有一定的损耗。

② 得到顾客的认可后，按切片机的操作程序操作。

③ 切片完毕，包装好交给顾客。如顾客需事后取药，则应事前问清顾客姓名、联系电话、取药时间等，做好记录并由顾客签名确认。顾客取药时需凭凭证取药。

3. 收到需粉碎的中药材或饮片

① 工作人员要向顾客当面称量、核对药品的重量，向顾客说明药材或饮片粉碎后可能会有一定的损耗。

② 如顾客需要粗粉，可用铜冲冲打至所需程度；顾客需细粉，则需用打粉机打碎。

③ 粉碎完毕，包装好交给顾客。如顾客需事后取药，则应事前问清顾客姓名、联系电话、取药时间等，做好记录并由顾客签名确认。顾客取药时需凭凭证取药。

4. 其他注意事项

① 药店一般不进行外来中药材或饮片的干燥（烘烤）加工，烘（烤）箱只用于切片、粉碎前的处理。

② 煎药、切片、粉碎均按门店的相关操作程序或规定进行操作。

③ 按规定填写有关记录。

中药汤剂煎煮技能和中药代加工与医院中药房煎药室、药品经营企业中的中药煎煮、加工岗位对接。中药汤剂煎煮是相对独立的工作环节，在国家职业技能标准中，要求中药调剂工作人员能够按照中药煎煮的操作规程独立完成工作任务，正确选择煎药容器与加水量，正确处理需要特殊煎煮的中药饮片，正确控制中医治法处方的煎药时间与火候。同时，能够按照顾客的需求代客加工中药饮片。

目标检测

一、A型选择题（单选题）

1. 下列药物需要先煎的是（　　　）。
   A. 薄荷　　　　　B. 草乌　　　　　C. 葶苈子　　　　D. 胖大海　　　E. 阿胶

2. 下列药物需要烊化的是（　　　）。
   A. 人参　　　　　B. 六一散　　　　C. 砂仁　　　　　D. 鹿角胶　　　E. 龙骨

3. 泡药时的加水量应将药物完全浸没，以超过药面（　　　）为宜。
   A. 1cm　　　　　B. 2～3cm　　　　C. 3～4cm　　　　D. 4～5cm

4. 煎煮解表类、清热类及芳香性药剂时，头煎药的煎煮时间为（　　　）。
   A. 10～15min　B. 15～20min　　C. 20～25min　D. 25～30min

5. 煎煮滋补类药剂时，头煎药的煎煮时间为（　　　）。
   A. 20～25min　B. 25～30min　　　C. 30～40min　D. 40～60min

二、X型选择题（多选题）

1. 使用煎药机煎药前的工作包括（　　　）。
   A. 检查　　　　　B. 装袋　　　　　C. 浸药　　　　　D. 煎药　　　　E. 包装

2. 关于煎药机使用的注意事项，下列说法正确的是（　　　）。
   A. 清洗过程中，电器控制部分不能用水清洗
   B. 打开锅盖前，必须打开排气安全阀，排掉锅内压力
   C. 在煎药过程中严禁打开排液阀门，防止人员烫伤
   D. 每锅药煎好后，注意清洁锅盖与密封圈的接触面，防止残留的药液粘起密封圈
   E. 每次煎药关锅盖前，仔细检查密封圈，保证密封圈正确安装在槽内

3. 下列可作为煎药用水的有（　　　）。
   A. 自来水　　　　B. 纯净水　　　　C. 河水　　　　　D. 泉水　　　　E. 井水

4. 下列属于煎药注意事项的是（　　　）。
   A. 收药人员在领药、煎药、装药、送药时要认真核对与复写的原始处方是否相符，建立收发记录
   B. 煎药时防止药液溢出、煎干或煮焦
   C. 注意另包药的投下时间和煎煮方法
   D. 内服药与外用药应用不同颜色或形状的容器严格区分和标示
   E. 煎好的药液一定要装入经过清洗和高温消毒的容器，严防污染

实训三　西药处方调配模拟实训

【实训目的】

1. 学会按《处方管理办法》的要求对处方进行审核，能识别不合理处方，并学会填写审方记录。

2. 学会正确调配西药处方。

【实训准备】

1. 场所：模拟药房，包括药柜、药架、调剂台、发药台等配置。

2. 材料：西药处方，相关药品等。

【实训步骤】

任务1　处方审查

5～7人为一组，各小组对指定的处方进行审核。

任务2　处方调配

小组成员分别扮演审核人员、调剂员、核对发药人员和患者，完成该项任务。

① 收方审方：患者将已经收费的处方交给审核人员。

② 调配：若审核为合理处方，则按处方调剂规程进行调配。

③ 核对发药：调剂员将调配好的药品交给核对发药人员，由核对发药人员核对所调配的药品正确无误后，向患者发出所调配药品，并对患者进行用药指导。

④ 用药咨询：现场解答患者相关的用药疑问。

⑤ 带教教师当场对学生的调剂流程进行点评。

【实训评价】

仔细观察审核人员、调剂员和核对发药人员的操作过程，对调配结果进行评价。

评价内容	评分标准	得分
服务态度（10分）	服务热情、礼貌周到，能满足顾客购药的需求，并能保障顾客获得相应医药商品的信息	
审查处方（40分）	遵循"四查十对"审核原则	
核对发药（10分）	实行双人复核，药品无遗漏	
用药指导（20分）	询问过敏史、不良反应史，介绍药物相互作用，药物的用法用量，用药注意事项以及可能发生的不良反应，提醒顾客必要时及时就医	
时间把握（10分）	在规定时间内完成，时间分配合理	
团队合作（10分）	分工协作、参与积极性高	
总分		

【实训提示】

1. 处方调配的注意事项

① 仔细阅读处方，按照药品的顺序逐一调配。

② 对贵重药品、麻醉药品等分别登记账卡。

③ 调配药品时应检查药品的批准文号，并注意药品的有效期，以确保使用安全。

④ 药品调配齐全后，与处方逐一核对药品名称、剂型、规格、数量和用法，准确、

规范地书写标签。

⑤ 对需特殊储存条件的药品应加贴醒目标签，以提示患者注意，如 "2 ~ 10℃冷处储存"。

⑥ 尽量在每种药品上分别加贴用法用量、储存条件等标签，并正确书写药袋或粘贴标签。

⑦ 调配好一张处方的所有药品后再调配下一张处方，以免发生差错。

⑧ 调配完成一张处方后签名或盖章。

2．处方发药注意事项

① 核对患者（以处方上的患者姓名为准）。

② 逐一核对药品与处方的相符性。

③ 发现处方调配有错误时，应将处方和药品退回调配处方者，并及时更正。

④ 发药时向患者交代药品的服用方法和特殊注意事项。

⑤ 发药时应注意尊重患者隐私。

⑥ 如患者有咨询问题，应尽量解答，对较复杂的问题可建议到药物咨询窗口咨询。

【实训思考】

1．处方审查的注意事项有哪些？

2．如何提高处方调配技能？

实训四　处方分析

【实训目的】

1．掌握处方的含义、组成及格式。

2．掌握正确分析处方合理性的方法。

【实训准备】

1．场所：实训室。

2．材料：西药处方若干。

【实训步骤】

1．分析处方

方法：4 ~ 6 个同学为一组。对指定的处方进行分析，详细记录分析内容，每组推出 1 位同学发言。

分析内容：①患者疾病的特点，该病的治疗原则；②分析药物之间、药物与患者潜在疾病之间有无相互作用，是否合理。

2．带教教师进行总结与点评，并给出实训成绩。

【实训提示】

医师给患者开处方时，应充分注意到药物的相互作用、患者的并发症、给药方式和患者的一般状况，以达到最好的疗效和最轻的不良反应，反之就会开出不合理处方。药学人员应学会审查处方，如发现有不合理之处甚至差错，必须经医师修改。

处方分析应从以下几个方面入手。

1. 药物相互作用

是指同时或相继使用两种或两种以上药物时，其中一种药物作用的强度、持续时间甚至作用性质受到另一种药物的影响而发生明显改变的现象。狭义的药物相互作用通常是指两种或两种以上药物在患者体内共同存在时产生的不良影响，可能是药效降低或失效，也可能是毒性增加，总之这种影响是单用一种药物时所没有的。

（1）药物在体外的相互作用（配伍禁忌）　是指患者用药之前（即药物尚未进入机体之前），药物相互发生化学或物理性作用，使药性发生变化。也就是一般所说的物理化学性配伍禁忌。如20%磺胺嘧啶钠注射液（pH为9.5～11）与10%葡萄糖注射液（pH为3.5～5.5）混合后，由于pH明显改变（pH小于9.0），可使磺胺嘧啶结晶析出，这种结晶从静脉进入微血管，有可能造成栓塞。

（2）药物在药动学方面的相互作用　是指一种药物使另一种并用的药物发生药动学改变，而使后一种药物的血药浓度发生改变，进而影响疗效或加重不良反应。例如，铁剂可显著降低四环素吸收；口服甲苯磺丁脲的患者同服氯霉素后发生低血糖反应等。

（3）药物在药效学方面的相互作用　是指一种药物增强或减弱另一种药物的药物效应，而对血药浓度没有明显影响。如哌替啶的镇静作用可消除患者手术前紧张、恐惧情绪，与麻醉药合用，可减少麻醉药用量；但若与氯丙嗪和异丙嗪组成冬眠合剂，尤其是静脉注射速度稍快时，可以发生严重的呼吸与循环的抑制。

2. 药物与患者相互影响

（1）药物的不良反应对患者的影响　药物的不良反应可能会加重患者的症状，如氢氯噻嗪加重糖尿病，水杨酸类诱发潜在性溃疡等。

（2）患者的病理状态对药物的影响　患者的病理状态能改变药物的药动学，并能改变机体对药物的敏感性，从而影响药物的作用。如营养不良导致低蛋白血症，可使药物与血浆蛋白结合率降低，使游离型药物浓度增高，作用增强甚至引起毒性反应；肝功能不全时，可使在肝脏生物转化的药物代谢减慢，作用持续时间延长；肾功能不全时，可影响自肾排泄药物的清除率，半衰期延长，易引起蓄积中毒。

【实训评价】

评价内容	评分标准	得分
仪表仪态（10分）	仪表大方、谈吐自如、条理分明	
语言表达（10分）	声音清晰、言简意赅、突出重点	
处方分析（60分）	审核处方的格式是否齐全； 选药是否对症、是否有药物相互作用； 用药剂量、途径是否合适	
时间把握（10分）	在规定时间内完成，时间分配合理	
职业素养（10分）	认真、细致、分工明确，富有团队协作精神	
总分		

【实训思考】

1. 处方用药适宜性审核包括哪些内容？

2. 一位帕金森病患者，又因感染结核，医生开写下列处方：

Rp.

左旋多巴　　　　0.25g×50片

Sig. 1.0g　　　　p.o.　　q.i.d.

异烟肼　　　　　0.1g×30片

Sig. 0.1g　　　　p.o.　　t.i.d.

维生素B_6片　　10mg×50片

Sig. 20mg　　　　p.o.　　t.i.d.

分析用药缘由、处方合理性、该处方的修改措施。

参考案例

案例一

患儿，男，2岁8个月，感冒、流鼻涕3天，在家服用抗感冒药未见好转，现又伴有剧烈咳嗽，来附近的医院诊治，医师开出下列处方：

Rp.

① 左氧氟沙星胶囊　0.1g×12粒

Sig. 0.1g　　b.i.d.　　p.o.

② 小儿速效感冒片2g×12片

Sig. 2g　　　t.i.d.　　p.o.

③ 小儿百部止咳糖浆　100mL×2瓶

Sig. 10mL　t.i.d.　　p.o.

案例二

患者，女，27岁，月经量增多4年，头昏、乏力、食欲减退，活动后心悸、气短约7个月。近日出现尿痛、尿急、尿频，来我院就诊，经检查被诊断为缺铁性贫血伴尿路感染，医师开出下列处方：

Rp.

① 硫酸亚铁片　0.3g×20片

Sig.　　0.3g　t.i.d.　　p.o.

② 维生素C片　100mg×20片

Sig.　　100mg　t.i.d.　　p.o.

③ 四环素片　0.25mg×20片

Sig.　　0.25mg　q.i.d.　　p.o.

案例三

患者，男，57岁，患尿路感染。医师开出下列处方：

Rp.

① 乌洛托品片　0.6g×15片

Sig.　　0.6g　　t.i.d.　　p.o.

② 碳酸氢钠片　1.0g×15片

Sig.　　1.0g　　t.i.d.　　p.o.

实训五　戥秤的使用

【实训目的】

1. 掌握戥秤的正确使用方法。
2. 掌握中药调配中的"等量递减"的分剂量方法。

【实训准备】

1. 场所：模拟中药房，包括戥秤、包药纸、盛放饮片的器物、调剂台、药柜。
2. 材料：处方，中药饮片。

【实训内容】

1. 认识戥秤的基本组成

戥秤由戥杆、戥砣、戥盘、戥毫等组成。其中戥毫共有两枚：后毫和前毫。靠近戥砣一侧的为"后毫"，用以称较轻的物品，靠近戥盘的一侧的为"前毫"，用以称较重的物品。戥杆的上侧和内侧镶嵌的铜钉称为戥星，用来指示重量。"后毫"的戥星在戥杆的内侧面，从戥毫侧开始，第一个戥星为0g，称为"定盘星"。从定盘星开始，每前进一颗星，重量增加1g，直至戥秤稍，多数戥秤为50g，"前毫"的戥星在戥杆的上侧，从50g开始，以后每颗星表示2g，至杆稍，多数为250g。

2. 戥秤的使用

（1）戥秤校对　左手移动戥砣定位在定盘星上，用右手拇指与食指提起"后毫"，将戥杆提至与双眼平行，距眼一尺左右的位置（齐眉对戥），注意提拿戥秤时不宜过远或过近，太高或太低。察看戥杆是否平衡以及灵敏度如何。戥杆平衡且灵敏方可使用，否则应修理、调校。戥秤校准后方可进行饮片称取操作。

（2）称量操作步骤

① 左手持戥杆，稳住砣线；

② 右手（用前三指）取饮片放入戥盘内；

③ 用右手大拇指与食指提起戥毫；

④ 左手将砣线在戥杆上移至欲称量重量的戥星上，随即放开；

⑤ "齐眉对戥"检视戥杆是否平衡，当戥杆平衡时，说明戥盘中饮片的重量与欲称取的重量相符，否则需增减饮片至戥秤平衡。

（3）回戥　将称量好的中药饮片倾倒在包药纸上，包装整齐，并进行回戥，戥秤用过后，戥盘应擦干净，将戥砣放在戥盘中，挂在适当的位置。

3. 称量练习

按下列处方用戥秤进行称量调剂，两人一组，一人操作，另一人检查操作的规范性，如有差错及时更正。

Rp.

冬桑叶9g　菊花6g　杏仁6g　桔梗6g　甘草3g　薄荷（后下）3g　连翘6g

一剂水煎服每日一剂

Rp.

薄荷18g　淡豆豉15g　荆芥穗12g　银花30g　连翘30g　竹叶12g　桔梗18g　牛蒡子18g

一剂水煎服每日一剂

Rp.

麻黄6g 杏仁9g 炙甘草4.5g 石膏（先煎）30g

【实训评价】

评价项目	评分标准	得分
认识戥秤（10分）	准确地识别戥秤的主要组成部件； 准确地识别戥秤的量程范围与刻度	
清洁戥盘（10分）	使用前对戥盘进行清洁	
对戥（10分）	左手移动戥砣定位在定盘星上，用右手拇指与食指提起"后毫"； 校对时可以做到齐眉对戥	
称量（40分）	左手持戥杆，并正确将戥砣线置于称取剂量的相应位置； 右手抓取饮片放入戥盘内，不散药； 做到"齐眉对戥"； 根据戥杆的倾斜，正确用右手增减饮片至戥秤平衡	
分剂量与回戥（5分）	可以准确地倾倒单付处方的药物剂量； 可以准确地进行回戥操作	
整理（5分）	戥盘应擦干净，将戥砣放在戥盘中，挂在适当的位置	
剂量评价（10分）	剂量准确	
时间（10分）	3分钟之内完成得10分； 4分钟之内完成得6分； 5分钟之内完成得3分； 超过5分钟不得分	
总分		

【实训提示】

1. 前三指抓药：称量饮片时，不能用戥盘撮药或手掌朝上去撮药，应使用右手"前三指抓药"。从斗格中取药时，确保药物不外漏、不落地。

2. 等量递减、逐剂回戥：在调配"一方多剂"的处方时，将称量完毕的中药饮片，按"等量递减、逐剂回戥"的原则，即减重称量法——一次将饮片的总剂量称量出来，而后分次用减重法将每剂饮片重量倒出，分放在饮片盛放器物上。每次均应使用戥秤分配剂量，不可凭主观臆断、任意分剂量或随意抓配。

3. 分剂量时，每味药应按处方的先后顺序及药物的外形、质地、颜色、逐味单列"间隔排放"，不可混放一堆。

4. 称量顺序：横向书写药味的处方，应从第一行开始，从左至右调配药味；竖向书写药味的处方，应自右手第一列开始，从上至下调配药味。

5. 一般每剂重量误差不得超过5%。

【实训思考】

什么是等量递减的分剂量方法？

实训六 中药处方调配实训

【实训目的】

1. 掌握处方调配流程。
2. 熟悉包装纸的选择与码放。
3. 掌握分剂量方法与原则。
4. 掌握处方调配顺序与饮片排放方法。

【实训准备】

1. 场所：模拟中药房，包括戥秤、包药纸、盛放饮片的器物、调剂台、药柜。
2. 材料：处方，中药饮片。

【实训内容】

1. 包装纸的选择与码放

能根据药量的多少，体积的大小选择包装纸并掌握包装码放方法。

2. 处方调配顺序和饮片排放顺序

明确按处方顺序调配，并说明药物的排列原则。

3. 饮片生、制和并写应付

熟悉生、制饮片的应付；掌握并开药物名称及其应付方法。

4. 分剂量方法

掌握等量递减法。

【实训操作】

两位同学组成一个实训小组，相互协作进行处方审核、包装纸码放，药物的称量数、特殊用法和并开药物记忆等实训任务的练习。

1. 处方内容审核

① 互相指认，说出应选用包装纸的大小，处方中的并开药名；

② 相互提问处方药物应付，明确生、制品种。

2. 包装纸码放

包装纸码放是否规范。

3. 处方调配

每人分别按照处方进行调配，相互检查操作的规范性、称取剂量的准确性和调配速度。调配是否按顺序，分剂量是否遵循"等量递减法"等。

附：调配用处方

[处方一] 桑叶9g 苦薏9g 白芥子9g 桔梗6g 连翘10g 鸡苏^{后下}6g 杏仁9g 芦根12g 沙参6g 国老6g

[处方二] 枳壳10g 前胡10g 羌独活20g 川芎10g 茯苓12g 干姜6g 芍药6g 苦杏仁6g 炙甘草6g

[处方三] 二地丁30g 牛蒡子15g 连翘20g 赤芍9g 黄芩10g 赭石18g 山栀子8g 生地12g 甘草6g

【实训提示】

中药处方药品的正名与应付

① 处方直接写明药名(或注明炒、麸炒)时，即付麸炒的品种，如神曲、白术、苍术、枳壳、枳实、僵蚕、薏苡仁等。

② 处方直接写药名(或注明炒、烫)时，即付砂烫，蛤粉烫的品种，如狗脊、刺猬皮、穿山甲、龟甲、鳖甲、阿胶、狗脊、骨碎补、阿胶珠等。

③ 处方直接写药名(或注明炙、炒)时，即付蜜炙的品种，如槐角、黄芪、枇杷叶、款冬花、紫菀、马兜铃等。

④ 处方直接写药名(或注明炙)时，即付酒炙的品种，如熟地黄、肉苁蓉、何首乌、山茱萸、女贞子、黄精、蕲蛇、乌梢蛇等。

⑤ 处方直接写药名(或注明炒、炙)时，即付醋炙的品种，如延胡索、五灵脂、乳香、没药、香附、青皮、五味子、莪术、甘遂、大戟、芫花、商陆等。

⑥ 处方直接写药名(或注明炒、炙)时，即付盐水炒的品种，如车前子、益智仁、补骨脂、小茴香、橘核、葫芦巴、巴戟天、杜仲等。

⑦ 处方直接写药名(或注明炒)时，即付滑石粉炒制的品种，如水蛭、象皮、刺猬皮、狗肾、鹿筋等。

⑧ 处方直接写药名(或注明炙)时，即付炮制的品种，如吴茱萸、川乌、草乌、白附子、天南星、远志、厚朴、半夏、淫羊藿、马钱子、巴豆、藤黄等。

⑨ 处方直接写药名(或注明煅)时，即付煅制的品种，如龙骨、龙齿、牡蛎、磁石、代赭石、海浮石、炉甘石、瓦楞子、花蕊石、自然铜、寒水石等。

⑩ 处方直接写药名(或注明炒、煅)时，即付炭的品种，如艾叶、地榆、侧柏叶、杜仲、血余炭、炮姜、干漆等。

⑪ 处方直接写药名时，即付漂去咸味的品种，如肉苁蓉、海藻、昆布、海螵蛸等。

此外，尚有直接写药名或制(炙)时，即付姜汁制、煨制、土炒、药汁制及米泔水制等一律按处方要求应付。

中药饮片并开处方用名与调剂给付品种目录

品名	处方应付	品名	处方应付
二丑	黑丑、白丑	二决明	生石决明、草决明（决明子）
二冬、二门冬	天冬、麦冬	二地丁	蒲公英、紫花地丁
二地、生熟地	生地黄、熟地黄	二乌、川草乌	制川乌、制草乌
二术、苍白术	苍术、白术	生熟麦芽	生麦芽、熟麦芽
知柏	知母、黄柏	生炒蒲黄	生蒲黄、炒蒲黄
炒知柏、盐知柏	盐知母、盐黄柏	酒知柏	酒知母、酒黄柏
二芍、赤白芍	赤芍、白芍	棱术	三棱、莪术
南北沙参	南沙参、北沙参	全藿香	藿香叶、藿香梗
苏梗叶	紫苏梗、紫苏叶	腹皮子	大腹皮、生槟榔
苏子梗	紫苏子、紫苏梗	苏子叶	紫苏子、紫苏叶
乳没	制乳香、制没药	生熟大黄	生大黄、熟大黄
生龙牡	生龙骨、生牡蛎	龙牡	煅龙骨、煅牡蛎
荆防	荆芥、防风	全紫苏	苏子、苏叶、苏梗
金银花藤、双花藤	金银花、金银花藤	焦四仙	焦山查、焦麦芽、焦神曲、焦槟榔

品名	处方应付	品名	处方应付
青海风藤	青风藤、海风藤	桑枝叶	桑叶、桑枝
猪茯苓	猪苓、茯苓	桃杏仁	桃仁、杏仁
大小蓟	大蓟、小蓟	荷叶梗	荷叶、荷梗
羌独活	羌活、独活	谷麦芽	炒谷芽、炒麦芽
龙齿骨	煅龙齿、煅龙骨	二蒺藜、潼白蒺藜	白（刺）蒺藜、沙苑子（潼蒺藜）
二母、知贝母	知母、浙贝母	红白豆蔻	红豆蔻、白豆蔻
炒曲麦	炒神曲、炒麦芽	焦曲麦	焦神曲、焦麦芽
干良姜	干姜、（高）良姜	青陈皮	青皮、陈皮
二活	羌活、独活	二风藤	青风藤、海风藤
焦三仙	焦山楂、焦麦芽、焦神曲	全荆芥	荆芥、荆芥穗
冬瓜皮子	冬瓜皮、冬瓜子	生熟薏仁	生薏仁、炒薏仁
砂蔻、砂蔻仁	砂仁、蔻仁	炒三仙	炒山楂、炒麦芽、炒神曲
生熟谷芽	生谷芽、炒谷芽	生熟枣仁	生枣仁、炒枣仁

【实训评价】

评价项目	评分细则	得分
调配准确性 （70分）	调配时处方置于调剂台，得10分； 调配时处方随人移动，得0分	
	每味药均取对，得10分； 若有取错药现象，得0分； 若时间到时尚未调配完，少一味，扣5分	
	每味药均称准，得10分； 若有一味药总量称不准，扣5分，分剂量不准，扣5分； 若时间到时尚未调配完，少一味，扣5分	
	用减量法分剂量，得10分； 若估算分剂量，得0分； 单剂量称药，得0分； 若时间到时尚未调配完，少一味，扣5分	
	调配时按顺序正确调配药品，得10分； 调配时不按顺序正确调配药品，得0分	
	调配时按顺序正确摆药，得10分； 调配时不按顺序正确摆药，得0分	
	取药过程中无药材洒落现象或无混杂，得10分； 取药过程中有药材洒落现象，得0分	
有特殊煎煮要求的药材 （10分）	进行另包处理	
操作熟练程度（10分）	操作时间为15分钟	
清场、整理（10分）	清洁戥盘，戥砣放在戥盘中，整理台面	
总分		

【实训思考】

总结处方调配操作时的注意事项。

模块四

药房管理

项目六
药品的陈列

任务一　药品陈列

 思维导图

21.电子教案

知识目标

1. 掌握门店药品陈列的基本原则和方法。
2. 熟悉门店药品陈列的基本要求和技巧。

技能目标

1. 会运用药品陈列的基本原则与方法进行药品的陈列。
2. 能进行POP广告牌的制作。

思政目标

1. 具备责任意识、遵守药规等良好职业道德。
2. 具备精益求精、团结协作的职业习惯。
3. 具备吃苦耐劳、开拓进取的创新创业精神。

 案例导入

　　张大爷经营药房已有许多年，如今年纪大后将门店转交给儿子张先生来管理，张先生接手后对门店进行了一次大装修。装修完成后对药品重新摆设陈列时，与药师发生了争执，张先生希望药品陈列要以美观大方为主，而药师执意要坚持原来的陈列方式，于是门店陈列工作很难继续往下展开。

　　讨论：

　　1. 门店药品陈列的基本原则是什么？

　　2. 药学服务与药品陈列有什么关系？

　　药品陈列是一门艺术。医院药房药品陈列一般先将药品分为针剂类（包括粉针、水针等）、片剂类（含片剂、丸剂、胶囊）、水剂类（包括酊剂、糖浆剂、气雾剂）、粉剂类（包括颗粒剂、散剂等）四大类，然后按照药理作用与用途分成小类，如抗生素类、消化系统类、心血管系统类等，再按使用频率和处方药与非处方药分开陈列的有关规定，定位陈列。定位陈列即药品一旦定位，不再随意改动，即使该药已发完，位置空着，也不能随意陈列其他药品，以免发生差错。

　　社会药房门店通过有效地利用资源，将药品合理地摆放与展示，创造理想的购药空间，最大限度地方便顾客购买，从而使药房效益最大化。本任务主要介绍社会药房药品陈列的原则和技巧。

一、药品陈列相关概念

　　药品陈列是指以药品为主体，按照《药品经营质量管理规范》（GSP）相关规定，利用药品本身的形状、色彩、性能等特点，同时运用一定的艺术方法和技巧，借助一定的道具，有规律地摆设、展示药品，以方便顾客购买。药品陈列是提高销售额度的重要的宣传手段，也是销售广告的主要形式。药品陈列最终目的是在充分利用门店条件和合理规划门店总体布局下，创造一个良好的采购药品的环境。最大限度地方便消费者购买药品，刺激销售和提高营业额度。

二、药品陈列的原则和基本要求

药品是药房经营的载体。药品陈列在满足相关法规的前提下，应尽可能去发挥其对提高销售的作用。设计药房货位时，应遵循以下原则和基本要求。

（一）药品陈列的原则

1. 符合GSP陈列规定原则

药品作为一种特殊商品，关系到人类生命健康，所以不能像其他商品一样陈列，必须按照我国的《药品管理法》和《药品经营质量管理规范》等相关规定进行陈列。在我国《药品经营质量管理规范》中规定药品陈列应当符合以下要求：

① 按剂型、用途以及储存要求分类陈列，并设置醒目标志，类别标签字迹清晰、放置准确。

② 放置于货架（柜），摆放整齐有序，避免阳光直射。

③ 处方、非处方分区陈列，并有专用标识。

④ 处方药不得采用开架自选的方式陈列和销售。

⑤ 外用药与其他药分开摆放。

⑥ 拆零销售的药品集中存放于拆零专柜或专区。

⑦ 第二类精神药品、毒性中药品种和罂粟壳不得陈列。

⑧ 冷藏品放置在冷藏设备中，按规定对温度进行监测和记录，并保证存放温度符合要求。

⑨ 中药饮片柜斗谱的书写应当正名正字；装斗前应当复核，防止错斗、串斗；应当定期清斗，防止饮片生虫、发霉、变质；不同批号的饮片装斗前应当清斗并记录。

⑩ 经营非药品应当设置专区，与药品区域明显隔离，并有醒目标志。

另外，门店为了让陈列具有导购作用，应进一步规范而系统地分区定位，将药品按以下进行细化分类管理。

① 从管理角度进行分类 处方药、非处方药、生物制品、中药饮片、保健食品、消毒用品、化妆品、医疗器械、计生用品、化学试剂等。

② 按药品功能和主治进行分类 抗感冒用药、清热解毒用药、止咳祛痰平喘用药、抗菌消炎药、镇痛抗炎药、维生素钙铁锌类、泌尿系统用药、心脑血管用药、肝胆用药、肠胃用药、儿科用药、妇科用药、营养补益类、外用药、其他类用药（如保健品、计生用品、医疗器械等）以及拆零柜、中药柜等。

2. 易见、易取原则

易见，是使药品陈列容易让顾客看见。通常以水平视线下方20°为中心，此位置的上10°与下20°之间的范围是易见区域。药品陈列时，注意药品应正面面向顾客，药品之间不能相互遮挡视线；放在货架的最底层的药品要倾斜陈列或前进陈列，因为底层位置不易看见；中包装药品上架前必须全部打码上架，整箱药品不要上货架。对门店主推的药品要重点突出陈列，应将其陈列在顾客最容易看到的位置。如黄金位置、端架、堆头等。

易取，即药品陈列让顾客容易拿到、容易挑选，因此药品陈列要讲究合理的高度与距离。合适的位置利于取也利于放，太高的位置，顾客不但不方便拿，而且即使拿到了，如果不中意又不方便放回去，反而影响药品陈列的美观。

3. 丰满陈列原则

即药品陈列品种丰富，数量充沛。它是通过视觉上的量感和新鲜度来吸引顾客。这就是俗话所说的"货卖堆山"，即货品堆得越多，挑选的余地就越大，越能刺激顾客的购买欲。因此，在药品的销售过程中，要注意"勤清货，勤上货"，避免出现脱销的局面。

4. 先进先出、先产先出、近有效期先出原则

只有在有效期范围内的药品才能保证其安全性和有效性，门店必须保证所销售给顾客的药品是在有效期范围以内的。顾客在选购时，通常习惯于挑选摆在货架最前面的药品。因此，药品陈列要按药品的生产批号、来货日期、生产日期先后进行合理摆放，先生产的药品或近有效期的药品应陈列在层板最前端，以利于先销售，在销售中及时依次向前移动补缺；必要时，将近有效期的药品销售之后再将有效期远的药品陈列上货架。

5. 关联性原则

关联性陈列的药品通常是种类不同但是效用方面互相补充的药品。根据联合用药的特点及顾客的购买习惯，尤其是自选区（OTC区和非药品区）非常注重药品之间的关联性陈列，如感冒药常与清热解毒消炎药或止咳药相邻、维生素类药和钙制剂相邻等。关联性陈列有利于提高店面陈列的灵活性，产生连带销售。

6. 同一品牌垂直陈列原则

垂直陈列是指将同一品牌的药品沿上至下以垂直方向陈列在不同高度的货架层位上。相比于横式陈列。它存在着自己的优势：一方面，顾客在挑选药品时视线上下移动比横向移动方便，结合顾客购买时的这一观看习惯，垂直陈列既能满足顾客观看的方便性，又达到了促销的效果；另一方面，摆在不同高度的货架上的药品有不同的销售效果，采用垂直陈列可使不同药品平等享受到货架高度不同的促销效果，不至于某药品占据好的层次销量就很好，而其他药品在比较差的层次销量又很差。

垂直陈列时，销量大或包装大的药品可以采用从最上一层到最下一层全部垂直陈列，或者是部分垂直陈列，采取主辅结合陈列原则。

（二）药品陈列的基本要求

药品陈列要做好以下基本要求：

① 药品应按剂型、用途、储存要求以及GSP规定分类陈列和储存。

② 利于药品管理，符合企业商品分类原则，利于防损防丢失。

③ 层板摆放应根据药品形状、体积、剂型可采取平放、斜放等方式，以达到最佳的展示效果。

④ 过期及破损等不合格药品禁止出现在货架上。

⑤ 用于陈列指引的标识牌、分类牌、价格牌等要求清晰、整洁、无脱落、无破损、无褪色、无污损。药品货柜、货架及服务设施要整洁，地面无杂物。货架上不要出现与销售无关的物品如抹布、个人饮水杯、提包等。

⑥ 特殊管理药品（包括麻、精、毒、放、危险品等）应设置专柜、专人、加锁保管，

并做好进、销、存记录。

三、药品陈列的流程、方法和技巧

有效的药品陈列方式，可以刺激顾客的购买欲望和动机，为了满足顾客的购买心理，社会药房门店采取不同方式与技巧进行药品的陈列，促进药品的销售。

（一）药品陈列的流程

1. 药品陈列的基本流程

① 根据本店空间位置和陈列柜与货架的规格、数量，规划好相应的商品分类。

22.什么是药品
陈列的流程

② 根据二八原则，列出各中、小类中的重点商品。

③ 找出各种陈列柜与货架的黄金位置。

④ 各类商品进入相适应的区域和位置，进行陈列。

2. 货架商品陈列的基本规范

① 方向从左到右　以站在卖场的顾客从外向内看过来的方向为准（进药房方向右侧的货架和柜台相反）。

② 从矮到高　包装盒矮的陈列在左侧（或右侧）。

③ 商品前缘直线陈列　以商品包装盒的前缘为准，所有商品前缘对成一条直线。

④ 货架上下阶梯陈列　从下往上，每层货架商品的前缘形成阶梯状，依次向上，依次向里，让每一层货架商品都能尽可能被站在货架前的顾客清楚看到。

⑤ 造型陈列　需要重点推荐的商品可以摆成圆形、金字塔型、阶梯状、重叠型、交错型或悬挂型等，以便区别于其他的商品。

⑥ 先进先出、先产先出　把近效期的商品摆放在货架的前缘（条柜相反），当前面的商品售出以后，及时将后面的商品推向前，确保前缘直线陈列，动态调整。

⑦ 平衡陈列空间　若同一层货架商品较多，不能完全平放时，商品可侧身摆放，但必须注意把每个商品的正向完全朝一个方向。

⑧ 从商品包装尺寸作为参考因素　上小下大，上轻下重，上单品下中包装进行垂直陈列，以增加安全感及视觉美感。

（二）药品陈列的方法

门店结合自身的条件，采用有效的陈列方式不但有利于自身的管理，而且具有促进销售的作用，常用的陈列方式有以下几种。

1. 集中陈列法

集中陈列是药品陈列中最常用的一种方法，它是按照药品规格大小、价格高低、等级优劣、花色繁简、使用对象、使用价值的关联性、品牌产地等顺序进行集中陈列。周转快的药品比较适合这种方法。采用集中陈列药品时，需要注意的事项有：①药品类型一般为妇科用药、儿童用药、老年用药等。②规格要由大到小，价格和等级由低到高，花色由简到繁、由素到艳。③周转快的药品要安排在黄金位置。所谓"黄金位置"是指货架的"中上段"，也就是与顾客的视线高度相平的地方；而最不利的位置是人的膝盖到地面高度的位置，即货架的"下段"。

2. 突出陈列法

突出陈列法是指将不同厂家不同价格的同一品种的药品陈列在一起。其中要重点突出某一种或某几种药品，其他药品主要起辅助性作用。重点突出陈列的药品主要是药房的主力药品、流行性药品、季节性药品、反映药房经营特色的药品、名贵药品等。需要特别突出的药品应留出较大空间进行陈列，并且位置较显眼，同时利用其他手段来渲染和烘托气氛。另外，利用特殊位置来进行陈列，也是突出陈列的一种方式。比如创可贴、风油精、润喉片等可陈列于货架侧面、收银台等。这些特殊位置的陈列，主要用以活跃店内陈列气氛，吸引顾客。切忌过多的特殊陈列，以免形成障碍，影响顾客的视野和行动路线。

3. 墙面陈列法

墙面陈列法是利用墙壁或类似墙壁状的陈列台进行陈列的方法。该陈列方法能够提高药品的露出度，能够给顾客留下琳琅满目的印象，从而有效地突出药品。店门口墙壁药品的陈列多采用开放式设置，使行人从店外能够一目了然地看到店内顾客选择购物的景象，营造橱窗效果，吸引过往行人的注意。

4. 定位陈列法

定位陈列法是给药房内的一些药品确定位置后，在较长的一段时间内不会发生位置变化的一种陈列方法。通常定位陈列的药品流转速度比较快，并且占用陈列空间小，店员要勤于观察，及时补货，避免货架出现缺货的现象。定位陈列通常会形成常规性的陈列状态，药品一经确定，所陈列的位置及陈列的样式就相对固定。

（三）药品陈列的技巧

陈列是终端卖场最具实效的营销手段之一，合理有效的陈列方式，将会刺激顾客的购买，以下列出一些常用的陈列技巧。

1. 端架陈列

端架是指具有双面的中央陈列架的两头货架。主要是展示利润高、季节性、广告支持、特价、新药品及重点促销的药品。端架陈列可进行单一大量的药品陈列，也可将几种药品组合陈列于端架。每组端架上所陈列的药品大小、品种与色系要相近。端架陈列的药品货源要充足，陈列要丰满、美观，不得缺少价格标签。

2. 橱窗陈列

橱窗陈列是指采用具体药品或空包装盒，以不同的组合排列方法，展示季节性、广告支持、新药品或重点促销的药品。玻璃橱窗广告纸要双面书写，进店前吸引顾客，进店后仍然可看到相应信息。

3. "黄金"位置陈列

"黄金"位置指通常与顾客视线相平、直视可见位置是最好的位置。门店在这样的位置主要陈列重点推荐的药品。如高毛利率、需要重点培养的品种、重点推销的药品。在敞开式的销售现场，普通身高的顾客主动注视和伸手可及的范围是从地板开始的60～160cm的高度，这个范围称为药品的有效陈列范围。货架一般高135cm，其中最易注视的范围为80～120cm，这个位置被称黄金地带。60cm以下、180cm以上是顾客不易注视或者接触的位置。也可以把货架分为上、中、下三段来陈列药品。上段属于感觉性陈列，陈列"希望顾客注意"和有意培养的药品。中段陈列主推的药品，其价格适中、销量稳定。同一排货架上功能相似的药品价格跨度不能太大。下段陈列周转快、体积大、需求弹性低或滞销的产品。

4. 悬挂陈列

悬挂陈列是将一些细长型、扁平型的无立体感的药品悬挂起来陈列。通过悬挂陈列，不但可以使药品产生立体效果，还能增添其他陈列方法所没有的变化，让顾客入店即刻看见药品信息，刺激顾客的购买欲望。悬挂式陈列需注意高度与数量，同时需留意是否积尘和褪色，避免给顾客留下不良印象。

5. 量感陈列

量感陈列常应用于堆头陈列、多排面陈列与岛式陈列中。量感陈列通过"数量庞大""便宜""丰富"的视觉感和信号来刺激顾客购买的冲动。量感陈列有规则陈列和不规则陈列两种。规则陈列是将药品整整齐齐地堆放成一定的立体造型，药品排列井然有序。不规则陈列是将药品随意放置于篮子、盘子等容器中。不要求摆设药品的整齐有序，给顾客一种便宜、随意的现场，使顾客在亲切感的鼓舞下触摸挑选药品。采用量感陈列的药品，在卖场的数量不足时，可在适当位置用空的包装盒做文章，设法丰富陈列量。量感陈列适用于高毛利、重点推荐、季节性或近有效期药品。

6. 专柜陈列

专柜陈列即一个柜上全部陈列同一厂家的商品或同一系列的商品。比如按功能设立，即将具有相同或相关联功能的药品陈列为同一专柜，如男性专柜、减肥专柜、糖尿病药物专柜等。专柜陈列的形象、色调需与药房整体布局一致。

7. 主题陈列

主题陈列是给药品陈列设置一个有主题的陈列方式。可以依据季节或特殊节日的要求而更换主题，如抗击流感和清热解暑等。将作用相关联的药品陈列在一起，主要是利用主题特征，促进顾客的连带性购买，提高顾客消费。

8. 比较陈列

比较陈列是将相同药品依不同规格或不同数量予以分类并排列在一起。通过不同规格包装的药品的价格差异来刺激购买欲望。经过合理的比较陈列，使顾客更容易选择更高毛利率的药品。

9. 主辅结合陈列

根据药品的周转率和毛利率的高低可将药品划分为4种类型：第一类为高周转率、高毛利率的药品，即主力药品，需要在门店里很显眼的位置进行量感陈列；第二类是高周转率、低毛利率的药品；第三类是低周转率、高毛利率的药品；第四类是低周转率、低毛利率的药品，这类药品一般放置在顾客易忽略的位置。主药与辅药陈列的目的在于利用高周转率的药品来促进低周转率药品的销售。如某厂家生产的"复方氨酚烷胺片"，由于宣传力度大，顾客熟悉，购买率高，但毛利非常低，可以引进同类药品来增加卖场销售额。将同类药品与高周转率的药品相邻陈列，但陈列面要大于高周转率的药品，在高周转率的药品的带动下，店员推销药品时，不但有主攻方向，又能增加销售。

10. 灵活运用POP广告

POP广告（point of purchase advertising）又称终点广告、销售点广告，有社会药房"无声促销员"的美誉。门店的橱窗里、走道旁、货架、柜台、墙面甚至是天花板上，可以设计各种以海报、吊旗、挂旗、挂牌等形式出现的POP广告。POP广告不但可以传递信息、促进销售，美化陈列、塑造形象，还能推动学习、提高营业员素质等。因此，在社会药房的经营过程中，销售人员除会正确使用POP广告外还应学会制作，用以宣传、促销新产品。制作POP广告的要点是：第一，文字简洁明了，以说明书为准，书写醒目、突出，使用短语和简单字符，起"画龙点睛"的作用。因多数POP广告的使用都意味着降价销售和优惠，因此可以利用不同字体颜色突出价格。第二，POP广告放置的位置不能影响产品的陈列。较大的POP广告应放在客流量相对少的地方，可以配以一些流动货架帮助消费者挑选，也可以在通道两端安排堆头陈列；高档次药品POP广告的制作可以饰以图形并配以灯光以展示其高档和特色。第三，经常更换POP。如季节性的POP广告，要及时变换POP广告材料。每次开展促销活动，要制作新的POP广告材料，避免因POP广告的一种材料多次使用或过于陈旧，而影响到药房的形象及对顾客的吸引力。第四，厂家在放置POP广告前应事先征得药房的同意，以避免日后产生不必要的纠纷。

 知识链接

POP广告制作基本要素

1. POP广告的结构：主标题、副标题、正文、插图、指示文。

2. 手绘POP广告的字体三态：正文、活体字、变体字。

3. 手绘POP广告的工具：

（1）马克笔：粗细不等，可分水性和油性。一般采用的是油性，可加补充液，价格经济，但有刺鼻的化学味道，一般在通风处书写。

（2）纸张：最常使用的是铜版纸，铜版纸为光面，并且不易浸水，书写效果好，价格便宜。

（3）其余各种工具：荧光笔、勾线笔、记号笔、毛笔、蜡笔、剪刀、涂改液等。

俗话说："销售从陈列开始"。独具匠心、科学合理的药品陈列形式，可以赋予药品生命力，让其具有自我推销的能力。因此，掌握药品各种陈列方法和技巧，开阔思路，加以灵活、综合地运用，将会收到良好的销售效果。

 岗位对接

本任务是药学类、药品经营与管理、药品服务与管理专业学生必须掌握的内容，对应岗位包括西药药师、医药商品购销员、药品销售岗位的相关工种。

上述从事药学服务及药品销售相关所有岗位的从业人员均需掌握陈列的原则和方法；会运用药品陈列的方法进行药品的陈列；掌握POP广告制作的要点，能设计门店POP广告牌。

 目标检测

一、A型选择题（单选题）

1. 以下不属于陈列的最终目的的是（　　　　）。

A．为了最大限度地方便消费者购买药品

B．刺激销售和提高营业额度

C．充分利用门店条件，合理规划门店总体布局

D．创造一个良好的采购药品的环境

E．让销售人员工作更加舒服

2．以下属于陈列的基本原则的是（　　　）。

A．易见、易取原则　　　　　　　　B．丰满陈列原则

C．先进先出、近有效期先出原则　　D．关联性原则

E．以上均是

3．"货卖堆山"利用的是（　　　）。

A．易见易取原则

B．丰满陈列原则

C．关联性原则

D．同一品牌垂直陈列原则

E．季节性陈列原则

4．货架一般高135cm，其中通常被称"黄金地带"的高度是（　　　）。

A．60cm以下

B．80～120cm

C．180cm以上

D．135cm以上

E．60～80cm

5．抗感冒药常与清热解毒消炎药或止咳药相邻的陈列，采用了（　　　）。

A．丰满陈列原则

B．先进先出、近有效期先出原则

C．关联性原则

D．同一品牌垂直陈列原则

E．季节性陈列原则

二、X型选择题（多选题）

1．以下关于POP的说法，正确的是（　　　）。

A．素有药房"无声促销员"的美誉

B．传递信息、促进销售

C．美化陈列、塑造形象

D．推动学习、提高素质

E．POP可以代替销售员

2．以下属于药品陈列技巧的是（　　　）。

A．端架陈列与橱窗陈列

B．善用"黄金"位置陈列与悬挂陈列

C．量感陈列与专柜陈列

D．主题陈列与比较陈列

E．灵活运用POP

任务二　陈列药品的盘点

学习目标

知识目标

1. 掌握门店盘点操作前准备操作及盘点的具体操作方法。

2. 熟悉盘点操作原则及盘点注意事项。

技能目标

1. 能运用盘点技术按要求完成盘点工作。

2. 学会盘点过程中的具体操作方法。

思政目标

1. 具有责任意识、爱岗敬业、遵章守纪、诚实守信等良好职业道德。

2. 具备精益求精、团结协作的职业习惯。

3. 具备严谨、求实的工作作风。

案例导入

在日常生活中，我们偶尔能看到一些社会药房贴出告示，内容为"今日盘点，暂停营业"，但大部分的企业为了不影响效益，专门会把盘点的时间放在晚上11：00以后进行。一般药房都会1个月盘点1次。

讨论：

1. 药房为什么每月要进行1次盘点？
2. 药房是如何进行盘点作业的呢？

一、药品盘点的含义与目的

1. 药品盘点的含义

盘点是药房掌握自身资产状况和管理资产的有效方法。在门店作业中，盘点作业是一项最繁杂、最花费时间和人力的作业，但是盘点作业不仅能掌握现有的药品库存情况，而且还可以根据以往的库存情况进行销售分析，为改进药房的经营管理提供参考依据。

药房盘点是指定期或不定期地对药房内商品进行全部或部分的清点，以确定该期间实际库存和差异，从而掌握该期间内的实际损耗，它是考核药房定额执行的重要依据。药品盘点是药房经营活动中一项重要的工作环节。

2. 药品盘点的目的

药房在进行经营管理的过程中存在各种损耗，有的损耗是可见的和可控制的，可以利用现代化的管理手段进行统计。但是有些损耗是难以统计和计算的，如偷盗、账面错误等，这种情况下，就必须要开展定期或者不定期的盘点。盘点的主要目的有如下几项：

（1）掌握与控制库存　全面掌握目前店面药品的库存品种、数量和金额。

（2）了解店面商品的损益情况　比较实盘金额与账面金额的差异，确切掌握所有单品的调整状况。

（3）药品结构的调整计算　计算各类药品的品项数、库存比率、动销比率、毛利率、销售比率、存销比等，通过分析，调整药品结构，以实现更高利润。

（4）了解药品效期情况　清理滞销品、近有效期药品等，及时登记、上报、下架。

（5）强化管理　通过比较，对损耗较大的药品种类及个别单品等开展精细化管理。

（6）店面管理　通过盘点，了解商品的存放位置，整理环境并清除卫生死角。

3. 盘点的重点

（1）畅销药品　店内有许多药品，它们各自有各自的存货量，其中最重要的就是畅销药品的存货量。如果畅销药品出现缺货，那么药房整体的吸引力将大打折扣，发现缺货马上进行补充。

（2）展示数量　按照药品单品的种类，对店内药品进行检查，检查展示数量是否充足。

（3）销售数量　通过销售数量的检查可以看出库存和陈列药品品种构成是否有不合理的地方。

二、药品盘点的常用方法

盘点按盘物或盘账来分，可以分为实物盘点和账面盘点。按盘点区域区分，可以分为全面盘点和区域盘点。按盘点时间段来分，又可分为营业中盘点、营业前（后）盘点、停业盘点。按盘点周期来分，可分为定期盘点和不定期盘点。盘点也可以采用自动方式盘点。盘点方法见表6-1。

表6-1　盘点方法列表

名称	定义	使用范围及时间间隔
实物盘点	实际清点存货数量	门店实物盘点
账面盘点	以书面记录或者电脑记录进出账的流动	由财务部或计算中心进行
全面盘点	特定时间，将店内所有库存区域进行盘点	一般1年2～3次
区域盘点	对店内不同区域进行盘点，一般以类分区	部分区域盘点、抽盘，营业中盘点
营业中盘点	盘点时门店仍然对外营业	库存区盘点、单品盘点、营业（前）后盘点
营业（前）后盘点	在开门前或者关门后进行盘点	销售区域盘点
停业盘点	正常营业时间内停业一段时间盘点	全面或者区域盘点、定期盘点
定期盘点	间隔固定时间进行盘点	全面或者区域盘点
不定期盘点	间隔期不一致的盘点	调整价格、经营异常、人事变动、重点商品、突发事件
自动盘点	利用现代化技术手段辅助盘点	门店商品盘点

三、药品盘点的流程

1. 盘点的一般操作流程

详见图6-1所示。

图6-1　盘点的一般操作流程

2. 盘点的作业流程管理

（1）建立盘点制度及标准　由总部统一制定，包括盘点方法、周期、账务处理、差异处理及奖惩制度等。

（2）组织落实　全部盘点或部分盘点的组织落实、区域划分等。

（3）盘点工作　要划分区域，责任到人。

（4）盘点前准备　人员组织、工具、通告和环境整理、工作分配与盘前培训、各种资料整理等。

（5）盘点作业　资料整理与分析、库存调整、差异处理、奖惩实施等。

3. 盘点的具体操作方法

盘点正式开始前，要由盘点负责人向所有成员进行培训，说明盘点工作的重要性、具体要求、注意事项及异常情况的处理等。

盘点作业可分3种：初点作业、复点作业及抽点作业。盘点作业最好是2人1组，由初点人和复点人配合完成，一般先采用单人盘点，盘点人需在盘点表上签字，以示对盘点结果负责。在平账时如果发现应盘数字与实盘数字差距较大，再进行复盘。也可以初盘、复盘由双人进行。实施盘点时，应按照负责的区位，按商品货架顺序，逐架逐排依序由前至后，由上至下，由左至右进行盘点。

（1）初点作业（初盘）　由初点人对货架商品展开盘点，按商品盘点表（表6-2）顺序先读货架编号，然后读货号、品名、规格、单位、数量、零售价等，依次进行，而复点人此时作为填表者，如实根据初点人的读数进行记录或核对。初点作业须用签字笔来记录，并由初点人在初点处签名，以示负责。盘存者在盘点中，咬字要清楚，音量适中，以让填表者听清楚为原则。盘点时应顺便检查药品的有效期。

（2）复点作业（复盘）　由复点人对货架商品展开盘点，手持另一份盘点表，依序检查，先读货架编号，然后读货号、品名、规格、单位、数量、零售价等，依次进行，而初点人此时作为填表者，应如实根据复点人的读数进行记录或核对。复盘完成之后对单，由初盘人员与复盘人员一起连项核对两次的盘点数量是否一致，如不一致，两人再次核实盘点数量，确定盘点数量后，对差异数据进行修改，并签名确认。

（3）抽点作业（抽盘）　在初盘和复盘结束后，由门店店长或盘点负责人对盘点结果进行抽盘。抽点时应重点抽查：盘点表的书写是否符合规范；抽点容易漏盘的药品；抽点对门店影响较大的、单价高的药品；抽点有异议的药品，复查劣质和破损的药品情况。

表6-2　商品盘点表

年　　月　　日　　　　　　　　　　　　　　　货架编号：　　　　　　　盘点单号：

货号	品名	规格	单位	数量	零售价	金额	初点	复点	抽点	差异

初点人：　　　　　　　　　　复点人：　　　　　　　　　　　　　　　抽点人：

4. 盘点中的注意事项

① 已完成货架编号定位的药品不可再随便移动。

② 盘点时应顺便检查药品的有效期，过期、破损等药品应立即做记录并下架，统一收集以便处理。

③ 应注意不同药品的计量单位，同一品名的药品要注意生产厂家的区分。

④ 每一货架盘点后在合计与单位的空白栏间，从右上至左下划斜线，并在抽点栏签名，以发挥确实核对的作用。

⑤ 盘点表上的数据应填写工整和清楚，以免出现难以辨认的情况。

⑥ 盘点时写错的数字，不能在盘点表上用涂改液等涂抹，可将原数据划掉，重新书写并在修改处签名确认。

⑦ 对大件药品、堆头盘点时要注意安全，以防掉落造成伤害。

⑧ 盘点中应注意不要高声喧哗或阻碍顾客通行，遇到突发状况应及时向负责人汇报。

四、减少陈列阶段药品损失的方法

（1）易碎药品陈列在安全的地方。

（2）禁止宠物进入店内。

（3）对吃着巧克力或冰淇淋等易融化食品进店的顾客，应该加以留意。

（4）为了防止欺诈、盗窃等行为的出现，必要时可设置防盗器、闭路电视等。易被盗药品陈列在视线易及或可控位置。

（5）对温、湿度加强监控。

（6）易串味的药品不应放在一起陈列。

（7）对计量器具设立管理台账，账物相符。计量器具应按检定周期组织送检。

（8）经常盘点、检查陈列架上的药品。

（9）避免日光直射药品，有特殊贮藏要求的药品应按要求存放。

 岗位对接

本任务是药学类、药品经营与管理、药品服务与管理专业学生必须掌握的内容，对应岗位包括西药药师、医药商品购销员、药品销售岗位的相关工种。上述从事药学服务及药品销售相关岗位的从业人员均需掌握盘点的一般流程及盘点的具体操作方法。

 目标检测

一、A型选择题（单选题）

1. 盘点时应（　　　）。

　A. 以单找货

　B. 以货找单

　C. 库存商品不需要盘点

　D. 拆零商品不需要盘点

　E. 畅销药品不需要盘点

2．对盘点操作的叙述，不正确的是（　　　）。

A．盘点作业分为初点、复点和抽点

B．实施盘点时应按由右而左，由上而下的顺序进行

C．盘点时顺便观察商品的有效期,过期商品应随即取下

D．不同特性的商品的盘点应注意计量单位的不同

E．已完成货架编号定位的药品不可再随便移动

3．盘点的具体操作方法不正确的是（　　　）。

A．初盘

B．复盘

C．抽盘

D．最好2人一组

E．忙碌时可不用抽盘

4．盘点表的抄对方式为（　　　）。

A．直接抄价签未核对商品

B．不需要按顺序抄写

C．产地规格不用抄写

D．看货抄单

E．只抄商品名称、数量

5．盘点的目的在于（　　　）。

A．掌握与控制库存

B．了解店面商品的损益状况

C．通过盘点进行销售分析、调整商品结构

D．店面管理

E．以上均是

二、X型选择题（多选题）

1．下列为盘点的重点的有（　　　）。

A．畅销药品

B．展示数量

C．销售数量

D．POP损坏

E．销售金额

2．减少陈列阶段药品损失的方法有（　　　）。

A．易碎药品陈列在安全的地方

B．对温、湿度加强监控

C．必要时可设置防盗器、闭路电视等

D．经常盘点、检查陈列架上的药品

E．避免日光直射药品

项目七

药品的销售

任务一 药品销售工作流程

思维导图

24.电子教案

药品销售工作流程

❶ 药品零售的基本流程
- 等待时机
- 初步接触
- 揣摩顾客的需求
- 药品提示及专业知识的运用
- 抓住销售要点
- 劝说
- 成交
- 收款、开具销售小票
- 包装药品、送客

❷ 西药处方药的销售

❸ 中成药的销售

❹ 中药处方药的销售

学习目标

知识目标

1. 掌握处方药品的质量控制要求。
2. 熟悉药品零售的基本流程。

技能目标

1. 会根据药品零售的基本流程进行药品的零售。

2. 能做好处方药的质量控制工作。

思政目标

1. 树立"安全用药，合理用药"的观念，培养认真细致，为人民健康负责的工作态度。
2. 具备精益求精、团结协作的职业习惯。
3. 具备严谨、求实的工作作风。

 案例导入

当王大姐到药房购买几种常用药品的时候，人刚走进药房，药房里的工作人员就跟了过来，像保镖一样在王大姐的周围"护驾"。王大姐的目光稍做停留，工作人员马上就问："您要这种感冒药吗？""您看这种消炎药好吗？"问得王大姐心烦意乱，身上比挨了蚊子叮还要难受，只想快点离开药房。

讨论：请分析该案例中工作人员的做法是否正确？

一、药品零售的基本流程

社区药房零售药品主要包括处方药和非处方药。社区药房处方药的调配过程，类似于医院药房，而非处方药的销售主要以顾客自选，结合店员用药推荐与指导为主。店员适时地抓住与顾客接触的机会，恰当地进行药品推介，才能更快更好地将药品销售出去。社区药房非处方药的常见零售流程如下。

1. 等待时机

日常工作中，工作人员每日做好营业准备工作后，要保持良好的精神面貌，坚守在自己的位置上，不能无精打采，不能擅自离开个人岗位到处走动，不能交头接耳，不能聊天。

2. 初步接触

顾客进店后，店员可以一边和顾客寒暄，一边与顾客接近，称为"初步接触"。与顾客初步接触时，可与顾客随便打个招呼，或直接向顾客介绍其中意的药品，或询问顾客的购买意向。与顾客初步接触不能过于着急，否则会引起顾客的反感。常见的最佳"接触"时机为：当顾客较长时间凝视某种药品，若有所思时；当顾客从凝视某药品抬起头来的时候；当顾客突然在某个货架旁停下脚步时；当顾客眼睛在搜寻时；当顾客面向店员并有目光相碰时。

3. 揣摩顾客的需求

为了能够让顾客明智地选择合适的药品，店员要学会观察顾客的表情和动作；判断顾客对店员推荐药品的需求反应；直接询问顾客想法；善意地倾听顾客的意见。从而揣摩顾客需要购买什么药品，针对什么疾病。

4. 药品提示及专业知识的运用

在初步了解顾客的购买意向后，店员可以进行如下提示：让顾客了解药品的使用过程、禁忌症和疗效；让顾客选择比较几个品种的药品；根据顾客消费层次，选择不同价位的药品，常规从低档到高档的顺序拿药。

顾客产生购买欲望但是还在犹豫是否购买时，店员可利用个人对药品的理解，在不失专业知识的前提下，用通俗易懂的语言有针对性地介绍药品疗效。针对顾客疑虑进行有效说明，并在顾客兴趣点上进行强化说明。

5. 抓住销售要点

最能导致顾客购买的药品特征称为销售要点。每一位顾客总会有一个最主要的购买需求。当店员了解到顾客的需求后，可结合销售的要点，有针对性地销售药品。

 知识链接

五个销售要点

店员销售通常需要抓住的五个要点如下：

（1）利用"5W1H"的原则，明确顾客购买药品时是要由何人使用（who）、在何处使用（where）、在什么时候使用（when）、想要怎么样使用（what）、为什么必须使用（why）以及如何去使用（how）。

（2）说明要点时应言简意赅。

（3）能形象、具体地表达药品的特征。

（4）针对顾客提出的病症进行说明。

（5）按顾客的咨询进行说明。

6. 劝说

听取店员的介绍后，顾客的心里已经有了自己的决策，这时候，店员要及时抓住这个机会，通过劝说来达成购买。劝说的方式要恰当，如实事求是的劝说；投其所好的劝说；辅以动作的劝说；肯定药品本身质量的劝说；帮助顾客比较、选择的劝说。

7. 成交

当顾客对店员和产品产生信任后，马上就可以销售成功了。此时，也称为"成交"。成交的时机通常会出现在以下情况，即顾客突然间停止提问时；顾客的话题已经转移到某一个产品时；顾客不讲话若有所思时；顾客不断点头认可时；顾客开始注意价钱时；顾客开始询问购买数量时；顾客询问有关售后服务时；顾客反复提出同一个问题时。

此时，店员莫要急于完成销售，导致出现催促以及用语生硬等现象，以免顾客产生被强迫购买的心理。同时应注意做到：不要给顾客再看新的药品；缩小药品选择的范围；帮助确定顾客所需的药品，并做一些简单的说明，促使其下决心购买。

8. 收款、开具销售小票

顾客已经决定购买后，店员应引领（或指引）顾客到收银台交款。收银员应做好唱收唱付，态度友好，声音要清晰准确。

9. 包装药品、送客

店员凭计算机销售小票确认顾客购买药品已支付现金（或刷医保卡）后，包装药品（内服、外用分开包装）完毕，礼貌送走顾客。

二、西药处方药的销售

进行西药调配的基本流程为：接收处方—药师审方—处方划价—调配—复核—发药。

为了保证西药处方药的质量，工作人员要在西药处方药的调配与销售的各个环节做好防范工作，主要做好以下工作：

① 处方药不能以开架自选的方式销售。

② 处方审核人员要由具有药师及以上专业技术职务任职资格人员担任。

③ 审核处方时，审查内容包括检查处方前记、正文、后记等书写是否清晰、完整，确认处方的合法性；审核处方用药与临床诊断的相符性；剂量、用法的正确性；选用剂型与给药途径的合理性；是否有重复用药现象；是否有潜在临床意义的药物相互作用和配伍禁忌以及其他用药不适宜情况。

④ 对项目不齐或字迹不清的处方，药师应告知顾客要求开方医生补齐或书写清楚；用法用量不准确或存在配伍禁忌的处方，药师应告知顾客要求开方医生更正或重新签名；对本店没有处方所列药品的处方，药师应告知顾客要求医生更改其他药品或另购。

⑤ 调配时，调配人员依照审核人员签名的处方内容逐项调配，调配过程中如有疑问，应立即向处方审核人员咨询。调配处方时应认真、细致、准确，同时做到"四查十对"。调配人员调配好后，在处方上签全名。

⑥ 核对人员按处方对照药品逐一复核。发现错误或数量不符，应立即告知调配人员予以更正。核对无误后方可进行发药。

⑦ 发药时，药师向顾客交代清楚药品的用法、用量、禁忌症、注意事项等，并将处方留存或留下复印件或处方登记存档。

三、中成药的销售

中成药的零售过程与西药零售过程基本相似。

课堂互动

下列药品哪些是中成药？哪些是中药饮片？

西瓜霜润喉片、党参、珍珠粉、龙牡壮骨颗粒、补中益气丸、阿胶

四、中药处方药的销售

中药调剂员进行中药饮片调配的基本流程为：接收处方—药师审方—处方划价—调配中药饮片（拣药）—复核—发药。顾客如果需要代煎，应将需要煎煮中药的顾客联系方式记录在册，最后凭代煎号取药。

为加强中药饮片调剂管理，保障患者用药安全有效，根据《中华人民共和国药品管理

法》、《医院中药饮片管理规范》和《处方管理办法》等有关规定，要求药房工作人员做到以下几点：

（1）中药审方和调剂处方的药房工作人员，必须熟悉药品的有关法律、法规和中药的专业知识，审方、处方调剂时应集中思想，严格按处方要求配方售药。

（2）配方使用的中药饮片，必须要经加工炮制，未经加工炮制的中药饮片不准上柜销售。

（3）具有中药师以上专业技术职务任职资格的人员负责处方审核、核对、发药以及安全用药指导；中药士从事处方调配工作。审核处方时，要认真检查处方的前记、正文、后记是否清晰完整，并确认处方合法性，不得擅自更改处方。认真执行"四查十对"，对处方中有配伍禁忌或超剂量的处方，应当拒绝调配；必要时，应经处方医师更正或者重新签字后方可调配。

（4）审方计价，严格执行物价政策、按质定价，不串价格等级，按规定价格计价算方，计价要准确，发票项目填写齐全，字迹清楚。

（5）调剂处方时要按方配制，称准分匀。一方多剂者，要等量递减分包，不得估量抓药，更不能以手代称，误差总贴数不超过 ±2%，分贴不超过 ±5%。

（6）调配处方时，对先煎、后下、包煎、分煎、烊化、兑服等特殊用法，要单包并注明煎用方法，需临方加工的饮片应按规定操作，并向顾客说明服用方法。

（7）处方复核时，复核人员按处方对照药味逐一进行复核。检查药味和剂数是否正确；称取剂量是否准确；有无多配、漏配、错配或掺混异物等；检查调剂人员是否违反配伍禁忌、妊娠禁忌；有毒中药是否超剂量；特殊用法的药物是否另包和注明。复核人员复核无误签字后方可发给顾客。

（8）发药时，要核对顾客的姓名、汤剂贴数和取药凭证无误后才能发出，并向顾客详细交代煎法、服用方法、用药或饮食禁忌，如需另加"药引"或该药为外用药时，要明确说明情况。

（9）药房工作人员每天下班前，要认真核对戥秤、电子秤，配方后要及时清理配药柜台，药斗要及时关闭，防止串味，保持柜台内外清洁卫生。

岗位对接

本任务是药学类、药品经营与管理、药品服务与管理专业学生必须掌握的内容，为成为合格的药房工作人员奠定坚实的基础。本任务对应岗位包括西药药师、药品销售岗位的相关工种。上述从事药学服务及药品销售相关所有岗位的从业人员均需掌握处方药的销售要点；能按照药品零售的基本流程销售药品。

目标检测

一、A型选择题（单选题）

1. 西药处方调剂的一般程序为（　　　）。

　　A．收方—审方—处方划价—调配处方—复核—发药

　　B．调配处方—收方—审方—处方划价—复核—发药

C．发药—收方—审方—处方划价—调配处方—复核

D．收方—复核—审方—处方划价—调配处方—发药

2．以下关于社区药房药品销售的说法，不正确的是（　　）。

A．为了能够让顾客明智地选择合适的药品，店员要学会观察顾客的表情和动作

B．在顾客没有进入社区药房前，店员可以聊聊天、发发微信，调整一下心情

C．最能导致顾客购买的药品特征称为销售要点

D．收银员应做好唱收唱付，态度友好，声音要清晰准确

E．店员销售过程莫要急于完成销售，以免顾客产生被强迫购买的心理

3．以下不属于中药饮片处方调配要求的是（　　）。

A．审核人员要对处方进行审核，是否存在错写药名、重味的现象

B．处方无医师签字、项目不齐、字迹辨认不清的，审核人员应拒绝调配

C．处方有配伍禁忌或超剂量的，审核人员应拒绝调配

D．调配新鲜药材应提醒顾客对新鲜药材合理保鲜，防止发霉变质

E．处方复核时，由顾客自行对照药味进行复核

二、X型选择题（多选题）

1．以下说法正确的是（　　）。

A．处方药不能以开架自选的方式销售

B．调配处方时应认真、细致、准确，同时做到"四查十对"

C．发药时，向顾客准确交代药品的用法、用量、禁忌症、注意事项等

D．对本店没有处方所列药品的处方，可按照临床诊断更改其他代替药品

E．有潜在临床意义的药物相互作用和配伍禁忌的处方应拒绝调配

2．以下关于中药饮片的处方调配，说法正确的是（　　）。

A．审核人员对处方审核无误，在处方上签字后调配人员才能进行调配

B．调剂人员不得擅自更改或代用处方中的药味

C．调剂过程中必须按处方从上至下、从左到右进行调配

D．需要进行特殊煎煮的中药，应进行"单包"并注明用法

E．发药时向患者详细说明煎法、服用方法，需另加"药引"或该药为外用药时，要明确说明情况

任务二　居民常见疾病的用药推荐（中成药）

思维导图

25.电子教案

学习目标

> **知识目标**
> 1. 掌握常用药品的知识、药品销售的方法。
> 2. 熟悉针对各类疾病的推荐技巧。
>
> **技能目标**
> 1. 能够用药品推介的流程进行药品销售。
> 2. 能够对不同的疾病进行正确的问病荐药。
>
> **思政目标**
> 1. 树立"安全用药，合理用药"的观念，培养认真细致、为人民健康负责的工作态度。
> 2. 具备精益求精、团结协作的职业习惯。
> 3. 具备严谨、求实的工作作风。

蔡某，34岁，男，是一位电脑程序工程师，工作压力大，最近长时间在电脑前工作后开始头痛发胀，天气一热头痛越来越严重，还口干便秘。蔡某担心自己患了脑瘤，但到了几家医院检查都没有发现异常。经几天的治疗，蔡某的头痛非但没有缓解，还变本加厉疼痛，甚至影响工作和生活。讨论：

　　1. 如何确定患者头痛的类型？

　　2. 如何选择头痛药物？

　　本任务针对常见的内科、皮肤科、妇科、五官科等居民常见病，从中医理论的角度介绍了疾病的初步诊断知识和中药非处方药的推介，如患者症状严重或无法鉴别，应建议其去医院就诊。中药饮片按《中国药典》中对中药饮片的概念执行，一般按处方药管理，不在本任务中要求。

一、内科用药

（一）感冒类

　　感冒是感受风、寒、湿、热等外邪引起的外感病，是常见的多发病之一，主要表现为鼻塞、流涕、喷嚏、咳嗽、头痛、恶寒发热、全身不适等症状，一年四季都可能发生，但以冬、春季多见。一般轻症称为伤风。西医认为，普通感冒是由感冒病毒引起的呼吸道传染病，而流行性感冒是由多种流感病毒引起的急性呼吸道感染病，除以上症状外，还表现为全身中毒症状严重，甚至有高热昏迷以致死亡，中医称为时行感冒。

　　1. 风寒感冒

　　（1）症状　恶寒重、发热轻、无汗、头疼、咳嗽、鼻塞、流清涕、口不渴、舌苔薄白。

　　（2）治法　可选用具有解表发汗、疏风散寒功能的风寒感冒冲剂、荆防颗粒（冲剂）、感冒清热颗粒，若内有食积者，可选用具有解表和胃功能的午时茶颗粒。

　　风寒感冒常用药：风寒感冒颗粒、荆防颗粒、感冒清热颗粒、午时茶颗粒、外感风寒颗粒、藿香正气口服液（胶囊）等。

　　2. 风热感冒

　　（1）症状　发热重、微恶风、有汗或汗出不畅、咳嗽、痰黏或黄、咽干、口渴想喝水、鼻塞、流黄涕、舌边尖红、苔薄黄。

　　（2）治法　可选用具有疏风清热、解毒、利咽功能的风热感冒冲剂、羚翘解毒丸、银翘解毒片；咳嗽明显者，可选用具有疏风清热、宣肺止咳功能的桑菊感冒片；热象较重者，可选用具有清表功能的银柴颗粒、柴胡口服液；毒热症状较重者，可选用清热解毒功能的板蓝根颗粒、双黄连口服液。

　　风热感冒常用药：风热感冒冲剂、桑菊感冒片（颗粒、浓缩丸、糖浆）、银翘解毒颗粒（胶囊）、银柴颗粒、板蓝根颗粒（片、糖浆等）、双黄连口服液、金羚感冒片、复方穿心莲片、复方大青叶颗粒等。

3. 气虚感冒

（1）症状　一般多见于平素气虚，反复感冒，多为感冒风寒，恶寒症较轻，但延续时间较长，发热轻、怕冷，伴有气短乏力，苔白。

（2）治法　可选用具有疏风散寒、祛痰止咳功能的参苏丸等。

气虚感冒常用药：荆防败毒散、参苏片（水丸、颗粒等）、人参败毒胶囊、体虚感冒合剂等。

［用药推介注意］

① 分辨是普通感冒还是流行性感冒，中药OTC的范围仅限于普通伤风感冒的轻症。流行性感冒的特点是发病急，病情重，传染性强，往往是可以引起暴发、流行或特大流行，不属于自我药疗范围。

② 很多传染病如肺炎、流行性乙型脑炎等的初期症状与感冒相似，在用药时，一定要提醒患者注意观察病情的变化。如果服药期间症状不缓解或加重，就立刻到医院就诊。

③ 对于平素体虚，抵抗力较弱的人群，反复感冒不愈，症状虽轻，但全身疲倦无力，应当采用扶正祛邪兼施的中药治疗。

④ 感冒的治疗，多用辛散的药物，应当以微微汗出为益，切忌大汗淋漓，而耗伤正气。另外，在服药期间也应当注意饮食和休息，宜清淡饮食和多饮水等。

知识链接

了解"时疫"

流行性感冒，中医称为"时行感冒或时行疠气"，属疫病类范畴。中医对流感的治疗主要包括卫表证、入里化热证、本虚为主的流感等辨证入手的汤药治疗以及针灸治疗，着重于清热解毒。常用药物有抗病毒口服液等。

（二）暑湿类

暑湿证是感受暑湿之邪所引起的外感病，常发生夏季或夏秋之交时期。暑邪属于热邪范围，但暑邪又多与湿邪相挟杂，湿邪重浊黏腻。暑湿发病，又有暑邪为重和湿邪为重的区列，中医所讲的暑湿，即西医认为的中暑、胃肠炎、胃肠型感冒等病。

1. 暑热证

（1）症状　头昏、头胀、咽干咽痛、口渴，或有发热、全身不适、胸闷，舌红苔黄、少津。

（2）治法　可选用具有清热解暑、祛湿生津功能的药物。

暑热常用药：清凉油、十滴水软胶囊、清凉喉片等。

2. 暑湿证

（1）症状　头晕、胸闷、恶心、吐泻、腹痛，或伴有寒热，舌质淡，舌苔腻。

（2）治法　可选用具有解表化湿、理气和中功能的药物。

暑湿常用药：藿香正气软胶囊（水、片、颗粒）、六合定中丸、四季油、苏合香丸等。

［用药推介注意］

① 暑湿证应与痢疾相区别。痢疾是因为疫毒造成的肠道传染病，以脓血便、里急后

重、腹痛腹泻为主症，应立即到医院肠道门诊就诊。

② 对于中暑等症，患者除服药外，还要注意自我护理，如立即到通风、阴凉的地方休息，多饮水，最好是糖盐水，或用凉水湿敷头部等。

 知识链接

如何区分暑湿感冒和中暑？

暑湿感冒因属感冒范畴，有发热、鼻塞、流涕等明显的感冒症状；中暑虽有发热，但无其他感冒症状，这是两者根本的区别。暑湿感冒和中暑都有暑中夹湿的现象，所以两者都会出现相同的胃肠道症状，如腹胀、腹泻、食欲不振等。中暑的外界诱因很明显，多在高温环境下劳作而生；暑湿感冒则不同，它的主要起因是人体感受风寒暑湿，外界诱因并不明显。此外，暑湿感冒病程缠绵，大多需数日治疗方能痊愈；中暑发病急、恢复也快，一般1～2天症状便可消除。

（三）咳嗽类

咳嗽是呼吸系统多种病常见的症状之一，可伴有咳痰或干咳无痰。外感六淫之邪（风、寒、暑、湿、燥、火）或内生五邪（风、寒、湿、燥、火）以及脏腑功能失调均可引起咳嗽，故咳嗽可分为外感咳嗽和内伤咳嗽两大类。外感咳嗽，由于病因不同又分为风热咳嗽、风寒咳嗽和燥邪伤肺咳嗽；内伤咳嗽又分为痰湿咳嗽、痰热咳嗽和阴虚肺热咳嗽等。

1. 风寒咳嗽

（1）症状　咳嗽，痰稀白，恶寒，头痛或鼻塞流涕，舌苔薄白。

（2）治法　可选用具有解表散寒、宣肺止咳的通宣理肺丸等。

风寒咳嗽常用药：川贝止咳糖浆、止咳宁嗽胶囊、止咳祛痰颗粒、宁咳露（糖浆剂）、通宣理肺丸（片）等。

2. 风热咳嗽

（1）症状　咳嗽，胸闷，痰白黏或黄黏，口渴想喝水，或有发热，便秘，舌苔黄。

（2）治法　可选用具有清肺、润肺、止咳化痰、平喘功能的川贝清肺糖浆、止嗽定喘口服液等。

风热咳嗽常用药：治咳川贝枇杷露、十味龙胆花颗粒、风热咳嗽丸等。

3. 燥邪咳嗽

（1）症状　干咳，咽干，痰少或痰不易咳出，舌苔薄白少津。

（2）治法　可选用具有清肺润燥、化痰止咳、生津利咽功能的二母宁嗽丸、秋梨润肺膏等。

燥邪咳嗽常用药：川贝半夏液、止咳丸、二冬膏、清燥润肺合剂、痰咳净片等。

4. 痰湿咳嗽

（1）症状　咳嗽声重浊，喘息，胸闷，痰多色白易咳出，或痰黏咳吐不爽，脘痞腹胀，纳少，口腻，舌质胖淡。

（2）治法　可选用具有降气化痰功能的苏子降气丸等。

痰湿咳嗽常用药：橘红痰咳液、苏子降气丸、二陈丸、桂龙咳喘宁胶囊、复方半夏片等。

5. 痰热咳嗽

（1）症状　咳嗽喘息气粗，痰多黏稠，不易咳出，胸闷烦热，口干，舌质红，苔黄厚腻。

（2）治法　可选用具有清肺热、化痰止咳功能的橘红丸、止嗽定喘口服液等。

痰热咳嗽常用药：止咳橘红丸、止咳枇杷冲剂、肺宁颗粒、橘红丸等。

6. 阴虚咳嗽

（1）症状　咳嗽日久，痰少咳吐不爽，痰黏或夹血丝，咽干口燥，手足心热，舌红少苔。

（2）治法　可选用具有养阴润肺、化痰止咳功能的养阴清肺膏、百合固金丸、川贝清肺糖浆等。

阴虚咳嗽常用药：养阴清肺膏（丸）、固本咳喘片等。

[用药推介注意]

① 对于咳嗽的自我药疗注意辨证认病，首先要分清是外感咳嗽还是内伤咳嗽。外感咳嗽，多有比较明显的发病因素，如伤风、感冒、受凉、受燥（天气干燥、燥热），病程短，发病急，开始痰少，逐渐增多；而内伤咳嗽发病缓慢，病程长，或有过去慢性发作的病史；兼夹症状也多，如内热、内燥、内寒、内湿等症状。肺燥咳嗽多发生在秋季，由于燥热伤肺引起咳嗽。

② 中药OTC仅适用于上述咳嗽初期轻症，一般症状如用药一周内未见改变，或咳喘加重，应到医院就诊。服药期间，忌辛辣、油腻、生冷食物。

（四）哮喘类

哮喘可以分为哮证和喘证。哮证是一种发作性的痰鸣气喘；喘证是以呼吸困难，甚至张口抬肩、鼻翼扇动、不能平卧为特征。由于两者证候常并见，故临床常以"哮喘"并称。哮喘是一种慢性呼吸系统疾病的症状。常见于急慢性支气管炎、喘息性支气管炎、慢性阻塞性肺气肿等疾病。本病可由于外感六淫之邪（风、寒、暑、湿、燥、火）或内伤饮食、情志、劳欲、久病导致痰浊阻肺，或肺失宣降，或肾气不固，气逆于肺，都能引起哮喘。哮喘可分为实证和虚证两大类。实证哮喘，由于病因不同又分为风寒袭肺，表寒里热，痰热郁肺，痰浊阻肺，肺气郁闭；虚证哮喘又分为肺虚哮喘和肾虚哮喘。

1. 寒喘

（1）症状　喘咳气急，痰多稀薄色白，兼有头痛，或伴有发热，口不渴，无汗，苔薄白。

（2）治法　可选用具有宣肺散寒的保宁半夏曲，表寒里热可选用喘咳宁片。

寒喘常用药：保宁半夏曲、咳喘宁片等。

2. 热喘

（1）症状　咳逆上气，胸胀或胸痛，气粗，鼻煽，咳而不爽，痰吐稠黏伴有形寒，身热，烦闷，身痛，有汗或无汗，口渴，苔薄白或黄，质红。

（2）治法　可选用具有清泄痰热功能的安嗽糖浆、百花定喘丸等。

热喘常用药：百花定喘丸、安嗽糖浆。

3. 虚喘

（1）症状　喘咳气涌，胸部胀痛，痰多黏稠色黄，或夹血色，伴有胸中烦热，身热，有汗，渴喜冷饮，面红，咽干，尿赤，或大便秘结，苔黄或腻，脉滑数。

（2）治法　肺虚哮喘可选用具有补肺益气、养阴润肺功能的参贝北瓜膏、肺安片等；肾虚哮喘可选用蛤蚧定喘胶囊、息喘丸等。

虚喘常用药：肺安片、参贝北瓜膏等。

[用药推介注意]

① 注意辨病认证，首先要分清实证哮喘、虚证哮喘，在分清虚实的基础上，辨寒证、热证，辨外感、内伤。

② 过敏性哮喘患者应到医院查过敏原诊治。

③ 哮喘涉及多种急慢性病，病程长，常反复发作，疾病顽固，而中药OTC仅适用上述各种情况的初期轻症，一般症状用药一周内未见改善，或哮喘加重，应向医生咨询。服药期间忌辛辣、油腻、腥冷食物。

（五）呕吐类

呕吐是指食物或痰涎等由胃中上逆而出的病症，也是多种病症的症状之一。因此，当出现连续不断的呕吐时，应到医院检查明确诊断后，在医生的指导下用药。若为器质性病变不宜使用中药非处方药。

呕吐常用药：止吐六味散、活胃胶囊（散）等。

[用药推介注意]

针对病因治疗：例如解除肠梗阻、停服某些食物、药物；剧烈呕吐时，避免口服给药，以免达不到疗效；注意纠正水电失衡。

知识链接

呕吐分类

病理性恶心呕吐可分为四大类：①反射性呕吐是指人体周围器官受到刺激，通过神经冲动，传到中枢，传到效应器官后，患者的胃、肠、膈肌收缩产生的恶心呕吐称之为反射性呕吐。②中枢性呕吐是指神经冲动后直接传到人体的神经中枢，影响化学感受带从而引起的呕吐，它又分为两种，一种是中枢神经系统性呕吐，另一种是代谢性疾病引起的恶心呕吐。③前庭障碍性呕吐是指人体内耳的前庭受到影响后，患者出现眩晕、恶心、呕吐等现象。④心因性呕吐是由心理精神因素引起的，这类患者没有明显的器质性因素。

（六）伤食类

伤食是指因食物积滞，难以消化所引起的胃肠功能失调而出现的症状，俗称"停食"。多因饮食不节，或暴饮暴食，或过食生冷以及腐败不洁的食品，或因偏嗜某种食物所致。伤食多发生于脾胃虚弱或病后消化功能尚未恢复等患者，相当于西医所说的消化不良、胃肠功能紊乱（又称为非溃疡性消化不良）。主要表现为脘腹胀痛，呕恶嗳腐（打嗝有腐臭味），或有呕吐、腹泻，或大便干结等症状。

1. 饮食伤胃

（1）症状　上腹部（胃脘）胀满，食欲不振，口臭、打饱嗝，嗳腐吞酸，舌苔白厚。

（2）治法　可选用具有开胃消食功能的大山楂丸，或健胃消食功能的加味保和丸等。兼有外感症状（俗说停食者凉）者可选用具有解表、祛湿、和中功能的保济丸等。

饮食伤胃常用药：大山楂丸（颗粒等）、保和丸、复方鸡内金片等。

2. 脾虚食滞

（1）症状　胃部满闷，食欲不振，恶心呕吐，消瘦倦怠，大便溏稀，舌苔白。

（2）治法　脾虚伤食可选用具有健脾和胃、顺气化湿功能的木香顺气丸、香砂枳术丸等。

脾虚食滞常用药：木香顺气丸、香砂六君丸、消食健胃片、健脾颗粒等。

3. 肝郁食滞

（1）症状　胸胁满闷，上腹部胀满，吸气倒饱，胃中嘈杂，大便秘结，舌苔黄厚。

（2）治法　可选用具有行气宽中、化滞通便功能的木香理气片。

肝郁食滞常用药：木香理气片、舒肝调气丸、槟榔四消丸等。

［用药推介注意］

① 伤食应与痢疾相鉴别：伤食是指因饮食不节所造成的暂时性的消化不良，并可能伴有腹痛、腹泻等肠道症状。痢疾是下利脓血，里急后重，伴有发冷发热，全身中毒症状比较严重，属于肠道传染病，应到医院就诊。

② 伤食应与急性胃肠炎相鉴别，急性胃肠炎多因饮食不洁，以致出现呕吐，恶心，腹痛，腹泻，可有发冷发热，甚至高热，严重时可以出现脱水等症状，应到医院急诊。

③ 伤食应与慢性胰腺炎急性发作相鉴别。其为突发性上腹部痛或左上腹痛，发病前多有饱食、饮酒或过食油腻史，疼痛向左腰或肩部放射，伴有恶心、呕吐、发热，可有黄疸，应及时到医院急诊。

④ 伤食用药三天，症状仍未见改善者，应到医院诊治。

（七）胃脘痛类

胃痛（中医又称胃脘痛）是以上腹部近心窝处经常发生疼痛为主的症状。常见的原因有寒邪客胃、饮食停滞、肝气犯胃，或忧思恼怒、损伤脾胃所引起。

1. 寒邪犯胃

（1）症状　外受寒邪，胃脘暴痛，怕凉喜暖，胃部得温则痛减。疼痛加重，口不渴，喜热饮，苔薄白。

（2）治法　若为外寒所引起的，可选用具有解表祛风、健脾和胃功能的神曲茶；若为内寒，可选用具有温胃止痛作用的温胃舒胶囊。

寒邪犯胃常用药：十香止痛丸、七味胃痛胶囊等。

2. 饮食停滞

（1）症状　胃痛，上腹胀满，嗳腐，吐酸水或不消化的食物，吐食或排气后胃痛减轻，或大便不爽，苔厚腻。

（2）治法　可选用具有消食开胃、健胃功能的大山楂丸、加味保和丸；见有脾虚者，可选用具有健脾和胃、消积导滞功能的六味能消丸。

饮食停滞常用药：胃炎宁冲剂、健胃片等。

3. 肝气犯胃

（1）症状　胃脘胀闷，胃痛连胁部，嗳气频繁，大便不畅，每因情志因素而发作，苔薄白。

（2）治法　可选用具有舒肝和胃功能的加味左金丸、气滞胃痛冲剂；若胃痛胃酸偏多者，可选用胃得安片；若胃痛气胀明显者，可选用具有理气消胀功能的胃苏冲剂。

肝气犯胃常用药：胃苏冲剂、气滞胃痛颗粒、沉香化气片、沉香舒气丸、舒肝和胃丸、猴头健胃灵胶囊等。

4. 脾胃虚寒

（1）症状　胃部隐痛，喜暖喜按，空腹时疼痛加重，得食痛减，吐清水，食欲不振，神疲乏力，甚则手脚发凉，大便溏稀，舌淡苔白。

（2）治法　可选用具有温中和胃功能的香砂养胃丸或温胃舒胶囊。

脾胃虚寒常用药：香砂养胃丸（颗粒、胶囊）、温胃舒胶囊（颗粒）、胃疡宁丸、胃舒宁冲剂等。

5. 瘀血停滞

（1）症状　胃痛，有定处而拒按，痛有针刺感，食后痛加重，或见吐血，黑色大便，舌质暗、有瘀斑。

（2）治法　可选用具有活血化瘀功能的摩罗丹、胃气痛片等。

瘀血停滞常用药：胃气痛片、胃乃安胶囊等。

6. 胃阴亏虚

（1）症状　胃痛隐隐，口燥咽干，大便干结，舌红少津。

（2）治法　可选用具有滋阴养胃功能的养胃舒胶囊。

胃阴亏虚常用药：养胃舒胶囊（颗粒）、阴虚胃痛颗粒等。

7. 肝胃郁热

（1）症状　胃脘灼痛，痛势急迫，烦躁易怒，吐酸嘈杂，口干口苦，舌红苔黄。

（2）治法　可选用具有泻火疏肝、和胃功能的左金片等。

肝胃郁热常用药：胃力康颗粒、胃痛宁片等。

［用药推介注意］

① 胃痛应与冠心病心绞痛（中医称真心痛）、胆道病（中医称胁痛）和腹痛相鉴别。

冠心病心绞痛多已有明确的诊断，且有多次发作的历史，若为初次发作，确有以胃痛为主要症状者，患者自以为是胃痛，吃了治胃痛的药根本无效，而且疼痛剧烈，缓解后如常人。

胆道病是指胆囊或胆管的炎症，蛔虫、结石等均可引起右侧上腹或胁肋痛，除慢性炎症外多为发作性绞痛，可伴有发热，疼痛向右肩或后背单痛，可有黄疸；一般多有反复发作的历史，且多因过食油腻而诱发。

腹痛，是指胃脘以下、耻骨毛际以上的部位以疼痛为症状的病症，范围较大，涉及脏腑多。而胃痛是指上腹胃脘部近心窝处疼痛为主症，病位主要在胃，胃痛与腹痛的主要鉴别要点是疼痛部位。

肝气犯胃所引起的胃痛也有向两胁窜痛的症状，胆道病的疼痛多为绞痛、剧烈；而胃痛病患者仍以胃脘部疼痛为主。病情缓解后仍应到医院进一步确诊。

② 胃痛的自我药疗，应建议先到医院去确诊后用药，不能随意服用"止痛片"或乱吃药。

③ 胃痛医院确诊缓解后，仍可根据病情选择调理胃的中药OTC，继续服用。平时注

意饮食调理和饮食节制，以防复发。

（八）胃胀类

胃胀是指胃部痞满，胸膈满闷，按压时无包块、无疼痛的症候。多因机体生活起居失调，饮食不化，气郁不舒，脾胃虚弱，脾失运化，气机升降失常而引起。一般分为虚证、实证两类。相当于西医所说的功能性消化不良等病。

1. 脾胃虚弱

（1）症状　胃脘部不舒，痞闷胀满，时轻时重，食欲不振，喜热喜按，得温则症状减轻，四肢不暖，气短乏力，体倦懒言，大便溏稀，舌淡苔白。

（2）治法　可选用具有健脾养胃、温中散寒、益气健脾功能的益气六君丸、丁蔻理中丸、阿那日五味散等。

脾胃虚弱常用药：阿那日五味散、消食养胃片。

2. 痰湿中阻

（1）症状　胃脘满闷不舒，头目眩晕，胸闷不饥，恶心欲吐，身倦发沉，或咳痰不爽，小便黄涩，舌苔腻。

（2）治法　可选用具有燥湿化痰、理气消胀、健胃宽胸功能的不换金正气散、大温中丸、健胃宽胸丸等。

痰湿中阻常用药：不换金正气散、健胃宽胸丸等。

3. 饮食停滞

（1）症状　胃脘满闷不舒，恶心呕吐或打嗝腐臭，吐酸水或能进食而大便不通，腹满拒按，舌苔厚。

（2）治法　可选用具有理气健脾、消食功能的开胸理气丸、健胃十味丸、消食健脾丸、温胃阿亚然及片等。

饮食停滞常用药：开胸理气丸、健胃十味丸、越鞠保和丸等。

4. 肝郁气滞

（1）症状　胃脘不舒，胸闷痞满，心烦易怒，两胁肋部发胀，时有叹息，舌苔薄白。

（2）治法　可选用具有舒肝解郁、理气化滞功能的开郁顺气丸、沉香化滞丸、舒肝片、调胃丹等。伴有胃阴虚证者可配合服用胃脘舒冲剂或复方鲜石斛颗粒。

肝郁气滞常用药：开郁顺气丸、沉香化滞丸等。

［用药推介注意］

① 本病相当于西医所指的功能性消化不良，应到医院检查确诊排除慢性胃炎、十二指肠炎、消化性溃疡、胃癌等，并在医生指导下用药。

② 本病病程长，注意饮食调节，生活起居和控制情绪激动、焦虑或抑郁，纠正暴饮暴食、贪凉饮生冷的饮食习惯和不良嗜好。注意生活规律，应劳逸结合。

③ 胃痛日久，服药 1～2 周不愈或病情加重者应到医院复查，并在医生指导下用药。

知识链接

消化不良按摩操

（1）双手拇指贴于胸前，其余四指贴于两腋下，相对用力提拿胸部肌肉，提拿下，放松一下，同时由内向外移动，重复3遍。

（2）用双手拇指从膻中穴向两侧乳中穴分推，并沿肋间继续向外平推至胸侧，然后向下移一个肋间隙，再从胸中线开始沿肋间向外分推至胸侧，循序而下。

（3）从腹中线向两侧分推，由上腹部向下腹部依次分推，反复3遍。

（4）用双手拿捏腹部。从一侧腹部向对侧进行，上下腹部各拿捏一遍。拿捏时，先拿起一块腹部肌肉（皮肤、皮下组织及肌肉），轻轻提起稍停片刻，松开前移，再拿起一块肌肉，放松再做，重复3遍。

（5）用手掌按摩腹部，先从腹中央开始，按顺时针环转按摩，并由内逐渐向外环转，30～50次；再以逆时针方向由外向内环转30～50次。

（九）泄泻类

泄泻是指排便次数增多，粪便稀薄，甚至泻下如水样，俗称为水泄。古人把大便溏薄而势缓者称为泄，大便清稀如水而直下者称为泻，合称为泄泻。多因机体外受寒、湿、暑邪，饮食不节，或情志所伤，脾胃虚弱所致。

1. 湿热泄泻

（1）症状　泄泻腹痛，泻下急迫或泻下不爽，粪色黄褐而臭，肛门灼热，小便短黄。苔黄腻，脉数。

（2）治法　可选用具有清热燥湿、行气止痛功能的中药OTC：若见有表证（发冷发热），可选用有解肌清热止泻功能的葛根芩连片；温热明显者可选用有清热燥湿功能的香连片等。

湿热泄泻常用药：香连片（颗粒）、止泻利颗粒（冲剂）、复方黄连素片、香芷正气胶囊等。

2. 脾肾阳虚

（1）症状　神疲乏力，大便溏薄，夹有不清化的食物，食欲不振，纳食减少，五更泄泻，泄前腹痛，肠鸣即泻，泻后腹痛即止，形寒肢冷，腰膝酸软，舌淡，脉沉细。

（2）治法　可选用具有健脾益气功能的止泻灵颗粒、益气健脾口服液等。脾肾阳虚兼见者可选用具有健脾温肾功能的理中丸等。

脾肾阳虚常用药：固本益肠片、理中丸（党参理中丸）等。

［用药推介注意］

① 泄泻应与痢疾相鉴别。痢疾为肠道传染病，症状较重，而泄泻一般临床症状较轻。

② 对于泄泻的自我药疗除服药外，饮食的调理更为重要，应以易消化的半流食为主，多饮水和卧床休息；若为严重的水泻（日泻5次以上）服药1日后症状不减，就应当到医院诊治；一般泄泻服药3日症状未减者，也应到医院诊治。

（十）便秘类

便秘是指大便秘结不通，排便时间延长，超出自己的排便习惯间隔时间，或想大便而艰涩不畅的一种病症。多因肠胃积热、情志不和、气机郁滞或气阴不足、阳气虚衰所引起。特别是因生活节奏的加快，打乱了排便习惯，或因久坐缺乏活动，及妇女产后血亏都会引起便秘。

1. 肠腑实热

（1）症状　大便干结，腹部胀满，按之作痛，口干或口臭，小便短赤、舌苔黄燥，脉滑数。

（2）治法　可选用具有健脾和胃、消积导滞功能的六味安消散。

肠腑实热常用药青柠丸、京制牛黄解毒片、黄连上清丸、当归龙荟丸、三黄片等。

2. 阳虚肠燥

（1）症状　大便干结，状如羊屎，口干少津，神疲纳差，舌红苔少，脉细数。

（2）治法　可选用具有润肠通便功能的麻仁丸、麻仁润肠丸。对于老年体弱者五仁润肠丸更为适宜。

阳虚肠燥常用药：麻仁润肠丸（软胶囊）、通便灵胶囊等。

［用药推介注意］

① 便秘症状虽较单一，但病因复杂，不能以简单的"通便"为快，应先分清虚证、实证，若为实证肠热便结以清热、导滞、通下为主，但又不宜通下太过，中病即止。若为实证气机郁滞，腑气不通，宜选用伤食药类中的木香顺气丸。

② 便秘仅仅是多种原因引起的肠道症状，大便排解后，仍应积极治疗原发的病因，平时也要注意饮食调理，多吃粗粮和含纤维素多的食物，多饮水。

（十一）头痛类

头痛是常见的自觉症状，可以单独出现，也可以出现在多种慢性病之中，还可以见于外感病的后续症状。所以头痛分为外感头痛与内伤头痛两类。外感头痛：多因感受风寒、风热或湿热等外邪，侵袭经络，上犯巅顶（头部），清阳之气受阻，气血不畅而致头痛。内伤头痛：中医认为"脑为髓之海"，主要依赖肝肾、精血营养以及脾胃运化水谷，输布气血上供于脑。若肝肾阴亏，气血不足，不能上荣于脑，或瘀血、痰浊阻滞，经气上逆，肝阳上扰都可以引起头痛。

1. 风寒头疼

（1）症状　巅顶部头痛，痛连颈部和项背部，恶寒怕风，遇风头痛加重，口不渴。苔薄白。

（2）治法　可选用具有解表发汗、疏风散寒功能的风寒感冒冲剂；若头痛较重，兼感湿邪者，可选用具有发汗解表、散风祛湿功能的荆防冲剂。

风寒头痛常用药：川芎茶调片（丸、散）、正天丸（胶囊）等。

2. 风热头疼

（1）症状　头痛而胀，严重时头痛如裂，发热或恶风，面红目赤，口渴欲饮水，遇热头痛加重。舌红，苔黄。

（2）治法　轻症，可选用具有散风泄热功能的薄荷锭，嗅吸或擦患处即可；头痛较重者或连及牙痛，可选用具有清热解毒、散风止痛功能的芎菊上清丸；若热毒盛，头晕胀痛，牙龈肿痛，即可选用具有清热通便、散风止痛的重剂黄连上清丸。

风热头痛常用药：黄连上清丸（片）、牛黄上清丸（片、胶囊）。

3. 血瘀头痛

（1）症状　头痛经久不愈，痛处固定不移，严重时痛如锥刺，或头部有外伤史。舌暗或有瘀斑，苔薄白。

（2）治法　可选用具有理气、活血、止痛功能的元胡止痛片。

血瘀头痛常用药：天舒胶囊、宁神灵胶囊、血府逐瘀丸等。

［用药推介注意］

① 头痛是日常最常见的症状之一，引起头痛的原因也很多，用药推介前首先应当分清是外感头痛还是内伤头痛。

② 如果头痛仅是主病其伴有症状，即以治疗主病为要；对于长期持续性头痛，或头痛剧烈，应到医院检查明确诊断。

③ 偏头痛，多见于中医所说的血虚生（内）风，或与分泌失调有关，应到医院诊断治疗。

（十二）郁病类

郁病是指因情志不舒、气机不畅所引起的心情抑郁，情绪不宁等病症。除上述主要病症表现外，尚可兼见胁肋胀痛，或易怒爱哭，失眠多梦，或自觉咽部有异物感，吐之不出，咽之不下，中医称为"梅核气"。郁症的表现多种多样，相当于西医所指的"精神抑郁症"。

1. 肝气郁结

（1）症状　精神抑郁，情绪不宁，爱叹气，胸胁胀痛，痛无定处；胃部闷胀，嗳气，食欲不振，或有呕吐；妇女月经不行或迟至，舌薄白。也可称为肝气郁症。

（2）治法　可选用具有舒肝理气、消胀止痛功能的柴胡舒肝丸；胃满腹胀明显者，可选用木香顺气丸。

肝气郁症类用药：柴胡舒肝丸、小柴胡颗粒（片）等。

2. 肝郁化火

（1）症状　性情急躁易怒，胸胁胀闷；胃中嘈杂吐酸水，大便秘结，或有头痛、目赤、耳鸣。苔黄。也可称为肝火郁症。

（2）治法　可选用具有舒肝清热、健脾养血功能的加味逍遥丸；肝火盛可选用龙胆泻肝丸。

肝火郁症常用药：如龙胆泻肝丸、丹栀逍遥丸等。

［用药推介注意］

① 本处所指的郁症主要是气郁症，开始是功能性失调，日久可以引起脏腑器质性的病变，因此不可以忽视。

② 对于郁症的自我药疗，除了轻症可以服用中药OTC外，更重要的是增强自我调节的能力，精神治疗极为重要。

③发如果神志、情志方面的症状服药后不能缓解，或出现能自控的"强迫性神经官能症"时，应及时到医院心理科或精神科诊治。

知识链接

产褥期抑郁症

产褥期抑郁症（PPD）是指产妇在分娩后出现抑郁、悲伤、沮丧、哭泣、易激怒、烦躁、甚至有自杀或杀婴倾向等一系列症状为特征的心理障碍，是产褥期精神综合征中最常见的一种类型。通常在产后2周出现，其病因不明，目前认为PPD的高危因素包括抑郁症病史（特别是产后抑郁）、个性脆弱、缺乏社会支持、不良婚姻关系、家庭纠纷、意外生活事件、围生期母婴合并症等。80%以上的产褥期抑郁症患者在适当的药物和心理治疗后症状得以缓解或消失。然而，再次妊娠时产褥期抑郁症的复发率可达50%。所以患产褥期抑郁症的妇女再次妊娠及分娩后均须严密监测。

（十三）不寐类

失眠又称不寐或"不得眠"，是指以经常不能正常睡眠为主的病症。思虑、劳倦太过，伤及心脾，阴阳失调，心肾不交或心神不宁，或阴虚火旺、胃不安和等都可以引起失眠。轻者入睡困难，入睡易醒，也有时睡时醒，严重时整夜不能入睡。由于睡眠不好，往往与头痛、头晕、心悸、健忘等症状同时出现。

1. 心血亏虚

（1）症状　失眠，头晕，多梦，健忘，心悸，面色淡白或萎黄，唇舌色淡，脉细。
（2）治法　可选用具有养血安神功能的养血安神丸等。
心血亏虚常用药：养血安神丸（片、糖浆）、复方枣仁胶囊等。

2. 心气虚证

（1）症状　失眠，头晕，气短，健忘，舌淡，脉细数等。
（2）治法　可选用具有养心安神功能的枣仁安神丸、脑乐静等。
心气虚证常用药：脑乐静（糖浆）、五味子颗粒。

3. 心脾两虚

（1）症状　多梦易醒，心悸健忘，头晕目眩，神疲肢倦，食欲不振，面色无华，舌淡苔薄，脉细弱。
（2）治法　可选用具有益气补血、健脾养心功能的人参归脾丸。
心脾两虚常用药：人参归脾丸、琥珀安神丸等。

4. 阴虚火旺

（1）症状　头晕耳鸣，失眠盗汗，咽喉干痛，烦躁口渴，骨蒸潮热，梦遗，形体消瘦，尿频数，颧红，舌红，脉细数。
（2）治法　可选用具有滋阴清热功能的知柏地黄丸。
阴虚火旺常用药：天王补心口服液。

5. 痰热扰心

（1）症状　胸闷心烦不寐，头重目眩，口苦。舌红苔腻，脉滑。
（2）治法　可选用具有清热化痰、安神定惊功能的安神胶囊。
痰热扰心常用药：安神胶囊、复方丹参颗粒等。

[用药推介注意]

① 失眠是常见的症状，多与情志所伤、劳逸无度、久病体虚有关，饮食不节等也能引起失眠，一般虚证较多。除用药外，需注意精神情志的调整，解除烦恼，避免情绪过于激动，睡前不宜吸烟、喝酒，不饮浓茶、咖啡等。

② 对于食滞引起的"卧不安"，往往因为腹满胀痛，躺在床上辗转反侧，难以入睡，即应使用大山楂丸等消食导滞开胃。

（十四）虚证类

虚证是指由多种原因引起的正气虚弱，脏腑亏损，气血、阴阳不足为主的慢性衰弱症状的总称。引起虚证的原因很多，如先天不足，体质不强或烦劳过度，损伤五脏；或饮食不节，损伤脾胃；或大病久病失于调理等。

1. 气虚

（1）症状 气少懒言，神疲乏力，头晕目眩，自汗，活动后加重，舌淡苔白，脉无力。

（2）治法 可选用具有补中益气、健脾功能的补中益气丸、参苓白术丸。若脾气虚发展为脾阳虚，则可选用具有温中健脾功能的附子理中丸。

气虚常用药：补中益气丸（片、口服液）、参苓白术胶囊（片、丸）、人参健脾丸（浓缩丸）、玉屏风袋泡茶（颗粒、口服液）、生脉饮等。

2. 血虚

（1）症状 面色无华或萎黄，唇色淡白，头晕眼花，视物不清，心悸失眠，肢体麻木，妇女月经量少或闭经，舌淡苔白，脉细无力。

（2）治法 可选用具有补血益气功能的阿胶补血膏或阿归养血颗粒。

血虚常用药：归脾丸、阿胶（颗粒、片）、健脾生血颗粒等。

3. 气血两虚

（1）症状 神疲乏力，气短懒言，面色淡白或萎黄，头晕目眩，唇甲色淡，心悸失眠；舌淡，脉细弱。

（2）治法 可选用具有补气养血功能的八珍丸、人参归脾丸、人参养荣丸、十全大补丸等。

气血两虚常用药：八珍丸（颗粒、胶囊）、人参归脾丸、十全大补丸（片、丸、颗粒）、山东阿胶膏、养血口服液、通痹胶囊等。

4. 阴虚

（1）症状 眩晕耳鸣，盗汗潮热，消瘦颧红，五心烦热，腰膝酸软，舌红少苔。

（2）治法 可选用具有滋阴补肾功能的六味地黄丸。

阴虚常用药：六味地黄丸（片、颗粒、胶囊、颗粒、口服液）、知柏地黄丸（片、浓缩丸）、消渴丸、七宝美髯颗粒、大补阴丸、左归丸、生发丸、龟甲胶、麦味地黄片（浓缩丸、口服液）、杞菊地黄合剂等。

5. 阳虚

（1）症状 面色㿠白，精神萎靡，身疲乏力，头晕目眩，畏寒肢冷，腰膝酸软而痛，男子阳痿，妇女宫寒不孕，大便稀泄或五更泄泻，舌淡，苔白。

（2）治法 可选用具有补肾益精功能的五子衍宗丸；偏于阳虚明显者可选用具有温肾补阳功能的桂附地黄丸。

阳虚常用药：金匮肾气丸、桂附地黄丸（胶囊、片、口服液）、附子理中丸（浓缩丸）、鹿角胶、普乐安片（胶囊）、缩泉丸等。

6. 阴阳两虚

（1）症状 眩晕耳鸣，消瘦，畏寒肢冷，腰膝酸软，遗精阳痿；舌淡少津，脉弱而数。

（2）治法　可选用具有温肾益精功能的龟鹿二仙膏等。

阴阳两虚常用药：壮腰补肾丸、龟鹿二仙膏等。

［用药推介注意］

① 虚证的病因多、病情复杂，一般来说病程短者多伤及气血，即可见有气虚、血虚和气血两虚证；病程长者，多伤及阴阳，可见有阴虚、阳虚和阴阳两虚证。

② 服用补药，要注意脾胃的调护，补气益阳的药多偏温燥，补益阴血的药又偏于滋腻，所以不宜久服，病去十之八九即可考虑停药。

③ 若为外感热病后气阴两伤，若余邪未清，则不能过早补益，应在医生指导下服药。

④ 病情调理还应注意生活起居饮食调理，保持乐观情绪，锻炼身体。

（十五）实火证类

（1）症状　实火证俗称"上火"，是泛指湿毒热邪所引起的疔、疮、痈；暴发火眼、牙龈咽喉肿痛、口鼻生疮、风火牙痛等上焦风热；以及肺胃、脏腑积热，下焦湿热所引起的毒火湿热症候。

（2）治法　可选用具有清火解毒功能的三黄丸（胶囊、片）；具有清热散风、解毒、通便功能的上清丸（片、胶囊）；或具有清热通便、散风止痛功能的黄连上清丸（胶囊）；或具有清热利湿、舒肝利胆功能的金茵利胆胶囊；或具有清热解毒、散风消肿功能的连翘败毒丸等。

实火证常用药：上清丸、连翘败毒丸、黄连上清丸等。

［用药推介注意］

遵循中医理论辨证施治，最好在医师指导下用药。患者饮食易清淡，多吃富含维生素的蔬菜、水果。

（十六）痹证类

（1）症状　痹证是由于风、寒、湿、热、痰、瘀等邪气闭阻经络，影响气血运行，导致肢体、筋骨、关节、肌肉等处发生疼痛、重着、酸楚麻木，或有关节屈伸不利、僵硬、肿大、变形等症状。多见于潮湿、高寒地区或气候变化时发病。痹证相当于西医所说的关节风湿症，风湿、类风湿关节炎。

（2）治法　由于风寒湿痹的患病症状不同，风寒湿痹用药要有针对性。如果风寒湿痹导致关节出现疼痛，那么可以使用一些祛风止痛的药物；而风寒湿痹导致肿胀的症状出现，可以使用一些消肿的药物；风湿麻痹导致关节无力和麻木，就需要选择一些活血的药物来进行治疗。

痹证类常用药：华佗再造丸、玄七通痹胶囊、天麻片（胶囊）、狗皮膏等。

［用药推介注意］

① 风寒湿痹不能完全治愈，需要在医师指导下长期服用药物进行控制。若病情反复发作，应在医师指导下用药，不能擅自加量。

② 风寒湿痹患病部位注意保暖，补充钙质。

二、外科用药

26.电子教案

（一）烧烫伤类

烧烫伤是因热力（燃烧物，灼热的液体、固体、气体）作用于人体而引起的损伤。主要表现为伤处红肿灼痛，起水泡、重者伴有发热、口干等，可用獾油、京万红软膏等。

[用药推介注意]

① 小面积损伤，且无明显的全身症状。烧烫伤的自我药疗一定要限定为Ⅰ度烧烫伤或浅Ⅱ度处理。

② 注意保护创面，切勿感染。若水疱面积太大，应到医院就诊。

③ 注意对创面的观察，若用药一天内症状无改善，或创面出现脓苔，应当及时到医院就诊。

 知识链接

烧烫伤的分级

烧烫伤按深度，一般分为三度。①Ⅰ度烧烫伤：只伤及表皮层，受伤的皮肤发红、肿胀，觉得火辣辣地痛，但无水疱出现，如海边游泳导致的晒伤。②Ⅱ度烧烫伤：伤及真皮层，局部红肿、发热，疼痛难忍，有明显水疱。③Ⅲ度烧烫伤：全层皮肤包括皮肤下面的脂肪、骨和肌肉都受到伤害，皮肤焦黑、坏死，这时反而疼痛不剧烈，因为许多神经也都一起被损坏。

（二）冻伤类

冻伤是因寒邪侵袭，局部血脉凝滞，肌肤失于温煦所引起的损伤，俗称冻疮。主要表现在手背、脚背、耳席、面颊等外露部位的皮肤发凉、红肿、痒痛，甚则皮肤暗紫，溃烂。冻伤类常用药：痛风灵、双灵油等。

[用药推介注意]

① 中药OTC仅适用于轻症小面积冻伤患者；全身性冻伤的重症，应到医院诊治。

② 对于重症局限性、皮肤无损伤创面的患者可使用中药OTC，但用药一周未见好转则应到医院诊治。

③ 皮肤有溃疡的冻伤患者禁用，过敏性体质者慎用。一般冻伤多发生于低温严寒气候的野外作业者，重点在于保暖预防。

（三）虫咬类

虫蛰，是指被虫类叮咬，接触其毒液或虫体的粉毛而引起的皮肤损害。常见的害虫如跳蚤、虱子、蠓、刺毛虫、飞蛾、蚊、臭虫等。主要表现为局部起丘疹、风团或斑点，瘙痒或疼痛。对于皮肤过敏性体质者，有时会引起局部红肿，痒痛明显或起水疱。虫咬类常用药：丁香风油精、白树油等。

[用药推介注意]

① 改善居住环境，增强个人体质及免疫力。

② 虫咬性皮炎应在医师指导下完成治疗周期，以预防反复发作。

（四）疖肿类

疖是指发生于皮肤的毛囊急性化脓性病变，俗称"疖子"。主要表现为局部色红，灼热疼痛，肿势出表面，但根底较浅。一年四季均可以发生，但以夏秋季多见，发于暑天者，又称"暑疖"或"热疖"。相当于西医疖、皮肤脓肿、头皮穿凿性脓肿及疖病。疖肿类常用药：如意黄金散、龙珠软膏等。

[用药推介注意]

① 对于疖，中药OTC仅限于上述轻症者，或虽有低烧但中毒症状不明显，也可试用三天，若症状逐渐发展，即应到医院诊治。

② 疖肿应与中医所谓的疔疮相鉴别。疔疮是发生在特殊部位的严重局部感染，多发于颜面部和手足部，发病快，病情重，坚硬、根底深，疮形如粟米，如铁钉状；在面部的疔疮往往引起"走黄"，是疔毒走窜入经络而引起的严重全身中毒症状，应及时到医院就诊。

（五）痔类

痔（俗称痔疮）是直肠末端黏膜下和肛管皮肤下直肠静脉丛发生扩大、曲张所形成的一个或多个柔软静脉团块（痔核），男女老幼都可发生，以成年人占大多数。痔疮常用药：槐角丸、马应龙麝香痔疮膏等。

[用药推介注意]

① 痔应与肛门直肠癌症相鉴别。两者都有大便带血的症状，但前者不腹痛。若大便伴有腹痛的症状，则应警惕，到医院检查确诊。

② 长期便血，见有面色苍白，唇甲淡白的贫血外貌时，应及早到医院检查，排除其他肛肠疾病。

③ 外痔感染，内痔脱出嵌顿，肿痛不能回纳时均应到医院诊治。

④ 平时应注意生活起居规律，保持良好的排便习惯，多吃蔬菜水果，多饮水，勿使大便干燥。

三、妇科用药

（一）月经不调类

月经不调，是指月经的周期、经量、经色、质以及持续的时间发生异常，或伴随月经周期出现的症状为特征的一组妇科病的通称，也是妇科的常见病、多发病。常见的月经不调有月经先期、月经后期、月经先后不定期、经量过多或过少、经期延长等。月经不调类常用药：八珍益母丸（片、膏）、乌鸡白凤丸（水蜜丸）、益母草膏（片、颗粒）、逍遥丸（浓缩丸）、艾附暖宫丸等。

[用药推介注意]

① 月经不调是妇科的常见病、多发病，而且证型也多，自我药疗时应多从自我的整体功能分析，而且也应与其他疾病相鉴别。如无排卵型功能失调性子宫出血、子宫肿瘤等，应到医院确诊后再选用中药OTC。

② 若月经量过多，血块大而多；或经期超过半个月或不规则性出血；或自我药疗一个月，仍不见效，均应到医院检查诊治。

（二）痛经类

痛经，是指正值经期或行经前后，出现周期性小腹疼痛，或疼痛引至腰腿部，严重时剧痛昏厥，中医也称为"经行腹痛"，以青年妇女为多。痛经类常用药：妇科十味片、少腹逐瘀丸、暖宫七味丸、元胡止痛片（颗粒、滴丸）等。

[用药推介注意]

① 痛经的自我药疗仅限于发生痛经而无其他并发症者，必要时应到医院诊治。

② 月经周期不准（月经后期、闭经）而又要求生育的患者，不宜在月经来潮前服用。

（三）带下类

带下是指白带量明显增多，色、质、气味发生异常，或伴有全身症状、局部症状者称为带下病，包括西医所说的阴道炎、子宫颈炎、盆腔炎、妇科肿瘤等引起的白带增多。正常妇女从青春期开始，阴道内有少量白色或无色透明、无臭味的黏性分泌物，特别是经期前后、月经中期及妊娠期分泌量增多，属于生理性带下，不是病态。带下常用药：人参益母丸、千金止带丸（大蜜丸、水丸）、妇炎康片、妇科千金片、花红片、金鸡片（胶囊、颗粒）等。

［用药推介注意］

① 带下病多为妇科炎性疾病引起的继发症状，所以应进行妇科检查，确诊为何种原因引起的白带量多，并在医生指导下用药。

② 服药期间应当注意外阴部卫生，注意节制房事。

四、五官科用药

（一）鼻病类

鼻病是鼻科常见的鼻塞、流涕、多嚏症状的总称，也是多种鼻科疾病共有的临床表现，引起的原因很多。由于鼻为肺之"外窍"，所以一切从口鼻而入的外感之邪，都可能引起上述症状。鼻病常用药：鼻炎康片、藿胆丸等。

［用药推介注意］

① 鼻塞、流涕、喷嚏为多种鼻部疾病的共有症状，由于病因不同，临床表现也有区别，一般应在专科医师的指导下用药为好。

② 若单有鼻塞的症状，则应到医院专科门诊检查，排除鼻腔肿物、鼻息肉、鼻腔异物等病症，并应在医院诊治。

③ 过敏性鼻炎比较复杂，一般多与花粉过敏有关，又称花粉症。季节性较强，多在春暖花开时发病；遇冷空气、灰尘等因素均易诱发，患者若出现以上情况可向变态反应科医师咨询。

④ 急性鼻炎用药三天症状仍未好转者，应到医院诊治，以免迁延为慢性鼻炎或发展为鼻窦炎。

（二）耳病类

耳鸣是指自觉耳内有鸣音的听力幻觉；耳聋是指听力减退。耳鸣、耳聋是多种疾病引起的症候群之一，而且多半同时出现。本节所指的是以耳鸣、耳聋为主症的患者。耳病常用药：耳聋左慈丸（浓缩丸）、滴耳油等。

［用药推介注意］

耳鸣、耳聋往往是听力紊乱的早期症状，也是脑血管病的早期症状之一，所以出现这种症状，除风热感冒出现一过性耳鸣外，对于持续性出现间断耳鸣或重听，建议先到医院检查，确诊后再在医师指导下使用中药OTC。

（三）咽喉病类

声哑、咽喉痛是咽喉病（简称咽病）最常见的症状，是多种咽喉疾病共有的症状，还可能是全身性疾病的局部表现。咽喉病常用药：黄氏响声丸、银黄冲剂等。

[用药推介注意]

① 咽病虽多为咽喉部黏膜的炎性病变，但也可能是全身性疾病在咽喉部的表现或初起症状，除外感病后合并的声哑、咽喉痛在短时期内随着感冒而治愈外，其他原因所引起的咽病均应在医院检查确诊后，再考虑使用中药OTC。

② 无咽痛而有声哑，病史较长，多见职业性过度用嗓的患者，如教师、相声演员、讲解员等，应到医院检查以排除声带息肉、声带小结。咽喉部肿瘤突出的表现是声哑、咽喉痛逐渐加重，症状较重者应到医院诊治。

③ 急性咽病声哑、咽痛，一般在服药3日内未见改善，或发热不退，并出现其他症状，应到医院诊治。

（四）口腔病类

1. 口疮

口疮是指口腔内黏膜溃疡。主要表现为唇、颊、舌等处黏膜反复发作圆形或椭圆形小溃疡，周围红晕，灼热疼痛。多因精神紧张、过度疲劳、失眠或脾胃功能失调而诱发。口疮常用药：桂林西瓜霜、口炎清颗粒等。

[用药推介注意]

服药期间不吃辛辣食物。及时补充维生素B、维生素C。

2. 牙疼

牙疼是口腔科常见的症状之一。无论是牙齿或牙周病都可引起牙疼。牙疼的原因很多，表现也有所不同，常见的有风热、胃火引起的牙疼。牙疼常用药：牙痛药水、唇齿清胃丸等。

[用药推介注意]

注意口腔卫生，养成"早晚刷牙，饭后漱口"的习惯。牙齿病变应去口腔科就诊。

（五）眼病类

眼病可分为沙眼、针眼、眼内翳障、迎风流泪、视疲劳等多种，多因湿、热蕴结所致。

眼病常用药：明目地黄丸（浓缩丸）、珍视明滴眼液、明目上清丸等。

[用药推介注意]

儿童、青少年应在医师指导下用药。如有迎风流泪或视力急剧下降者，应去医院就诊。忌烟、酒、油腻肥甘、辛辣、鱼腥等刺激性食物。

五、骨伤科用药

（一）急、慢性软组织挫伤类

急性软组织扭挫伤，包括皮肤、肌肉、肌腱、筋膜、韧带、关节囊等的损伤，属于中医伤筋范围。慢性软组织扭挫伤多为急性期失治或误治所致，是在有效的治疗期间（两周）内未能得到合理的治疗，伤情未能彻底痊愈，受伤局部仍有轻度肿胀、疼痛、功能障碍，即称为慢性软组织损伤。急、慢性软组织挫伤常用药：伤科接骨片、接骨七厘片、红药片、云南白药（胶囊、散、膏、气雾剂）、三七胶囊、活血止痛散等。

［用药推介注意］

患处敷药后，如皮肤出现潮红、瘙痒、起疹、起水疱等，立即停药。

（二）腰腿、肩颈痛类

腰腿痛是腰部多种损伤常见的共有症状之一。由于腰部是人体负重量最大的部位，支持人的上半身重量，又有前屈、后仰、侧弯、旋转等各个方向的活动，为日常生活和劳动中活动最多的部位，因此，腰部的肌肉、筋膜、韧带、小关节、椎间盘等都容易受伤而出现腰腿痛的症状。颈肩痛是多种病的共有症状，常见的有落枕、颈椎病、肩周炎等。肩周炎因好发于50岁左右的患者，故有"五十肩"之称。主要表现为肩部疼痛，肩关节活动范围受限，夜间疼痛明显，往往一侧先得，而后另一侧又得。常因外伤或劳累而诱发。腰腿、肩颈痛常用药：活筋活血片、骨痛贴膏等。

［用药推介注意］

可用艾灸辅助治疗，效果更好，必要时需手术。

六、皮肤科用药

（一）手、足癣（包括手、足皲裂）类

手足癣是指因湿热下注，或血虚风燥，兼感邪毒所引起的手足部皮肤病。手足癣多见于成年人，接触性传染。主要表现为趾间水疱，浸渍糜烂，自觉明显瘙痒，属于西医真菌感染类皮肤病。手足癣常用药：脚气散、参皇软膏等。（西药推荐见项目七任务三癣症）

（二）粉刺类

粉刺是指面部、胸、背等处所生的丘疹如刺，因可挤出白色碎末样粉汁，故名粉刺。粉刺是因肺胃蕴热引起的常见皮肤病，俗称"暗疮""壮疙瘩"，好发于青春期的男女，且多是油性皮肤者；成年后的男子也可以发病。主要表现为面部（以额头、眉间及口鼻周围）、上胸及肩背处出现红色丘疹、小脓疱兼夹黑头或白头粉刺，严重者可有红色硬结、脓肿或囊肿，破溃后可形成疤痕。粉刺常用药：当归苦参丸（归参丸）、清热暗疮丸等。（西药推荐见项目七任务三粉刺）

（三）风瘙痒（荨麻疹）类

荨麻疹是西医病名，相当于中医所说的"风疹块"或"鬼风疙瘩"。风疹块是由外受风邪引起的皮肤病。主要表现为皮肤出现鲜红色或苍白色的风团，时隐时现，伴有瘙痒，故又名"瘾疹"。突然发生，迅速消退不遗留痕迹；若发生在眼睑、口唇等组织疏松部位，水肿特别明显，则称为"游风"。主要因为禀性不耐（相当于过敏体质），机体对某些因素敏感所致，可因食物、药物、生物制品、病灶感染、肠寄生虫而引发；或因情绪波动，外受风邪、寒邪等刺激而诱发。风瘙痒（荨麻疹）常用药：肤痒冲剂、防风通圣丸等。（西药推荐见项目七任务三荨麻疹）

（四）湿疹类

湿疹是西医病名，相当于中医的"湿疮""浸淫疹"或"湿毒疮"。主要表现为多形状的皮疹，包括红斑、丘疹、水疱，搔抓后可以浸淫流水、糜烂、结痂、脱屑、皮肤变厚，伴有不同程度的瘙痒，可发于全身或局部，多为对称性的分布，极易复发。湿疹常用药：二妙丸、丹皮酚软膏等。（西药推荐见项目七任务三湿疹）

（五）痱子类

痱子多发生于暑天，是因为汗孔阻塞所致；若为葡萄球菌侵入而引起汗管或汗腺发炎、化脓，称为痱毒。中医认为发生痱子的原因是内郁湿热，外受暑邪，暑热阻于皮肤而发病，多用具有护肤止痒，散风祛湿，清热解毒功能的药物治疗。痱子常用药：痱子粉、六味白莲酊。（西药推荐见项目七任务三痱子）

岗位对接

本任务是药学类、药品经营与管理、药品服务与管理专业学生必须掌握的内容，为成为合格的药房工作人员奠定坚实的基础。本任务对应岗位包括西药药师、药品销售岗位的相关工种，从业人员均需掌握常用药品的基本知识，能根据常见病知识指导居民合理用药。

目标检测

一、A型选择题（单选题）

1. 某患者，昨患风热感冒，症见头痛，咳嗽，口干，咽痛，宜选用（　　）。
   A. 参苏颗粒　　　　　　B. 荆防颗粒　　　　　　C. 正柴胡饮颗粒
   D. 桑菊感冒颗粒　　　　E. 感冒清热颗粒

2. 治肝胆火旺之心烦不宁、头晕目眩、大便秘结，宜选用（　　）。
   A. 清火片　　　　　　　B. 芩连片　　　　　　　C. 一清胶囊
   D. 当归龙荟丸　　　　　E. 黄连上清丸

3. 患者平素体虚，昨日又感风寒，症见恶寒发热，头痛鼻塞，咳嗽痰多，胸闷呕逆，乏力气短，宜选用（　　）。
   A. 午时茶　　　　　　　B. 参苏丸　　　　　　　C. 荆防颗粒
   D. 羚翘解毒丸　　　　　E. 感冒清热颗粒

4. 复方益母草膏不具有的功能是（　　）。
   A. 调经　　　　　　　　B. 疏肝　　　　　　　　C. 养血
   D. 化瘀　　　　　　　　E. 生新

5. 某女，外感数日，症见寒热往来，胸胁苦满，食欲不振，心烦喜呕，口苦咽干，宜选用（　　）。
   A. 抗病毒颗粒　　　　　B. 午时茶颗粒　　　　　C. 感冒舒颗粒
   D. 小柴胡颗粒　　　　　E. 清热解毒颗粒

二、X型选择题（多选题）

1. 外科用药分为（　　）。
   A. 虫蜇伤类、冻伤类　　B. 痱子、粉刺　　　　　C. 脚湿气
   D. 疖肿类、手足皲裂类　E. 水火烫伤类、痔疮类

2. 治疗肠燥便秘的有（　　）。
   A. 润肠丸　　　　　　　B. 麻仁丸　　　　　　　C. 苁蓉通便口服液
   D. 麻仁润肠丸　　　　　E. 五仁润肠丸

任务三 居民常见疾病的用药推介（西药）

27.电子教案

学习目标

知识目标

1. 掌握常用药品的知识、药品销售的方法。

2. 熟悉针对各类疾病的药品推荐技巧。

技能目标

1. 能够用药品推介的流程进行药品销售。

2. 能够对不同的疾病进行正确的问病荐药。

思政目标
1. 树立"安全用药，合理用药"的观念，培养认真细致，为人民健康负责的工作态度。
2. 具备精益求精、团结协作的职业习惯。
3. 具备严谨、求实的工作作风。

 案例导入

患者，女，28岁，症状表现为高热、寒战、咳嗽，胸痛2天，咳铁锈色痰。体温40℃，急性病容，诊断是大叶性肺炎。

讨论：

该患者的体温高达40℃，属于发热吗？请问需要用解热药吗？还需要怎样对因治疗呢？

本任务针对常见的内科、皮肤科、妇科、五官科等居民常见病，从西医理论的角度介绍了疾病的初步诊断知识，适用于各疾病轻症的处理，患者症状严重应告知及时去医院就诊。药品知识介绍以非处方药为主涵盖部分处方药，以方便药师用药咨询，药品推介时处方药应根据医师处方购买使用。

一、内科常见疾病及用药

（一）发热

1. 症状

发热是指人体的体温超过正常范围，当口腔温度超过37.3℃，腋下温度超过37℃或直肠温度超过37.6℃，昼夜间波动超过1℃时即为发热。

2. 治疗及用药

可使用非处方药解热镇痛药以减轻发热所带来的不适，如对乙酰氨基酚栓、布洛芬分散片等。

[用药推介注意]

① 明确病因，针对原发病治疗，对各种感染性疾病，还应该应用抗菌药进行治疗。

② 一般患者体温未达到38.5℃以上，为排除治疗可能对体温变化和其他临床症状形成干扰，一般不予药物处理，当高热导致中枢神经系统、心功能障碍时，则应积极解热。

 知识链接

物理降温

物理降温是高热患者首选的降温方法，包括有温水擦浴、酒精擦浴、冰块、冰盐水、冰帽、医用化学袋降温、灌肠、冰液体静脉输入等方法。

在采用物理降温措施的过程中要注意以下几点：

（1）对冷敏感的患者不宜使用任何物理方法降温，因各种冷刺激都会使患者出现寒战，横纹肌产热增加而影响降温效果。可选用温水擦浴等降温措施。

（2）降温时，应同时在足心置热水袋，可减轻脑组织充血，促进散热，增加舒适。

（3）对有出血倾向皮疹、皮下出血点及伴有皮肤性损害的患者禁用酒精擦浴，特别是白血病患者，酒精擦浴往往会导致出血症状加重。擦浴时禁擦后背、胸前区、腹部和足底等处，以免引起不良反应。

（4）采用物理降温措施30min后测量体温，同时密切观察患者的血压、脉搏、呼吸及神志的变化。

（二）感冒与流感

1. 感冒

感冒是一种极为常见的呼吸道感染性疾病。通常人们所说的感冒也称普通感冒。

（1）症状　普通感冒一般不发热，个别有37.2℃左右的微热，并可有一些全身症状，如身懒、肩背部酸胀、肌肉酸痛、头痛、头晕、腹胀、腹痛、腹泻等。鼻腔部症状为流涕、鼻塞、喷嚏；咽部症状为咽痛、干燥感、轻咳；气管症状为较重的咳嗽、有痰。感冒的潜伏期为1～4日，典型症状持续3日左右，鼻塞症状可持续7日。

（2）治疗及用药　目前治疗药物仅对症处理，为减轻发热、头痛、痰多等症状所带来的不适，可选用对乙酰氨基酚栓、氨溴索口服液等单方抗感冒药。感冒症状较重、鼻塞、流涕、打喷嚏等，可选用含伪麻黄碱、马来酸氯苯那敏等的复方制剂抗感冒药。

2. 流行性感冒

流行性感冒是由流感病毒引起的急性呼吸道疾病，极易传染。流感病毒分甲、乙、丙三型，并有多种亚型，每隔几年即产生新的病毒菌株。流感病毒是通过吸入空气中含病毒的小颗粒或通过接触流感患者污染的物品而受到传染。

（1）症状　潜伏期为数小时至4日，起病急骤，有畏寒、高热（38～39℃，偶达41℃）、头痛、全身酸痛、乏力等症状，可出现恶心、呕吐、食欲减退、鼻塞、流涕、喷嚏、咽痛及咳嗽。可伴有胸骨后烧灼感、眼结膜充血、咽轻度充血及口腔黏膜疱疹。发热持续3～5日，体温可恢复正常，逐渐康复。如体温持续高热超过5日不退，原有的流感症状加重，出现呼吸困难、发绀、咯血，可能合并细菌感染，并发展为咽喉炎、扁桃体炎、鼻旁窦炎、肺炎、气管炎等，这些合并证的发病率要比普通感冒高得多，甚至可导致少数患者死亡。

（2）治疗及用药　对于流行性感冒患者，可重点选用含金刚烷胺、人工牛黄、板蓝根浸膏等的复方抗感冒药。患者如咽痛，咳黄痰，为预防细菌合并感染，可建议患者应用一些处方药抗菌药，如阿莫西林胶囊等（表7-1）。

表7-1　常用复方感冒药制剂成分

药品名称	解热镇痛	缩血管	镇咳	抗过敏	抗病毒	其他
白加黑夜片 （氨麻苯美片）	对乙酰氨基酚	伪麻黄碱	右美沙芬	苯海拉明		
感立克 （复方氨酚烷胺片）	对乙酰氨基酚				金刚烷胺	

药品名称	解热镇痛	缩血管	镇咳	抗过敏	抗病毒	其他
新康泰克（复方盐酸伪麻黄碱缓释胶囊）		伪麻黄碱		氯苯那敏		
感康（复方氨酚烷胺片）	对乙酰氨基酚			氯苯那敏	金刚烷胺	人工牛黄、咖啡因
爱菲乐（布洛伪麻片）	布洛芬	伪麻黄碱				
速感宁胶囊	对乙酰氨基酚			氯苯那敏		金银花、大青叶、山豆根、维生素C
感冒通片（氯芬黄敏片）	双氯芬酸钠			氯苯那敏		人工牛黄
快克（复方氨酚烷胺胶囊）	对乙酰氨基酚			氯苯那敏	金刚烷胺	人工牛黄、咖啡因
可立克（复方氨酚烷胺胶囊）	对乙酰氨基酚			氯苯那敏	金刚烷胺	人工牛黄、咖啡因
感叹号（复方氨酚烷胺片）	对乙酰氨基酚			氯苯那敏	金刚烷胺	人工牛黄、咖啡因

［用药推介注意］

① 服用抗感冒药时，要注意只用一种，不应重复用药，否则可对肝、肾功能造成损害。

② 老年人以及心脏病、高血压、甲亢、青光眼和前列腺肥大等患者应谨慎使用含有伪麻黄碱的复方感冒药，同时注意含麻黄碱制剂的限量规定和购买要求。

③ 凡驾驶机、车、船等人员或其他机械操作者，工作时间内禁用含有氯苯那敏、苯海拉明的抗感冒药。

④ 服用抗感冒药时，禁止饮酒，尽量避免抽烟。

⑤ 孕妇、哺乳期妇女慎用西药抗感冒药。

⑥ 服用感冒类药物，疗程为3～7天，疗程结束症状不缓解者应建议其去医院就医。

⑦ 成年人患感冒一周即可自愈，应注意休息、多饮水，进食易消化食物，补充营养；流感患者应注意卧床休息，不去公共场所，按呼吸道传染病隔离至症状消失。

（三）咳嗽

咳嗽、咳痰是呼吸系统疾病的一种临床症状，也是一种人体自身保护性反射反应，即机体的一种防卫性功能。通过咳嗽能将呼吸道内异物和病理性分泌物排出体外，起到排除异物、清洗呼吸道的作用。痰液为呼吸道发生炎症时产生的过多分泌物，它刺激呼吸道黏膜引起咳嗽，并将痰液咳出，是为咳痰。

1. 症状

由于病因、病程、时间、性质不同，咳嗽和咳痰的症状表现也不同。

① 普通感冒的咳嗽多为轻咳、干咳，有时有少量薄白痰。

② 流行性感冒的咳嗽多为干咳或有少量薄白痰，多伴有背痛、发热（体温在39℃以上）、头痛、咽痛。

③ 上呼吸道感染多为突发性咳嗽。

④ 百日咳为阵发性剧咳。

⑤ 慢性支气管炎，支气管扩张多引起连续性咳嗽。黄色或淡黄色痰提示呼吸系统有化脓性感染。

⑥ 肺结核、慢性支气管炎多为黄绿色痰。

⑦ 大叶性肺炎的痰液多为铁锈色。

⑧ 支气管扩张、哮喘发作、肺炎初期可出现大量黏稠痰液。

2. 治疗及用药

以咳嗽为主者应用镇咳药如右美沙芬片，以咳痰为主者应用祛痰药如氨溴索口服液。

［用药推介注意］

引起咳嗽、咳痰症状的原因很多，应先了解其发生的原因，然后针对其病因进行治疗，方能收到良好效果。但是，如患者以咳痰症状为主，特别是痰量多者，不宜单独应用止咳药物。

（四）消化不良

1. 症状

消化不良是一组胃部不适的症状，是由于胃肠蠕动减弱而使胃部不能正常工作，使食物在胃内停留的时间过长引起，其表现为嗳气、腹部胀满、腹鸣等。进食时或进食后出现上腹部不适感或疼痛；进食、运动或平卧后，上腹部正中有灼烧感或反酸，并可延伸至咽部；经常感到饱胀或有胃肠胀气感；打嗝、放屁增多；食欲不振、恶心，有些患者会轻度腹泻。

2. 治疗及用药

治疗时可选用如下非处方药：多潘立酮、乳酶生、胰酶素、龙胆碳酸氢钠片等药。

［用药推介注意］

① 针对原发病治疗，如抗抑郁治疗。

② 对症处理，按需服药，避免长期服用对症药物。

③ 生活调整，应少食多餐，不要一次摄入大量液体，每天分6～8次饮水。

（五）腹泻

腹泻是指肠道功能失调，排便次数增加。

1. 症状

上腹不适、腹痛、厌食、恶心、呕吐、腹泻，大便为水样，全身发冷、发热，严重者大便次数多、量少，呈黏液脓血便，里急后重、畏寒发热。

2. 治疗及用药

常用的非处方止泻药有两类：一类是吸附药，如药用炭、鞣酸蛋白、蒙脱石散等，通过吸附多种有毒或无毒的刺激性物质，减轻肠内容物对肠壁的刺激，使蠕动减少，从而达到止泻目的；另一类是抗菌药或肠道菌群调节药，通过抑制细菌或抑制肠道菌群达到止泻目的。如盐酸小檗碱片、乳酸菌素片、复合乳酸菌胶囊、复方嗜酸乳杆菌片、双歧杆菌活菌胶囊、口服补液盐Ⅰ、Ⅱ等。

［用药推介注意］

一般的症状较轻，多为胃肠炎引起的腹泻，可用非处方药治疗。严重的腹泻如发热、脓血便，则需建议患者立即去医院就医。

（六）便秘

便秘是指肠蠕动减少，大便过于干燥、量少，患者排便费力、困难。正常人进食之后，需要10～40h排出粪便，一般2日以上不排便称为便秘，长期便秘称为习惯性便秘。

1. 症状

成人2日以上不解大便，儿童4日不解大便，大便硬结，排便困难，有的患者还伴有头痛、舌苔厚腻、口臭、食欲不振、腹胀、腹部不适、腹痛、失眠等症状。此外，便秘还可能引起痔疮。

2. 治疗及用药

常用的非处方药一般为缓泻剂，如乳果糖、比沙可啶、开塞露等。

［用药推介注意］

应该针对便秘的病因进行治疗，与此同时，应用非处方药缓泻药以解决患者口臭、腹胀、排便费力、困难之痛苦。

 知识链接

小儿便秘的按摩手法

手上蘸一些痱子粉，顺时针沿着肚脐周围，揉一次，一次100到300圈。也可以帮小儿捏肌，捏肌就是顺着脊梁骨两侧来回提着皮肤，抓住皮肤往往前捏两下、往前提一下，刺激后背的脊柱两侧华佗夹脊穴等穴位，间接地刺激内脏，对身体起保健作用。

（七）失眠

失眠症也是睡眠障碍，如入睡困难，睡着后多次醒来，过早醒来且不能再入睡。

1. 症状

失眠症最常见的症状有三种：难以入睡、睡眠不稳（多醒、熟睡困难）和早醒失眠。睡眠少的患者白天主观感觉是疲劳、想打瞌睡，没有精力，烦躁、反应迟钝。另外，失眠症可分为短暂性、短期和长期三种。短暂性失眠与突发状态有关，如遇到突然的打击或刺激，或外出和旅游改变生活环境；短期失眠与外界环境引起的紧张状态有关，如因工作、学习、考试等引起的失眠，一般持续时间在2～3周；长期失眠大多由精神障碍所致，如抑郁症、精神分裂症或药物成瘾等，其持续时间更长。

2. 治疗及用药

可选用氯美扎酮片等镇静催眠药。

［用药推介注意］

由于情绪、工作等原因引起的短期、轻微的失眠，可用非处方药中的镇静催眠药进行治疗，也可选用中成药如枣仁安神液等。但长期、严重的失眠，必须在医师的指导下用药。

 知识链接

失眠有哪些危害？

失眠有以下危害：①失眠导致身体免疫力下降，对各种疾病的抵抗力减弱。②失眠引起记忆力减退，头痛。③失眠影响工作、学习和生活。④失眠可导致植物神经紊乱。⑤经常失眠可引起老年人痴呆症。⑥经常失眠使人过早衰老，缩短寿命。⑦儿童睡眠不足会影响身体的生长发育。

（八）神经衰弱

长期精神紧张以及思想、生活压力大等原因，引起大脑皮质层兴奋与抑制过程失调的疾病称为神经衰弱。

1. 症状

表现为慢性发病，病情时轻时重，有以下症状。

（1）兴奋　易激动，心悸，胸闷，头部血管搏动，胃肠蠕动，出汗，入睡困难，易醒或多梦，起床后头重和身乏，精神时好时坏。

（2）神疲　终日精神萎靡不振，疲乏无力，注意力不集中，记忆力减退，不能胜任日常工作，食欲不振，性功能减退。

（3）头痛　头部如裹，持续疼痛，可因睡眠或转移注意力而减轻，因工作或焦虑而加重。

（4）烦躁　情绪不稳，易激动或急躁易怒，缺乏耐心。

2. 治疗及用药

可以应用非处方镇静催眠药（如维生素 B_6 等）及抗焦虑药物治疗。

［用药推介注意］

由于情绪、工作、生活压力等原因引起的神经衰弱，除注意调整情绪、心境豁达外，还需调整不合理的学习、工作方式等。

（九）头痛

1. 症状

头痛指额、头、颞及枕部疼痛。头痛是一种常见症状，大多无特异性，且经过良好。引发头痛的原因有很多，如感冒引起的头痛位于头顶部或头侧部，伴有发热、怕冷；神经衰弱引起的头痛不剧烈，但持续时间长；高血压，颅内占位病变、眼屈光不正、青光眼、鼻窦炎也可引起头痛。

2. 治疗及用药

为减轻疼痛所带来的不适，在不影响病因治疗的同时，店员可针对疼痛，给患者推荐止痛的非处方药，如布洛芬片、阿司匹林片、对乙酰氨基酚片等。

［用药推介注意］

① 无论何种疾病引起的疼痛，需先找出病因，进行病因治疗，不轻易使用镇痛药，以免延误病情。

② 大多数头痛与精神因素有关，应注意心理健康，保持乐观，劳逸结合。

（十）晕动病

晕动病是汽车、轮船或飞机运动时所产生的颠簸、摇摆或旋转等任何形式的加速运动，刺激人体的前庭神经而发生的疾病，有头晕、出冷汗、面色苍白、恶心、呕吐等症状，这些症状在旅行结束后不久就可减轻或消失，称之为晕动病，又称运动病。

1. 症状

主要有头晕、出冷汗、恶心、呕吐及面色苍白等。它与眩晕不同，眩晕是由于大脑缺血，前庭或迷路神经元炎，以及药物对第八对脑神经的作用而产生的头晕目眩，有时会产生恶心、呕吐等。

2. 治疗及用药

治疗晕动病的药物主要是通过抑制迷走神经至呕吐中枢的外周自主神经传入冲动，或抑制前庭（耳）小脑通路的传导而发挥抗恶心和呕吐的作用。此类药物主要有氢溴酸东莨菪碱、盐酸苯环壬酯等抗胆碱药、盐酸苯海拉明、息斯敏等抗组胺药。

［用药推介注意］

① 发病时患者宜闭目仰卧，坐位时头部紧靠在固定椅背或物体上，避免较大幅度的摇摆，保持通风良好。

② 易患本病的患者，可在旅行前 1 ~ 2h 服用上述药物一次剂量，来减轻症状或避免发病。

（十一）胃酸过多症

胃酸过多症是指胃液（包括盐酸和胃蛋白酶等）分泌过多，并使患者感到胃部不舒服，反酸水、烧心（胃灼烧感）。

1. 症状

常见的症状是反复出现阵发性胃灼烧感（烧心）、反酸（吐酸水），如因胃酸过多损害胃黏膜，则还会引起胃痛（上腹部痛）、恶心、呕吐、食欲不振等。胃酸过多症可能进一步发展成消化性溃疡，甚至出现溃疡穿孔。

2. 治疗及用药

治疗胃酸过多症的非处方药可以分为三类：第一类是中和胃酸药，如碳酸氢钠、氢氧化铝等，通过中和胃酸达到治疗作用；第二类是抑酸药，如西咪替丁、奥美拉唑等，通过阻断相关受体从而抑制胃酸分泌；第三类为增加胃黏膜防御能力的药物，如枸橼酸铋钾等，通过在胃黏膜上形成保护层，来防止胃黏膜受损。

［用药推介注意］

胃酸增加，胃黏膜受损，长期不愈可能引起慢性胃炎、胃溃疡、十二指肠溃疡等胃肠道症状，应该引起重视。

（十二）胃肠痉挛

胃肠痉挛又称"气腹痛"，是因饮食不慎、感受寒邪、情志刺激等，使胃肠气体阻滞而引起的。主要表现为突起腹部阵发性剧痛，而检查无形质改变。

1. 症状

阵发性胃部、腹部疼痛。

2. 治疗及用药

患者如只是阵发性的胃肠疼痛，无胃病史，又无发热、寒战、恶心、呕吐、腹泻等症状，则为轻微的胃肠痉挛性疼痛，可选用非处方抗胆碱药如颠茄片、氢溴酸山莨菪碱、消旋山莨菪碱、溴丙胺太林、盐酸哌仑西平等。

［用药推介注意］

胃肠痉挛，多由慢性胃病引起，亦常发生于暴饮暴食、过食酸性食物、过多食用冰冻冷饮、腹部过度着凉以及心情不畅、生闷气后。发生胃痉挛时，应即刻饮一杯温姜糖茶，热敷胃部，必要时口服或去医院肌注解痉药（山莨菪碱、阿托品等），可迅速缓解疼痛平时应避免上述诱发因素。

（十三）腹胀

胃肠功能不正常，使胃肠道内产生的气体不能排出，产生积气而导致的症状称为腹胀。大多数人的身体每天产生500～2000mL的气体，由身体产生的气体必须被释放出去，或从口（嗳气）或从直肠排出（放屁），当产生的气体量过多，聚积消化道，则腹部有胀痛感。严重时使人心烦意乱、痛苦万分。

1. 症状

患者腹部胀气，肠鸣、嗳气、打嗝、肛门排气（放屁）、口臭，甚至腹痛、胸痛、恶心、厌食。

2. 治疗及用药

可用胃动力药以促进胃肠功能，如二甲硅油；用吸附药以消除肠内异常发酵而产生的气体，如活性炭；用乳酸菌类制剂也可减轻胀气，如乳酶生片等。

［用药推介注意］

首先应找寻胃肠胀气的原因，并针对病因进行治疗，来改善消化功能，消除胀气。

（十四）过敏性疾病

过敏性疾病是人体接触或注射了未超量、平时能接受的无害的物质，如花粉、尘螨、真菌、药物甚至食物，高度敏感，突然发生异常反应，是一种威胁生命的免疫性疾病，也称变态反应性疾病。

1. 症状

常见的过敏症状出现较快，一般不超过几分钟，甚至不到一分钟，少数也可在一两日内甚至更长时间内发生。最常见的是皮肤过敏、皮肤发红、荨麻疹、药疹或皮疹，可出现在身体不同部位，包括眼睛（过敏性结膜炎）；其次是呼吸道的过敏如支气管哮喘，过敏性鼻炎，花粉症；第三为肠道过敏，如呕吐、腹痛和腹泻。严重的过敏性反应可使心血管系统受损而发生过敏性休克，表现为患者烦躁不安、呼吸困难和气喘、心跳加快、出冷汗、面色苍白或发绀、皮肤湿冷、胃肠痉挛、血压下降甚至死亡，因此对过敏性疾病不可掉以轻心。

2. 治疗及用药

常使用抗组胺药治疗，以减轻过敏性疾病的症状，如马来酸氯苯那敏片、盐酸赛庚啶片等，也可选用过敏反应介质阻释剂，弥补抗组胺药的不足，如色甘酸钠气雾剂等药。

［用药推介注意］

非处方药主要用于症状较轻的过敏疾病治疗，如果出现面部水肿，呼吸困难等症状应及时去医院就诊。均衡饮食，避免食用已明确为过敏原的食物。

（十五）蛔虫病和蛲虫病

蛔虫病和蛲虫病均是常见的肠道寄生虫病。成人与儿童都可能感染，但儿童的发病率较高，农村高于城市，在温暖、潮湿和卫生条件差的地区，人群感染比较普遍。

1. 蛔虫病症状

疼痛部位多在上腹或脐周围，多半呈间歇性发作。儿童可出现精神不安、失眠、头痛和营养不良症状，严重者甚至会导致发育障碍和智力低下。食欲减退、便秘或恶心呕吐、腹泻。引起过敏反应，如出现荨麻疹、哮喘、皮肤瘙痒、血管神经性水肿、结膜炎。

2. 蛲虫病症状

蛲虫的产卵活动引起的肛门及会阴部皮肤瘙痒及继发性炎症，是蛲虫病的主要症状。患者常有烦躁不安、失眠、食欲减退、夜惊等症状。

3. 治疗及用药

治疗这两种病的非处方药有：阿苯达唑片、磷酸哌嗪宝塔糖等。药物通过抑制虫体对葡萄糖的摄取，使其无法生存；或通过麻痹虫肌，使虫不能附着肠壁而排出。

［用药推介注意］

注意不要病从口入，要食用干净的蔬菜和水果，饭前便后要洗手。经常对衣物进行消毒换洗，将蛲虫的虫卵用高温杀死，达到预防的目的。

（十六）高血压

根据《中国高血压防治指南》（2021年修订版），高血压定义为：在未使用降压药物的情况下，非同日3次测量血压，收缩压≥140mmHg和/或舒张压≥90mmHg。收缩压≥140mmHg和舒张压<90mmHg为单纯性收缩期高血压。患者既往有高血压史，目前正在使用降压药物，血压虽然低于140/90mmHg，也诊断为高血压。

1. 症状

疼痛部位多在后脑，并伴有恶心、呕吐感。若经常感到头痛感而且很剧烈，同时又恶心作呕，就可能是向恶性高血压转换的信号。女性患者出现眩晕较多，可能会在突然蹲下或起立时发作。双耳耳鸣，持续时间较长。常见心悸气短、失眠，手指、脚趾麻木或皮肤如蚁行感，手指不灵活。身体其他部位也可能出现麻木，还可能感觉异常，甚至偏瘫。

2. 治疗及用药

服用少量镇静剂可减轻精神紧张和部分症状，可选用：地西泮片、苯巴比妥片等。

常用的降压药物有：利尿剂、β受体阻滞剂、钙拮抗剂、血管紧张素转换酶抑制剂、血管紧张素Ⅱ受体阻滞剂。如：复方利血平片、卡托普利片、依那普利片、尼群地平片等。

［用药推介注意］

① 该病应在医院确诊后，在医生的指导下使用药品。治疗目标是使血压维持在正常或接近正常水平，以起到减轻症状，延缓病情进展以及防止脑血管意外、心力衰竭和肾衰竭等并发症出现的作用。

② 注意劳逸结合，保持足够的睡眠，进行体力劳动和体育锻炼。注意饮食调节，以低盐、低动物脂肪饮食为宜，并避免进食富含胆固醇的食物。肥胖者适当减轻体重，不吸烟。

（十七）高脂血症

高脂血症是指血脂水平过高，可直接引起一些严重危害人体健康的疾病，如动脉粥样硬化、冠心病、胰腺炎等。

1. 症状

多数患者并无明显症状和异常体征，在体检查血时发现高脂血症。高脂血症常常伴随着体重超重与肥胖。高血脂较重时会出现头晕目眩、头痛、胸闷、气短、心慌、胸痛、乏力、肢体麻木等症状，最终会导致冠心病、脑卒中等严重疾病，并出现相应症状。

2. 治疗及用药

常用药有他汀类、贝特类，如洛伐他汀片等。

［用药推介注意］

① 该病应在医院确诊后，在医生的指导下使用药品。

② 降低含血浆胆固醇食物的摄取量，保持均衡营养。保持运动和降低体重除有利于降低胆固醇，还可使甘油三酯和血压降低，增加高密度脂蛋白（HDL）胆固醇。

（十八）糖尿病

糖尿病是由遗传因素、免疫功能紊乱、微生物感染及其毒素、自由基毒素、精神因素等各种致病因子作用于机体导致胰岛功能减退而引发的糖、蛋白质、脂肪、水和电解质等一系列代谢紊乱综合征。

1. 症状

糖尿病典型的症状是"三多一少"，即多饮、多尿、多食及消瘦。然而，由于病情轻重或发病方式的不同，并不是每个患者都具有这些症状。

2. 治疗及用药

口服糖尿病类药物主要有：磺酰脲类、双胍类、α糖苷酶抑制剂、胰岛素促释放剂、胰岛素增敏剂等。轻症肥胖者一般用二甲双胍片，餐后血糖高者可选用阿卡波糖片等。

［用药推介注意］

① 该病应在医院确诊后，在医生的指导下合理使用药品。

② 患者应定期检测血糖水平，根据病情在医生的指导下调整用药及用量，不能盲目应用。

③ 患者应少食多餐，不吃或少吃含糖量高的食物；积极锻炼身体，降低餐后血糖。

查一查，糖尿病患者的低血糖症状，应如何处理？

（十九）缺铁性贫血

由于体内缺少铁质、影响血红蛋白合成而引起的一种贫血称为缺铁性贫血。

1. 症状

患者倦怠乏力，头晕耳鸣，动则眼花气短、心悸，甚至胸闷、水肿、晕厥等。面色萎黄或苍白，唇甲色淡，皮肤干燥无华。儿童有头晕、眼花、耳鸣、食欲减退、异食癖、烦躁不安、智力减退等症状，常合并感染，可伴有心率快、心脏扩大，肝、脾、淋巴结肿大。

2. 治疗及用药

可选用硫酸亚铁片、富马酸亚铁片、乳酸亚铁片、葡萄糖酸亚铁片，它们的不同剂型均有纠正缺铁性贫血的作用。

［用药推介注意］

建议患者在医院检查，找出病因。在治疗病因的同时，在医师的建议下应用非处方药铁剂治疗。纠正偏食，给予高蛋白、富含维生素、富含铁的食物。

（二十）类风湿性关节炎

是一种以关节滑膜炎为特征的慢性全身性自身免疫性疾病。

1. 症状

该病好发于手、腕、足等小关节，反复发作，呈对称分布。早期有关节红肿热痛和功能障碍，晚期关节可出现不同程度的僵硬畸形，并伴有骨和骨骼肌的萎缩，极易致残。从病理改变的角度来看，类风湿性关节炎是一种主要累及关节滑膜（以后可波及关节软骨、骨组织、关节韧带和肌腱），其次为浆膜、心、肺及眼等结缔组织的广泛性炎症性疾病。

2. 治疗及用药

应根据病情的程度不同在医生的指导下使用处方药。非甾体抗炎药（NSAIDs）用于初发或轻症病例，包括阿司匹林片、吲哚美辛片、布洛芬缓解胶囊等。常用药物还有肾上腺皮质激素、青霉素类药物如地塞米松片注射用青霉素钠等。

［用药推介注意］

关节肿痛明显者应强调休息及关节制动，而在关节肿痛缓解后应注意早期开始关节僵直的功能锻炼。此外，理疗、外用药等辅助治疗可快速缓解关节症状。

（二十一）骨质疏松

骨质疏松是多种原因引起的一组骨病，以单位体积内骨组织量减少为特点的代谢性骨病变。骨质疏松症骨折多发生在扭转身体、持物、开窗等室内日常活动中，即使没有明显较大的外力作用，便可发生骨折。骨折发生部位为胸、腰椎椎体、桡骨远端及股骨上端。

1. 症状

主要症状是骨骼疼痛、易于骨折、身长缩短、呼吸功能下降。

2. 治疗及用药

用于治疗和阻止骨质疏松症发展的药物分为两大类，第一类为抑制骨吸收药，包括钙剂、维生素D及活性维生素D、降钙素、二磷酸盐、雌激素以及异黄酮；第二类为促进骨性成药，包括氟化物、合成类固醇、甲状旁腺激素以及异黄酮。

可以选用的非处方药有：醋酸钙胶囊、维生素D滴剂等。

［用药推介注意］

① 注意合理膳食营养，多食用含钙、磷高的食品，坚持体育锻炼，多接受日光浴，减少不良嗜好，哺乳期不宜过长，尽可能保存体内钙质，丰富钙库，将骨峰值提高到最大值是预防生命后期骨质疏松症的最佳措施。

② 因骨质疏松症发生骨折，需外科治疗。

③ 妇女绝经后，骨丢失量加速进行，应每年进行一次骨密度检查，对快速骨量减少的人群，应及早在医生的指导下采取防治措施。

④ 对退行性骨质疏松症患者应积极进行抑制骨吸收，促进骨形成的药物治疗，还应加强防摔、防颠等措施。

二、皮肤科常见疾病及用药

28.电子教案

（一）癣症

癣症也叫浅部真菌病，是由一组皮肤癣菌，主要有毛发癣菌属、小孢子菌属和表皮癣菌属引起的毛发、皮肤及指甲感染。

1. 手、足癣症状

① 水疱型：足底或手掌出现群集或散在的水疱，针尖或米粒大小。痛痒较重，往往由于搔抓而继发感染，可引起丹毒或淋巴管炎。

② 擦烂型：主要见于足趾间，由于潮湿、浸渍而使表皮发白，剥去白色的表皮，为基底发红的糜烂层，瘙痒较重，在湿热条件下工作和生活的人多见。

③ 鳞屑化型：以干性鳞屑、皲裂为主，角化较重，干燥、粗糙，以寒冷季节多见，易发生手足皲裂，引起疼痛。

2. 体癣、股癣症状

多发于春秋季，以儿童及壮年男性较多，好发于面、腰、腹、大腿内侧及臀部等潮湿多汗或易受摩擦的部位。皮疹初为小片群集的针头大小的红色丘疹或丘疱疹，以后渐向四周发展形成环形或多环形同心圆状。边缘清楚活跃，中心有愈合倾向或留有色素沉着，长期搔抓可致局部皮肤肥厚，发生慢性湿疹样改变，自觉瘙痒或剧痒，真菌检查呈阳性。

3. 治疗及用药

癣症以局部治疗为主，可选择西药非处方抗真菌药硝酸咪康唑乳膏、复方克霉唑乳膏、盐酸特比萘芬乳膏等，也可选用中成药非处方药脚气粉等。

［用药推介注意］

① 癣病重在预防，若发现家人或朋友患有癣病，应尽量避免接触，不要穿患者穿过的鞋、袜、衣物用品等，并建议患者积极治疗。

② 一般建议选用作用时间较长的乳剂型外用抗菌产品涂抹于患处。

（二）疖肿

疖肿是由于局部皮肤损伤或受到抓搔、摩擦、刺激、擦伤，引起毛囊及其所属皮脂腺的急性细菌感染，也称毛囊炎，是农村和环境卫生较差的地区常易发生的疾病。病原菌主要是金黄色葡萄球菌，其次为白色葡萄球菌和溶血性链球菌。

1. 症状

疖肿起初为疼痛性的红肿小结节，后逐渐肿大，呈锥形隆起。数日后，结节中央组织坏死，变软、可有波动感。顶部出现黄白色脓头，红肿，疼痛范围扩大。再数日，脓头破溃，排出脓液，疼痛随即减轻，红肿渐消退，约一周左右伤口愈合。疖肿常发生于毛囊和皮脂腺丰富的部位，如颈、头、面、背部、腋部、腹股沟、会阴部和小腿。发生于鼻翼周围的危险三角区及耳部的疖肿症状较重，危险较大，可有发热、不适、头痛等全身症状，如被挤压或挑破，细菌可顺血行流入颅内，发生感染，可引起脑膜炎或海绵窦栓塞等。

2. 治疗及用药

疖肿以局部治疗为主，有时也需要全身应用（口服）抗菌药，未破溃时切忌挤压，可做热敷，外用2%～5%碘酊，或敷10%鱼石脂软膏，有脓头时可在其顶部涂2%～5%碘酊，或去除脓头排出脓液，脓疱较大并在面部危险区，则应去医院切开引流。

常用治疗疖肿的非处方外用药还有：甲硝唑（也称灭滴灵）、2%莫匹罗星软膏、2%夫西地酸乳膏、1%盐酸金霉素软膏等。

［用药推介注意］

增强抵抗力，寻找并去除降低抵抗力的潜在因素，避免外伤和挤压。

（三）湿疹

湿疹是常见的过敏性皮肤炎症，是过敏性皮炎的一种。皮肤损害呈多形性，瘙痒剧烈、易复发，有30%以上的患者有家族史。湿疹在婴幼儿中最常见，常在2岁以内患病。

1. 症状

湿疹通常分为急性湿疹、慢性湿疹和婴儿湿疹，其症状表现也有所不同。

（1）急性湿疹 发病急，炎症过程发展迅速，好发于四肢屈侧、手、面、外阴和肛门等处。开始是皮肤红斑、丘疹或水疱，后因搔抓等发生糜烂、渗液、结痂，继发感染后可出现脓疱，炎症好转后可能出现鳞屑，皮肤损害的界限不清楚。患者自觉剧痒，尤其是洗澡、饮酒后更甚。急性湿疹如处理不当，能发展为慢性湿疹。

（2）慢性湿疹 急性湿疹长期未愈，皮损呈暗红色肥厚的斑状，表面脱屑干燥、纹理加深，多呈局限性斑块，局限较为清楚，常伴有色素沉着，发生于手、足时常常出现皲裂。病程长，有时又出现急性发作。慢性湿疹和慢性皮炎不好区分，可以通用。

（3）婴儿湿疹 发生于2岁以内的婴儿，好发于面部、头皮，四肢躯干也可发生，患儿常因瘙痒而哭闹不安，皮肤损害色红，表面湿润，可有血疹、水疱及鳞屑。常因搔抓，皮肤表面发生糜烂、渗液，甚至继发感染。

2. 治疗及用药

可选用非处方外用及内服药物。口服可选用马来酸氯苯那敏片等抗组胺药物。

外用药根据皮损情况选药。急性湿疹局部用生理盐水、3%硼酸或1∶2000～1∶10000高锰酸钾溶液冲洗、湿敷，炉甘石洗剂收敛、保护。慢性湿疹应用合适的糖皮质激素霜剂、焦油类制剂或免疫调节剂，如氢化可的松软膏。继发感染者加抗生素制剂。

［用药推介注意］

① 避免自身可能的诱发因素。

② 避免各种外界刺激，如热水烫洗，过度搔抓、清洗及接触可能敏感的物质，如皮毛制剂等。少接触化学成分用品，如肥皂、洗衣粉、洗洁精等。

③ 避免可能致敏和刺激性食物，如辣椒、浓茶、咖啡、酒类。

④ 在专业医师指导下用药，切忌乱用药。

（四）痱子

痱子又称汗疹，医学上称红色粟粒疹，是夏令常见的由于汗孔阻塞后而引起的皮肤急性炎症。

1. 症状

痱子好发于颈、胸、背、腹、肘窝、女性乳下及小儿头面部、臀部，常成批出现。可分为以下几种。

（1）晶状粟粒疹 又称白痱。多在颈、躯干部产生针尖头大小水疱，壁薄微亮，无炎性红晕，轻擦易破，干后有细薄鳞屑。常见于高热并有大量汗出、长期卧床、过度虚弱的患者。

（2）色粟粒疹 又称红痱。夏季多见，急性发病好发于手背、肘窝、颈、胸、背、女性乳下及小儿头面部、臀部，为针头大小密集的血疹或血疹疱，伴有轻度炎性红晕，消退后轻度脱屑。

2．治疗及用药

可应用非处方药止痒、收敛、消炎，如氧化锌、炉甘石洗剂等外用药。

[用药推介注意]

注意更换汗湿衣服、经常洗澡，保持皮肤干燥。

29．痤疮

（五）痤疮

痤疮俗称"粉刺""青春痘""壮疙瘩"，是青春时期常见的一种慢性毛囊皮脂炎症，多发于面部，有粉刺、丘疹、脓包、结节、囊肿及瘢痕等多种损害，并伴有皮脂溢出。

1．症状

痤疮多发于面部及胸背部等皮脂腺发达的部位，多无自觉症状，若炎症严重时，可引起疼痛及触痛。病程慢，青春后期能自然痊愈或减轻。最早期典型皮损为位于毛囊口的黑头粉刺，如果挤压，可见头部呈黑色而体部呈黄白色脂栓排出。皮脂腺口完全闭塞，形成皮疹，顶端可出现小脓包，破溃或吸收后遗留暂时性色素沉着或小凹状瘢痕。严重患者，除黑头粉刺、丘疹、脓疱外，可有蚕豆至指甲大的炎性结节或囊肿。炎症较深时，可长久存在，亦能逐渐吸收或溃脓结疤或成窦道。本病无其他体征。

2．治疗及用药

一般痤疮可局部选用硫磺、过氧苯甲酰制成的外用制剂，如红霉素-过氧苯甲酰凝胶、5%过氧苯甲酰乳膏、1%克林霉素磷酸酯凝胶、10%硫软膏等外用药，重者局部治疗的同时，可内服维生素B族制剂及锌制剂。

[用药推介注意]

治疗痤疮首先应正确对待，痤疮是青春期常见的一个生理现象，除用药注意适当处理和养护外，一般以局部外用药为主。

（六）冻伤

指组织暴露于冰点（-10 ～ 2℃），以下低温所导致的一种局部急性冻结损伤。

1．症状

其主要症状是受累区最初出现麻木感、烧灼感或钝痛，随后发生皮肤苍白、蜡样、变硬和感觉缺失，复温后会出现肿胀。

2．治疗及用药

常见的外用药有：冻疮膏、复方水杨酸甲酯乳膏、2%苯酚软膏、复方氯乙烷气雾剂、松节油、风油精、云南白药酊等。

[用药推介注意]

冻伤的治疗应该注意保暖，防止冻疮，发生冻伤应去医院就医，对冻伤组织应该最大限度地保留有生机的组织，防止或减少伤残。

知识链接

冻伤是如何分级的？

（1）一度冻伤最轻，即常见的"冻疮"，受损在表皮层，受冻部位皮肤红肿充血，自觉热、痒、灼痛，症状在数日后消失，愈后除有表皮脱落外，不留瘢痕。

（2）二度冻伤伤及真皮浅层，伤后除红肿外，伴有水疱，疱内可为血性液，深部可出现水肿，剧痛，皮肤感觉迟钝。

（3）三度冻伤伤及皮肤全层，出现黑色或紫褐色，痛感觉丧失。伤后不易愈合，除遗有瘢痕外，可有长期感觉过敏或疼痛症状。

（4）四度冻伤伤及皮肤、皮下组织、肌肉甚至骨头，可出现坏死，感觉丧失，愈后可有瘢痕形成。

（七）荨麻疹

荨麻疹俗称"风疹""风团"，是人体对某种物质过敏，引起黏膜小血管扩张及渗透性增加而出现的一种局部性水肿反应。

1. 症状

一般发病突然，先有皮肤瘙痒或灼热感，随即皮肤出现大小不等的风团凸起，小如硬币，大如菜盘，呈淡红或苍白色，有剧痒、烧灼或刺痛感。皮疹通常会在1～2日内自动消失，但可复发。如发生在胃肠道可伴有腹痛、腹泻；如发生在喉头黏膜，可见呼吸困难，甚至窒息。慢性荨麻疹的发作可持续数月，甚至数年或反复发作。

2. 治疗及用药

荨麻疹是一种过敏反应，故与组胺的产生有关，所以常使用抗组胺药治疗，以减轻过敏的一些症状，如盐酸苯海拉明、马来酸氯苯那敏等药，至于全身瘙痒，还可以使用一些外用的止痒药如炉甘石洗剂。

［用药推介注意］

① 本病根据风团样皮疹，即可确诊。但需实验室检查，来明确荨麻疹的产生原因。

② 避免诱发因素，如寒冷性荨麻疹应注意保暖，乙酰胆碱性荨麻疹应减少运动、出汗及情绪波动，接触性荨麻疹应减少接触的机会等。

三、妇科常见疾病及用药

（一）阴道炎

1. 念珠菌性阴道炎

念珠菌性阴道炎也称霉菌性阴道炎，是由于感染白色念珠菌引起的一种阴道炎症，也有少数患者感染其他念珠菌及类酵母菌而发病。

（1）症状　患者外阴瘙痒、灼痛。严重时坐卧不安、痛苦异常。还可有尿频、尿痛及性交痛。急性期白带增多，呈白色稠厚豆渣样。检查可见小阴唇内侧黏膜上附着白色膜状物，擦除可露出红肿黏膜面。急性期可见到白色膜状物覆盖下的糜烂面及浅表溃疡，分泌物可查到白色念珠菌。

（2）治疗及用药　一般采用局部用药，全身应用（口服）的治疗药物应在医师指导下服用。局部治疗药物主要为克霉唑阴道片、硝酸咪康唑乳膏、制霉菌素阴道泡腾片等。

2. 滴虫性阴道炎

滴虫性阴道炎是妇科常见病，病原体是阴道毛滴虫，寄生于女性阴道内，也可寄生于男性尿道、包皮皱褶及前列腺内。滴虫性阴道炎发病率为10%～25%。

（1）症状　外阴瘙痒伴有白带增多，白带呈稀薄泡沫状，有腥臭味，间或阴道内有灼热、疼痛、性交痛等。搔抓后常引起外阴炎、局部有感染，可有尿频、尿痛、偶见血尿。医生检查时，可见阴道黏膜有散在的红色斑点，后穹窿有多量的液性或脓性泡沫分泌物，分泌物中可查到滴虫。

（2）治疗及用药　一般采用局部用药，全身应用（口服）的治疗药物应在医师指导下服用。局部治疗的药物主要有甲硝唑栓、替硝唑栓、甲硝唑氯己定洗剂等。

［用药推介注意］

一般阴道炎的药物治疗以外用为主。合并盆腔炎或者复发性阴道炎可以联合口服用药，必要时夫妻同治，注意长期口服抗生素可能抑制正常菌群，继发霉菌感染。

（二）痛经

经前、经后或行经期出现腹痛、腰酸、下腹坠胀、全身不适称为痛经，也叫行经痛、月经痛。痛经可分为原发性和继发性两种。

1. 症状

疼痛多自月经来潮后开始，最早出现在经前12h，以行经第1日疼痛最剧烈，持续2～3日后缓解，疼痛常呈痉挛性。一般不伴有腹肌紧张或反跳痛。可伴有恶心、呕吐、腹泻、头晕、乏力等症状，严重时面色发白、出冷汗。妇科检查无异常发现。

2. 治疗及用药

对症治疗，应用非处方解热镇痛药如阿司匹林片、对乙酰氨基酚片等，解痉药消旋山莨菪碱片等减轻或消除患者痛苦。

［用药推介注意］

① 让患者了解生理知识，经期保暖，避免受寒及经期感冒。经期禁食冷饮及寒凉食物。经期禁游泳、盆浴、冷水浴。

② 积极正确地检查和治疗妇科病，如出现剧烈性痛经，甚至昏厥，应去医院就诊。

（三）乳腺炎

中医称为"乳痈"，是指乳脉的急性化脓性感染，是产褥期的常见病，是引起产后发热的原因之一，最常见于哺乳妇女，尤其是初产妇。

1. 症状

乳房胀痛，局部皮温高、压痛，出现边界不清的硬结，有触痛。局部皮肤红、肿、热、痛，出现较明显的硬结，触痛更加明显，同时患者可出现寒战、高热、头痛、无力、脉快等全身症状。此时腋下可出现肿大的淋巴结，有触痛，化验血白细胞计数升高，严重时可并发败血症。

2. 治疗及用药

局部理疗、热敷，有利于炎症早期消散，水肿明显者可用25%的硫酸镁湿热敷。应用抗生素（阿莫西林片、头孢克肟胶囊、氧氟沙星胶囊、甲硝唑片）。

［用药推介注意］

① 做好预防：防止乳汁淤积、保持乳房局部的清洁和产妇的身心健康。

② 产妇如果有乳房红肿热痛、高热等症状及时去医院就诊。

（四）乳腺增生

乳腺增生是指乳腺上皮和纤维组织增生，乳腺组织导管和乳小叶在结构上的退行性病变及进行性结缔组织的生长，其发病原因主要是内分泌激素失调。

1. 症状

主要以乳房周期性疼痛为特征。起初为漫游性胀痛，触痛为乳房外上侧及中上部为明显，每月月经前疼痛加剧，行经后疼痛减退或消失。严重者经前经后均呈持续性疼痛。有时疼痛向肩背部、上肢等处放射。患者往往自述乳房内有肿块，而临床检查时却仅触及增厚的乳腺腺体。

2. 治疗及用药

口服中药乳癖消片或逍遥丸，或5%碘化钾均可缓解症状。

[用药推介注意]

① 建立良好的生活方式，避免和减少精神、心理紧张因素。

② 学习和掌握乳房自我检查方法，养成每月1次的乳房自查习惯。

（五）更年期综合征

在更年期出现的一组以自主神经系统功能紊乱为主的综合征，称为更年期综合征。

1. 症状

更年期妇女，由于卵巢功能减退，垂体功能亢进，分泌过多的促性腺激素，引起自主神经功能紊乱，从而出现一系列程度不同的症状，如月经变化、面色潮红、心悸、失眠、乏力、抑郁、多虑、情绪不稳定、易激动、注意力难于集中等。

2. 治疗及用药

推荐口服用药，激素替代疗法。雌-孕激素周期疗法、单一雌激素治疗、尼尔雌醇疗法，适合于所有更年期妇女。雌-雄激素疗法，适用于伴乳痛、性功能减退妇女。

[用药推介注意]

① 在医生指导下用药。

② 注重心理治疗，可加服如谷维素、地西泮（精神药品）、复合维生素B等有助于调节自主神经功能。

③ 可加服防治骨质疏松的药物，如钙制剂、维生素D等。

四、五官科常见疾病及用药推介

（一）沙眼

沙眼是由沙眼衣原体引起的一种慢性传染性结膜角膜炎，是致盲眼病之一。

1. 症状

轻度沙眼，往往无任何感觉，只偶尔在体格检查时发现。病情稍重，则眼内有摩擦感，有时迎风流泪，或稍感畏光、痒，还经常有少量"眼屎"。翻开眼皮后，可见睑结膜呈现弥漫性充血，血管模糊不清，结膜上出现乳头和滤泡，出现粗糙不平的颗粒，形似沙子，故俗称沙眼，少数还出现角膜血管翳。

2. 治疗及用药

沙眼衣原体对四环素族、大环内酯类及氟喹诺类抗菌药物敏感。局部可滴用0.1%利福平或沙星类滴眼液，晚上用四环素软膏或红霉素软膏。急性期或严重的沙眼应全身应用抗生素治疗，可口服多西环素片或红霉素片。

［用药推介注意］

① 沙眼属顽固性疾病，一般需持续用药1～3个月，不可在症状减轻后自行停药。

② 沙眼具有传染性，应尽早治疗，注意个人卫生，毛巾、脸盆等生活用品专人专用。

（二）结膜炎

结膜炎是结膜组织在外界和机体自身因素的作用下而发生的炎性反应的统称。虽然结膜炎本身对视力影响一般并不严重，但是当其炎症波及角膜或引起并发症时，可导致视力的损害。

1. 症状

其症状表现为结膜红赤、奇痒难忍、有细丝状分泌物，睡醒时有粘连闭合感，有时还可见结膜水肿、疼痛，甚至在患侧有明显的淋巴结肿大。

2. 治疗及用药

若是急性病毒性结膜炎，可点用类固醇（可的松）眼药水，以减轻病情。细菌性结膜炎，则需涂予抗生素药水、药膏，甚至口服或注射抗生素。

［用药推介注意］

① 需先判断疾病类型（细菌性结膜炎、病毒性结膜炎、过敏性结膜炎），对症用药治疗。

② 掌握正确的滴眼方法，清洁双手、避免瓶体接触眼睛，以免污染滴眼液。急性期可增加滴眼频率1～2h/次。

③ 结膜炎具有传染性，尽早治疗。慢性结膜炎疗程长达1～3个月，应合理调药，防止出现耐药性。

（三）睑腺炎

睑腺炎是常见的眼睑腺体的细菌性感染。如果是睫毛毛囊或其附属的皮脂腺或变态汗腺感染，称为外睑腺炎，又称为麦粒肿；如果是睑板腺感染，称为内睑腺炎。

1. 症状

其症状为眼睑红、肿、痛、热伴局限性硬结，常有触痛。硬结软化，可见皮肤或睑结膜破溃流出脓液。重症睑板腺炎可在睑局部扩散造成睑或眶的蜂窝织炎，也可引起全身败血症样恶寒、头疼及发热。

2. 治疗及用药

早期睑腺炎应给予局部热敷，每次10～15min，每日3、4次，以便促进眼睑血液循环，缓解症状，促进炎症消散。每日滴用左氧氟沙星等滴眼液4～6次或者红霉素眼膏，以便控制感染。

［用药推介注意］

当脓肿形成后，应去医院就诊，切开排脓。

（四）慢性咽炎

慢性咽炎是指咽部黏膜、黏膜下及淋巴组织部位的炎症。

1. 症状

咽部有明显异物感、干燥、发痒、灼热、微痛，咽部常有稠厚分泌物，一般晨起时症状更为明显，一般无全身症状。

2. 治疗及用药

一般轻度的急、慢性咽喉炎，可使用一些非处方药消炎药处理，如度米芬含片、地喹氯铵含片、氯己定含漱液等。

［用药推介注意］

注意休息，多饮水，少发声，避免大声说话。

（五）过敏性鼻炎

过敏性鼻炎又称枯草热或花粉病，是一种发生在鼻黏膜的变态反应性疾病。

1. 症状

反复出现（阵发性）鼻痒、鼻塞、打喷嚏、水样鼻涕增多。常年性发作者每年发病日数占全年1/2以上，1日内发病时间超过1h，每次喷嚏5个以上。季节性发作者，则发病季节与致敏花粉授粉期一致，鼻塞程度不一，部分人可有嗅觉减退。有些患者还同时伴有眼睛发痒、发红、流泪。有些患者以鼻部症状为主，另一些以眼部为主，还有的是两者均有。在控制了鼻部症状后，眼睛症状也随之减轻。

2. 治疗及用药

过敏性鼻炎的治疗以局部用药为主，用缓解鼻塞的药物如非处方药盐酸羟甲唑啉滴鼻液，抗组胺的药物色甘酸钠滴鼻剂，也可内服抗组胺药，最有效的是处方药含糖皮质激素的滴鼻剂。

［用药推介注意］

① 抗组胺药物有嗜睡作用，尽量避免白天使用。

② 鼻用激素类药物，虽然效果较好，但要注意患者的年龄限制。

③ 最多为1周，达到效果应停药。

（六）口腔溃疡

1. 症状

好发于口腔非角化区，如唇、颊黏膜等处，为圆形或椭圆形，直径2～4mm、溃疡表浅，上覆黄白色渗出膜，边缘整齐，周围有红晕。严重的口腔溃疡直径可达10～30mm,深及黏膜下层，甚至肌肉。伴有烧灼性疼痛，严重时可影响说话、进食。

2. 治疗及用药

可用氯己定含漱液、醋酸地塞米松口腔贴片（意可贴）或一天4次涂用曲安西龙尿素乳膏，如症状无改善应考虑全身给皮质类固醇，如地塞米松片等。

［用药推介注意］

对口腔溃疡的治疗方法虽然很多，但基本上都是对症治疗，目的主要是减轻疼痛或减少复发次数，但不能完全控制复发，所以预防本病尤为重要。

（七）牙周炎

牙周炎是侵犯牙龈和牙周组织的慢性炎症，是一种破坏性疾病。

1. 症状

其症状表现为牙龈炎症，牙周袋形成，严重时会出现牙龈溢脓、牙齿松动。

2. 治疗及用药

口服抗菌药物，如甲硝唑片、乙酰螺旋霉素片、替硝唑片。

［用药推介注意］

① 做好口腔卫生，辛辣、糖分过高的食物适当食用，吃完立即刷牙。

② 规律作息，加强全身慢性病如糖尿病的管理，避免加重病情。

五、外科常见疾病及用药推介

（一）烧伤

烧伤是日常生活、生产劳动中常见的损伤，是由火焰、蒸汽、热液体、电流、化学物质等作用于人体所引起的损伤。

1. 症状

烧伤的严重程度取决于受伤组织的范围和深度，烧伤深度可分为Ⅰ度、Ⅱ度和Ⅲ度。Ⅰ度烧伤损伤最轻。烧伤皮肤发红、疼痛、明显触痛、有渗出或水肿。轻压受伤部位时局部变白，但没有水疱。Ⅱ度烧伤损伤较深，有皮肤水疱，水疱底部呈红色或白色，充满了清澈、黏稠的液体。触痛敏感，压迫时变白。Ⅲ度烧伤损伤最深，烧伤表面可以发白、变软或者呈黑色、炭化皮革状。由于被烧皮肤变得苍白，在白皮肤人中常被误认为是正常皮肤，但压迫时不再变色。破坏的红细胞可使烧伤局部皮肤呈鲜红色，偶尔有水疱，烧伤区的毛发很容易拔出，感觉减退。Ⅲ度烧伤区域一般没有痛觉。因为皮肤的神经末梢被破坏。

2. 治疗及用药

可在伤处外用复方氧化锌软膏、复方苯佐卡因软膏、磺胺嘧啶银乳膏、红霉素软膏等。

［用药推介注意］

Ⅰ度烧伤，可以在家里、诊所或医院急诊室治疗。尽快脱去着火或沸液浸湿的衣服，特别是化纤衣服，以免着火或衣服上的热液继续作用，使创面加深。化学物质烧灼伤，包括酸、碱和有机化合物，要立即用大量清洁水冲洗至少30min以上。

（二）扭伤

因关节活动过度，超出正常范围，使周围的筋膜、肌肉、肌腱等受强力牵拉，发生损伤或撕裂，称为扭伤。

1. 症状

主要症状是疼痛、肌肉痉挛、局限性压痛以及功能障碍。

2. 治疗及用药

伤者应休息，配合理疗热敷，严重者服非处方解热镇痛药物，或去医院局部封闭或外固定。可外用双氯芬酸钠气雾剂、局部外用复方七叶皂苷钠凝胶、口服复方氯唑沙宗片或外用水杨酸甲酯气雾剂等。

［用药推介注意］

① 皮肤有破损时，不易使用红花油等刺激性外用药。

② 外涂药物时，易轻轻涂抹，不易大力揉搓，以免加重血液渗出，出现肿胀。

③ 涂抹药物后皮肤发生过敏者，立即停药。

④ 连续用药三、四天后症状无缓解或局部红肿、疼痛、活动受限等不适加剧，应立即去医院就诊。

（三）挫伤

身体受钝器或重物击打时，引起皮下软组织的损伤，但表皮完整，称为挫伤。

1. 症状

主要症状是局部剧烈疼痛、肌肉痉挛、局限性压痛以及功能障碍。

2. 治疗及用药

挫伤早期可以冷敷，如果渗出严重则改为热敷，另外配合非处方解热镇痛药或外固定治疗。可口服布洛芬胶囊、外用复方氯乙烷气雾剂等。

［用药推介注意］

① 应立即停止挫伤肢体运动。

② 急性期不易推拿，以防二次伤害。

③ 挫伤一般 3～4 天可缓解，7 天内几乎无痛感，若症状无好转甚至加剧，及时去医院就诊排除骨折。

岗位对接

本任务是药学类、药品经营与管理、药品服务与管理专业学生必须掌握的内容，为成为合格的药房工作人员奠定坚实的基础。本任务对应岗位包括西药药师、药品销售岗位的相关工种，从业人员均需掌握常用药品的基本知识，能根据常见病知识指导居民合理用药。

目标检测

A 型选择题（单选题）

1. 在感冒药的组方中含有双氯芬酸是为了（　　　）。

    A. 解除鼻塞症状

    B. 减少打喷嚏

    C. 增加解热镇痛药的疗效、对抗嗜睡作用

    D. 退热缓解头痛和全身痛

    E. 改善体液局部循环、促进药物对病灶的渗透和扩散

2．在感冒药的组方中含有伪麻黄碱是为了（　　　）。

    A．解除鼻塞症状

    B．减少打喷嚏

    C．增加解热镇痛药的疗效、对抗嗜睡作用

    D．退热缓解头痛和全身痛

    E．改善体液局部循环，促进药物对病灶的渗透和扩散

3．在感冒药的组方中含有布洛芬是为了（　　　）。

    A．解除鼻塞症状

    B．减少打喷嚏

    C．增加解热镇痛药的疗效、对抗嗜睡作用

    D．退热缓解头痛和全身痛

    E．改善体液局部循环，促进药物对病灶的渗透和扩散

4．高血压的诊断标准是（　　　）。

    A．收缩压≥130mmHg 和（或）舒张压≥80mmHg

    B．收缩压≥135mmHg 和（或）舒张压≥85mmHg

    C．收缩压≥140mmHg 和（或）舒张压≥90mmHg

    D．收缩压≥145mmHg 和（或）舒张压≥95mmHg

    E．收缩压≥150mmHg 和（或）舒张压≥100mmHg

5．糖尿病患者在接受降糖药治疗期间，若发生头晕、心慌等低血糖反应应（　　　）。

    A．立即送医院抢救

    B．马上先自行食用含糖饮食

    C．先自我检测血糖，根据情况决定是否补糖

    D．用普萘洛尔等 β 受体拮抗药平缓心慌

    E．没关系，是正常的反应

6．老年骨质疏松的治疗多采用（　　　）。

    A．激素替代治疗

    B．氢氯噻嗪

    C．双膦酸盐

    D．钙制剂+维生素 D+骨吸收抑制剂

    E．长期口服维生素 D

任务四　药品连带销售的技巧

思维导图

- ❶ 居民常见疾病药品推介流程

药品连带销售的技巧
- ❷ 药品推介的基本原则
  - 对症售药原则
  - 销售药品效用原则
  - 勇于承担责任原则
  - 诚信为本原则
  - 尊重顾客的原则
  - 联合用药原则
- ❸ 药品推介的常用方法和技巧
  - 药品介绍的方法
  - 药品推介中常用的技巧
- ❹ 连带销售的技巧
  - 连带销售的内涵
  - 药品的连带销售原则
  - 药品连带销售在各类常见疾病中的运用

学习目标

知识目标
1. 掌握常用药品的知识、药品销售的方法，识别成交的信号和方法。
2. 熟悉针对各类疾病的连带销售技巧。

技能目标
能运用常用药品的知识促进药品的销售。

思政目标
1. 树立"安全用药，合理用药"的观念，培养认真细致、为人民健康负责的工作态度。
2. 具备精益求精、团结协作的职业习惯。
3. 具备严谨、求实的工作作风。

案例导入

药房工作人员："您好，有什么可以帮到你的吗？"

顾客："我一直想买一盒钙铁锌给小孩吃，但听同事说她给自己的小孩吃过没有什么用。"

药房工作人员："是的，您说的很对，很多人给小孩服用钙铁锌后效果并不明显，但是您如果按说明书的用法用量服用，长远的效果还是比较明显的，我们这里有一份维生素与矿物质的问答手册，推荐您参考。此外注意膳食均衡，多做户外活动，身体健康不能完全依赖保健品。"

讨论：

该案例体现了哪些药品推介的流程？

一、居民常见疾病药品推介流程

① 问顾客需求是什么？（"您好，有什么可以帮到您的吗？"）

② 顾客如不能明确地说出药物时，便问他现在的症状。（"您哪里不舒服？"）

③ 问顾客的病史和以前做过的相关检查。（"您有×××病吗？您检查过没有？"）

④ 问用药史和过敏史。（"您用过什么药？对×××过敏吗？"）

⑤ 介绍药品的功效与特点等。（"这药有×××的作用，是治疗×××的。"）

⑥ 介绍药品的用法用量。（" 您知道怎么服用吗？这药是一天吃/用×次，一次吃×粒。"）

⑦ 叮嘱注意事项、生活禁忌、联合用药禁忌。

⑧ 如顾客能明确说出自己需求的药品或自己选购的药品，药房工作人员可以进行第⑥、⑦项步骤，给顾客介绍用法用量和注意事项。

二、药品推介的基本原则

柜台药品销售基本原则就是药房工作人员在柜台药品销售过程中应当遵循的、贯彻始终的行为准则和指导思想。药房工作人员唯有切实遵循柜台药品销售的基本原则，才能卓有成效地销售药品，创造出理想的销售业绩。

1. 对症售药原则

对症售药即药房工作人员针对顾客的病症准确地将药品售给顾客。这一原则不仅是药房经营宗旨的具体体现，而且是对药房工作人员职业道德的基本要求。它要求药房工作人员不能为售药而售药，而应当是急顾客之所急、想顾客之所想，根据顾客的病症售药，使顾客用药少、康复快。同时，对症售药原则与药房的利润原则也是统一的。药房工作人员坚持对症售药原则能使顾客极大地减少购药风险，增加满意度，从而能吸引更多顾客来选购药品。这无疑能扩大药品的销售额，增加利润总额。

2. 销售药品效用原则

药品效用是指药品满足顾客消症除病的能力。绝大部分顾客选购药品时，最关心的是药品效用，而不是药品的包装、形态、产地等次要因素，对药品价格的关心也在药品效用之后。顾客购药时，面对的是药房工作人员而不是医生，并且药房工作人员不能完全代替顾客完成购药选择。这就决定了药房工作人员应当把药品效用放在首位，并贯彻在整个药品销售过程中。同时要坚持职业道德，决不销售假冒伪劣或过时失效的药品，对人民健康高度负责。

3. 勇于承担责任原则

销售药品与一般商品相比，顾客对药房工作人员依赖性强、自主性差。在选购药品时，往往需要药房工作人员帮助完成药品选购行为。因此，为了做好销售工作，药房工作人员要有勇于承担责任的精神，以自己娴熟的业务能力，帮助顾客选购。但需注意下列事项：①不能完全代替顾客做出判断。②不得随意销售无法定医生处方的药品（指依法需凭医生处方才可购买的药品）。③不得销售违禁药品。④特别注意药品使用限制。

4. 诚信为本原则

诚信的基本含义为诚实，不疑不欺，在人际交往中言而有信，言行一致，表里如一，在推介过程中不提供假劣药品，不传播虚假信息、任意夸大药品的疗效。

5. 尊重顾客的原则

是指在药品推销的过程中，推销人员应坚持以顾客为中心来开展各项工作。尊重顾客，最重要的是尊重顾客的人格。药房工作人员首先应该明确自己的工作目标是推销药品，而不是评价顾客的人品、地位等。由于每个人受家庭、生活环境及教育水平等多种因素的影响，人格表现也各种各样，作为药房工作人员应淡化顾客的职业、地位、肤色，只要是推销对象，都应当视作"上帝"。尊重顾客，还要关心顾客关心的内容以及保护顾客自身的隐私。不然，顾客就会认为推销人员与自己没有共同的语言，不尊重他们的感情，缺乏基本的同情心，自然，拒绝推销也就在情理之中。

6. 联合用药原则

联合用药又叫关联销售，是指用医学、药学知识为指导，向顾客提供两种或两种以上药品的推销服务。顾客联合用药的目的是：增强药品疗效，减少不良反应或者毒性，延缓并发症的发生与发展，预防疾病。对于药房工作人员或者药房而言，联合用药也是增加销售额、毛利额，提升药房专业形象的好办法。

在销售药品时，为了适应顾客自尊心的要求，应对同类药品从低价至高价进行推介，同时应该熟悉各种药品的功效及适用人群，以便向顾客进行介绍。在介绍商品时，还必须注意说话的语调和口气，应态度诚挚，介绍恰如其分、简明扼要、速度平稳，语气应坚定、不容置疑，以坚定顾客的信心。应注意的是对于药品的功效应实事求是，绝对不能信口开河、夸大其词，以免破坏药房信誉及失去顾客信任。

三、药品推介的常用方法和技巧

1. 药品介绍的方法

介绍药品，就是药房工作人员直接向顾客推荐药品，向顾客介绍药品知识，或对顾客所提出的有关药品的性能、特点、使用、保管等方面问题的答询。这是药房工作人员促进销售、指导消费的一种手段。药房工作人员要做到"一懂""四会""八知道"，即懂得药品流转各个环节的业务工作，对所经营的药品会分类、会使用、会配伍、会推荐，知道药品的产地、价格、质量、性能、特点、用途、用法和保管方法。药房工作人员只有在十分熟悉自己所经营的药品的情况下，才能得心应手地做好药品介绍工作，引起顾客的兴趣并使其购买。

介绍药品要注意严格遵守医药职业道德规范，维护消费者利益，实事求是地介绍药品，不夸大药品的优点，也不隐瞒药品的缺点。不以次充好，不将积压滞销药品说成是紧缺药品。尊重顾客的习惯、兴趣、爱好，有针对性地介绍药品，不盲目介绍或过分纠缠，给人以强买强卖的感觉。语言要简明扼要，语调语气要体现出热情、诚恳和礼貌。

药房工作人员要掌握得当的介绍技巧和方法，可以边介绍、边展示，让顾客充分了解药品特点，促使顾客下决心购买。

（1）一般药品介绍

① 侧重介绍药品的成分、性能。对有特殊效用的药品的介绍，应从其成分、结构讲起，再转到其效能。例如，对儿童补钙制剂的介绍，应先从其成分介绍开始，它是由优质碳酸钙和维生素AD组成，因而其特点是容易吸收，具有有效帮助儿童牙齿和骨骼生长的作用。

② 侧重介绍药品的质量特点。顾客对药品的质量往往都有很高的期望，药房工作人员要特别抓住构成药品质量的主要因素、药品质量的标准等，给予积极的介绍，让顾客更好地做出选购决定。

③ 侧重介绍名牌产品的特点。对享有盛誉的名牌产品，要侧重介绍它的产地和信誉。药房工作人员应主要介绍这些药品的产地、历史、质量工艺、信誉等，从而吸引顾客慕名购买。

④ 侧重介绍药品的作用特点。顾客购买药品的目的就是为了防病治病、康复保健，因此，药房工作人员应抓住药品的作用特点，特别是顾客感兴趣的特点，向顾客进行介绍，有的放矢地向顾客推介。

（2）新上市药品的介绍　新上市的药品，顾客对其不了解，需药房工作人员积极向顾客推荐介绍。新药，宜着重介绍该药物类别、优点、药理特性、用途及使用方法。改进药品，或者仿制药品，宜着重介绍改进所在、价格优势等，同原来药品比较有哪些进步，突出其优点。

（3）进口药品的介绍　进口药品应有中文说明，药房工作人员介绍药品时应实事求是，着重介绍其商标品牌、作用特点、质量信誉、使用方法。应把不良反应、使用注意事项方面的情况讲清楚，切忌盲目夸赞，言过其实。

（4）代用药品的介绍　顾客需要某一药品而本店暂时没货时，药房工作人员要从顾客的实际出发，主动、热情地向顾客介绍可代用的药品。但是，在介绍代用药品时，要注意与原定药品在规格、用途以及价格等方面相接近，如某产地的药品缺货时，介绍另一产地的同类同质药品，或介绍用途相同的另一种同类药品。

（5）滞销商品的介绍　商品的滞销，一般是因顾客需要的变化、消费水平的改变、季节的变化、地域性消费习惯的差异等原因造成的，滞销商品不等于失去了使用价值，同时，由于顾客的消费水平不一，爱好各异，总有需要它的顾客。因此，药房工作人员要注意分析顾客的心理活动，有针对性地做好宣传介绍，并主动帮助挑选，就有可能变滞销为适销。在介绍滞销商品时，一定要实事求是，既要介绍其长处，又要指出其短处。

2. 药品推介中常用的技巧

在药品推介中可以适时采用一些技巧，有助于促成成交，达到提高销售的目的，可以采用的技巧有以下几个方面。

（1）鼓励法　鼓励法是常运用的一种方法，当面对缺乏医药常识，治疗意愿低的顾客或家属时，适时地利用推销用语，鼓励积极治疗，促使准顾客下决心购买。

（2）比较法　在了解顾客需求的前提下，先推荐几种对症的产品，销售人员可以通过介绍几种药品的优缺点给顾客充分的解释和引导。例如，不同药品的成分分析、疗效比较、副作用、知名度的比较等。如果药品不被顾客认可，销售人员还可以准备二推、三推产品作为后备。如果顾客坚持选择自己准备购买的药品，在对症的前提下，销售人员要热情的完成交易，并希望顾客对药品疗效提供反馈信息，以便更好地服务其他顾客。比较法可以让顾客在购药过程中获得愉悦的心情，消除顾客自选与销售人员推荐之间的心理屏障，为以后推荐药品的成功打下基础。

（3）机会不再法　机会不再法可以演绎为语言："这一次优惠的机会很难得哦！下一次就没有了，再考虑一下吧！"对于犹豫不决、三心二意的顾客，这种方式相当有效。可以让顾客感受到药房工作人员劝诫自己不要浪费机会的苦心，同时提醒自己将这笔钱放在更有益的用途上。这种"促成语"对于顾客虽然早已习惯了，可即使重复再说一遍还是会产生一定的效果。要注意的是，时机尚未成熟的顾客绝对不因为这番说辞，就会轻易下单，要做好前期铺垫，方可使用。

（4）以退为进法　犹豫不决或对药房工作人员强烈不信任的顾客，纵使不断加以引导，也很难使顾客做出购买决定，但顾客对药品又确实很动心，此时最好还是以退为进，即"买卖不成，仁义在"的劝导。

（5）深度促销法　先销售某药品，再渗透其他药品。一些顾客在购买了自己指定要购买的药品之后，最后却又买走了更多的药品。要抓住每一个顾客，仅仅销售其指定的药品是不够的，一定要深入了解顾客，增加销售机会。一般方法是在讲解药品知识时，注意与顾客进行交流，发现顾客健康方面的其他问题。借此发现新的购买动机并形成再次购买是完全可能的。

（6）免费试用　让顾客有即时的体验，免费试用策略多集中于医疗器械类商品。在顾客仍然犹豫不决时，让其免费试用，让其体验，可能会很快得到顾客的认可，从而迅速达成交易。

（7）强化大周期概念　促成更大成交量的交易，这一策略对显效较慢的药品来说尤为重要。通过长期服用不仅可增强治疗效果，同时加强了药品的口碑宣传。

四、连带销售的技巧

1. 连带销售的内涵

不放弃任何一个销售的机会，这是每一个优秀的销售人员必须具备的素质。附加推销是提升销售人员业绩的一条有效的途径。它有两层含义：一是当顾客不一定立即购买某种药品时，可尝试推荐其他相关产品，令顾客感兴趣并留下良好的专业服务印象；二是当顾客完成购物后，尝试推荐与之相关的产品，引导顾客消费。常用的语言技巧有："我们还有多种××产品，让我给你介绍吧！""我们其他产品也有很多人在用，相信肯定有适合你用的，试试这一种吧，我给你示范一次好吗？""没关系，将来有需要再来选购，你也可以介绍你的朋友来看看。""再看看其他产品，是否还有适合你用的？""你再买一盒这种药，配合你买的××效果会更好。""你已经有了××再加上××会更好的。"等。

2. 药品的连带销售原则

药品连带销售过程中可以遵循以下原则。

（1）药品＋非药品的原则　药品＋非药品主要源于在零售药房的商品中除具有国药准字的药品外，还有非药品的存在，比如保健品、医疗器械等。因此在药品销售过程中，可以加一些辅助商品。比如：在高血压用药的时候可以搭配销售血压计和保健品中的深海鱼油、卵磷脂等。

（2）西药＋中药的原则　西药＋中药主要源于在药品的销售过程中，中药和西药都有各自的优势，中药更加注重病因，西药更加注重病症的解决，因此在很多情况下，冲突很小，况且优劣势可以互补，所以通常采用西药和中药联合销售。比如：妇科炎症可以采用抗菌药物搭配清热解毒类中成药，如妇炎康片（胶囊）、金鸡片、妇科千金片等。

（3）内服用药＋外用药的原则　内服药是指经胃肠道吸收的药物。外用药是指在体表粘贴的膏药，或涂抹的药物。内服用药＋外用药主要源于用药讲究标本兼治，内外兼修。因此在药品销售过程中可以将口服药和外用药联合销售。比如：过敏性荨麻疹可以内服抗组胺类药物氯雷他定、西替利嗪等，外用止痒的皮炎平、乐肤霜等。

（4）主药＋辅药的原则　主药＋辅药源于中药用药过程中的君臣佐使，在药房销售过程中，这一原则是指解决疾病的主体用药之外，加上一些辅助用药。比如，感冒时可用复方感冒药加上增强抵抗力的维生素与矿物质类药物，如维生素C、板蓝根颗粒、抗病毒口服液、艾条等。主药＋辅药的原则在运用过程中注意不能只卖辅药而不卖主药，这样对于疾病的治疗用处不大，会带来顾客的不满意。

3. 药品连带销售在各类常见疾病中的运用

（1）感冒　普通感冒可以用复方氨酚烷胺（或其他复合成分的西药感冒药）＋黄连口服液＋艾条＋保健品（蜂胶、螺旋藻、复合维生素等）；流行性感冒可以用复方氨酚烷胺（或其他复合成分的西药感冒药）＋抗病毒口服液＋艾条＋保健品（同上），除此之外还可以配合板蓝根颗粒、穿心莲消炎胶囊等。

（2）咳嗽咳痰　可以根据痰多、痰少的不同选择针对性的药品。痰多者可以用化痰类药物（氨溴索、乙酰半胱氨酸、愈创甘油醚等）＋中成药（止咳橘红胶囊/颗粒、止咳梨浆、益肺止咳胶囊等）＋保健品（维生素C、大蒜精油、蜂胶等）；痰少者可以用镇咳类药物（右美沙芬、喷托维林等）＋中成药（蜜炼枇杷膏、秋梨润肺膏、咳特灵等）＋保健品（同上）。注意如果痰多者，痰液有细菌感染应该联合抗菌药物使用。

（3）慢性咽炎　慢性咽炎是属于慢性疾病，顾客到药房买药一般是急性发作期，所以注意联合用药。抗菌药物＋中药消炎片（炎可宁、咽炎片、慢咽舒宁等）＋中药饮片泡水（胖大海、罗汉果、金银花、麦冬等）＋保健品（蜂胶、大蒜精油、复合维生素等）。

（4）手、足癣　手、足癣属于真菌感染，联合用药可以用外用的抗真菌药物（硝酸咪康唑、曲安奈德益康唑、盐酸特比萘芬等）＋中成药类（消风止痒颗粒、百癣夏塔热片等）＋保健品（B族维生素、大蒜精油、胡萝卜素等），如果是非水疱型还可以使用足光散泡脚。

（5）结膜炎、沙眼　结膜炎、沙眼在联合用药时可以用抗菌类眼药水或膏（氯霉素、左氧氟沙星、环丙沙星等眼药水）＋清肝明目类中成药（夏桑菊颗粒、抗病毒口服液等）＋保健品（胡萝卜素、B族维生素等）。除此之外，建议顾客白天用眼药水，晚上睡前用眼药膏。

（6）胃病　众多胃病中，药房顾客主要以慢性胃炎和消化性溃疡为主，慢性胃炎主要靠三分治，七分养，消化性溃疡与慢性胃炎的联合用药差不多，所以是联合用药的重点。慢性胃炎可以选用西药的对症药物（抑酸药物：雷尼替丁、奥美拉唑等；解痉止痛药物：颠茄、阿托品等；抗酸药物：碳酸氢钠、铝碳酸镁等；胃黏膜保护药物：硫糖铝、果胶铋等）+西药抗菌药物（克拉霉素、阿莫西林、阿奇霉素等）+中成药（胃康灵、胃舒宁、裸花紫珠胶囊等）+保健品（大蒜精油、蜂胶、复合维生素及矿物质等）。消化性溃疡在中成药的选择时可以用溃疡胶囊。

（7）病毒性肝炎　病毒性肝炎的主药以医生所开处方为主，处方中的主药一般是抗病毒的拉米夫定或抑制乙肝病毒的阿德福韦酯，除上述主药外还可以加上齐墩果酸片、中成药（乙肝灵、护肝片、降酶灵等），或保健品（角鲨烯、蜂胶、螺旋藻等）。

（8）神经衰弱　神经衰弱的主药以医生所开处方为主，然后加一些辅助药物，可加的辅助药物有：中成药类（安神补脑液、刺五加脑灵液、枣仁安神胶囊等），保健品（褪黑素、B族维生素、复合维生素等）。

（9）阴道炎　阴道炎根据不同的病因所用的主药不同。滴虫性阴道炎的主药为硝基咪唑类药物（甲硝唑、替硝唑、奥硝唑等）+抗菌消炎药（左氧氟沙星、阿莫西林、氧氟沙星）+内服中成药（妇炎康片、金鸡片、妇科千金片等）+外用中成药（妇宁栓、复方苦参洗液、洁尔阴等）+保健品（维生素C、大蒜精油、蜂胶等）；霉菌性阴道炎的主药为抗真菌类药物（氟康唑、克霉唑阴道片、硝酸咪康唑乳膏或栓剂等）+护肝类药物（护肝片、水飞蓟宾葡甲胺片等）。处方药需经医生处方取药。

（10）支气管哮喘　支气管哮喘的联合用药为：西药对症药物（硫酸沙丁胺醇、氨茶碱、氯雷他定等）+中成药（祛痰止咳胶囊、固肾定喘丸、消炎止咳片等）+保健品（大蒜精油、蜂胶、葡萄籽素等）。

岗位对接

本任务是药学类、药品经营与管理、药品服务与管理专业学生必须掌握的内容，为成为合格的药房工作人员奠定坚实的基础。本任务对应岗位包括西药药师、药品销售岗位的相关工种，从业人员均需掌握常用药品的基本知识，能根据常见病知识指导合理用药及药物的联合应用。

目标检测

A型选择题（单选题）

1. 药品推介的基本原则不正确的是（　　　）。

　　A. 对症售药原则　　　　　　　　B. 销售药品效用原则

　　C. 事不关己原则　　　　　　　　D. 诚信为本原则　　　E. 深度促销原则

2. 下列属于滴虫性阴道炎的用药方法是（　　　）。

　　A. 阿德福韦酯+齐墩果酸片+乙肝灵+护肝片+降酶灵等

　　B. 甲硝唑+左氧氟沙星+妇炎康片等+妇宁栓+维生素C

　　C. 氟康唑+护肝片

　　D. 硫酸沙丁胺醇+祛痰止咳胶囊+蜂胶

　　E. 氟雷他定+皮炎平

3. 关于药品推介的常用技巧，下列不正确的是（　　）。

    A．以退为进法　　　　　B．鼓励法　　　　　C．机会不再法

    D．威逼利诱法　　　　　E．深度促销法

任务五　顾客异议与投诉处理

31.电子教案

知识目标

1. 掌握顾客不同方式投诉的应对方法。
2. 熟悉顾客投诉的原因。

技能目标

能独立处理顾客投诉。

思政目标

1. 培养认真细致、为人民健康负责的工作态度。
2. 具备精益求精、团结协作的职业习惯。
3. 具备开拓进取的创新精神。

案例导入

刚开店门，李店长就接到了李大姐的投诉电话，反映昨天从药房买的一盒药品有效期只剩下一个月了，担心用不完就会过期，要求调换。李店长没有迟疑，马上告诉顾客，可以到药房来调换。

分析：

1. 李店长为何能坦然面对投诉？
2. 投诉的正确处理方式有哪些？

药房服务失败的结果不仅会导致顾客不满投诉，不再选用药房的商品，而且不愉快的经历可能通过相关群体或大众媒体传播，形成负面口碑，影响药房正面宣传。因此，药房应开展顾客投诉管理，充分重视顾客投诉，使不满意的顾客变成满意的顾客。

一、顾客投诉的类型

顾客投诉能让药房能够充分了解自身的不足与问题所在，以便管理者对症下药，改进技术和服务，避免引起更大的失误，从而树立良好的形象，吸引更多的顾客成为本药房的忠诚顾客。通常，顾客的投诉意见主要表现在对商品、服务、环境安全等方面的不满。

（一）对商品的投诉

顾客对商品的投诉意见主要集中在以下几个方面。

1. 价格过高

顾客往往会因为药品的定价较商圈内其他竞争店的定价高而向药房提出意见，要求改进。

2. 商品质量差

商品质量问题导致顾客投诉主要集中在以下几个方面：一是次品，如药品买回去之后，顾客发现有瑕疵；二是过保质期，顾客发现所购买的药品或是货架上的待售药品有超过有效日期的情况；三是品质差，使用后发现药品疗效不如承诺的好；四是包装破损。

3. 标示不符

药品包装标示不符通常包括以下几个方面：

① 标价不清。

② 药品上的价格标示与促销广告上所列示的价格不一致。

③ 药品外包装上的说明不清楚，例如：无厂名、无生产日期、功能主治标示不清或其他违反商标法、广告法的情况。

④ 进口药品上无中文说明等。

4. 药品缺货

有些药房因为热销药品和特价药品售完而没有及时补货，从而造成供应不及时，致使顾客空手而归，造成顾客对该药房失去信心。

（二）对服务的投诉

店员为顾客提供服务时缺乏正确的推荐技巧和工作态度都将导致顾客的不满，产生抱怨。

1. 店员服务态度不佳

不尊敬顾客，缺乏礼貌；用词不准，引起顾客误解；员工有不当的身体语言，如对顾客表示不屑的眼神、无所谓的手势，面部表情僵硬等。

2. 缺乏正确的推销方式

缺乏耐心，对顾客的提问或要求表示烦躁，不情愿，不够主动；对顾客爱搭不理，独自忙乎自己的事情，言语冷淡，似乎有意把顾客赶走。

3. 专业知识不足

无法回答顾客的提问或者答非所问。

4. 过度推销

过分夸大药品的好处，引诱顾客购买，或有意设立圈套让顾客中计，强迫顾客购买。

5. 服务不规范

顾客填写药房发出的顾客意见表未得到任何回应；顾客的投诉意见未能得到及时妥善的解决；营业时间短，缺少一些便民的免费服务，如没有洗手间，或洗手间条件太差等。

（三）对药房环境的投诉

药房卫生及店外的公共卫生状态不佳，药房内商品摆放有碍通行等导致购物环境不佳，网上药房购物环境有虚假诈骗信息等造成顾客不满而引起投诉。

二、处理顾客投诉的原则

药房处理顾客投诉时，应遵守以下原则：

① 礼貌接待投诉顾客，安抚投诉者的愤怒。

② 在僻静处，耐心倾听投诉者申诉，并做好记录。不与顾客发生争执，若错误出自本身，应立即致歉。

③ 处理事件的速度要快、及时、合理。

④ 合理补偿投诉者的损失。

⑤ 不让事件扩大，以免影响药房商誉。

⑥ 同类事件处理原则保持一致，在处理抱怨时要注意适当利用先例。

⑦ 确实调查事件原因，并拟订改善对策，踏实执行。

⑧ 检讨结果，注意勿再发生同类抱怨投诉。

三、不同投诉方式的应对策略

顾客投诉的方式通常分为电话投诉、信函投诉、当面投诉3种方式。根据顾客投诉方式的不同，可以分别采取相应的行动。

1. 电话投诉的处理方式

（1）有效倾听　仔细倾听顾客的抱怨，站在顾客的立场分析问题，同时可利用温柔的声音及耐心的话语表示对顾客不满情绪的支持。

（2）掌握情况　了解顾客所投诉事件的基本信息。内容包括：什么人来电投诉、该投诉事件发生在什么时候、在什么地方、投诉的主要内容是什么、其结果如何。

（3）存档　如有可能，可把顾客投诉电话的内容予以录音存档，尤其是顾客投诉情况较特殊或涉及纠纷的投诉事件。

2. 书信（邮件）投诉的处理方式

（1）转送店长　药房工作人员收到顾客的投诉信时，应立即转送药房主任（店长），并由药房主任（店长）决定该投诉的处理事宜。

（2）告知顾客　药房应立即联络顾客，通知其已收到信函，表达药房对该投诉意见极其尊重和想认真解决问题的意愿。

3. 当面投诉的处理方式

对于顾客当面投诉的处理，应注意以下几个方面：

① 将投诉的顾客请到接待室，以免影响其他顾客的购物情绪。

② 不可在处理投诉过程中离席，让顾客在会客室等候。

③ 耐心倾听投诉者申诉，认真填写"顾客投诉记录表"。对表内的各项记载，尤其是顾客的姓名、住址、联系电话以及投诉的主要内容必须复述一次，并请对方确认。

④ 如有必要，可亲赴顾客住处访问、道歉、解决问题，体现出药房解决问题的诚意。

⑤ 所有的投诉处理都要制定最后的期限，善意的让步可以让投诉适当结束。

⑥ 顾客投诉意见处理完毕，书面通知投诉人，确定每一个投诉内容均得到解决及答复。

⑦ 由消费者协会移转的投诉事件，在处理结束后须与该协会联系，以便让对方知晓整个事件的处理过程。

⑧ 谨慎使用各项应对措辞，不让事件扩大，以免影响药房商誉。

⑨ 检讨结果，注意避免同类事件的投诉。

4. 线上投诉的处理方式

线上投诉的原因有：商品虚假广告、夸大宣传；商品质量和售后服务难以保障；网络购物安全保障不足；违规竞拍等。

对于线上投诉的处理，应遵循以下几个步骤：

① 客服人员应联系客户，进行投诉内容确认。

② 记录投诉内容。

③ 判断客户投诉问题，请客户出示相关照片或截图做处理依据。

④ 权限内的投诉问题，客服人员应及时解决，并尽量满足客户要求；权限外不能立即解决的问题，承诺解决时间，请客户等候通知，填写客户投诉处理单交由客户经理或由其他相关部门（如储运部）协助解决。

⑤ 客服及时将处理意见反馈给客户，并确认结果，跟踪后续进展。

四、处理顾客投诉的管理制度与办法

（一）顾客投诉处理管理制度

1. 目的

为了及时有效地处理顾客投诉，达到顾客满意，保证药房服务质量。

2. 适用范围

适用于顾客对药房各部门及工作人员的口头、电话与网络投诉。

3. 职责

① 质量管理部门是处理顾客投诉的归口部门。质量管理部门应设置顾客的投诉电话，公布电话号码。

② 质量管理部门负责人代表药房接受及处理顾客对药房内所有部门及工作人员的投诉。

4. 工作程序

① 工作人员在直接与顾客接触的服务过程中，接到投诉时，若属于药房的问题，由药房主任（店长）立即处理，并记录。若涉及其他部门时，应向质量管理部门负责人汇报。由质量管理部门负责人及时协调有关部门处理。

② 接到的顾客电话投诉、书面投诉时应记录，本职权范围的立即处理。需回复顾客的函件，经由药房主任（店长）审批后发至顾客。一般情况下，1周内必须给予答复。

③ 对由消费者协会转送的投诉事件，处理结束后与协会联系，告知事件的处理过程。

④ 对于一般的顾客投诉，在每周例会上通报。重大的顾客投诉，由药房主任（店长）主持处理。

⑤ 每年组织1次顾客投诉处理情况总结，广泛了解顾客对药房服务质量方面的意见和建议，并予以改正。

⑥ 顾客投诉的原始记录、书面原件以及顾客投诉的处理结果由质量管理部门保存。

⑦ 对投诉中涉及的责任部门和责任人，一经查实，给予责任人相应的行政和经济处罚。

5. 相关记录

① 药房顾客投诉意见处理记录表见表7-2；

② 用户投诉处理情况登记表见表7-3。

表7-2 药房顾客投诉意见处理记录表

顾客姓名		受理日期	
地址		发生日期	
联系电话		最后联系日期	
投诉项目		结束日期	
发生地点		投诉方式	
投诉内容：			
处理原则：			
处理经过：			
处理结果：			
处理接待人员：			
意见备注：			

表7-3 用户投诉处理情况登记表

日期	客户名称	投诉内容	处理责任人	处理结果	处理资料存档号

（二）顾客投诉处理的具体办法

药房在处理顾客的抱怨时，要注意与顾客的沟通，改善与顾客的关系，培养4种基本能力：观察、聆听、询问和表达。同时掌握一些技巧，有利于拉近与顾客之间的距离，赢得顾客的谅解与支持。在处理顾客投诉时，应做好以下几点。

1. 保持心态平静

当顾客对着药房工作人员发泄其不满时，往往在言语与态度上带有激动的情绪，甚至有非理性的行为发生。面对这种不满的发泄或是毫无尊重的责骂，很容易使接待或处理该顾客投诉意见的工作人员，觉得顾客就是在指责他个人，在顾客情绪的感染之下，也很容易被激怒而产生对抗性的态度与行为。因此处理顾客投诉意见时，应把人与抱怨分开，心平气和地保持沉默，用和善的态度请顾客说明事情的原委。

2. 有效倾听

所谓有效倾听，就是诚恳地倾听顾客的诉说，并表示你完全相信顾客所说的一切，要让顾客先发泄完不满的情绪，使顾客心情得到平静，分析顾客不满发生的细节，确认问题的所在，千万不要在立场上争执不休。同时，在倾听过程中，也不能让顾客有被质问的感觉，遇到不明白的地方，应以婉转的方式请顾客说明情况，并且在顾客说明时投以专注的眼神，随时以间歇地点头或"我懂了"来表示对问题的了解情况。

3. 运用同情心

在倾听顾客投诉后，应以同情心来回应顾客的投诉意见，站在顾客的立场来回应顾客的问题，即扮演顾客的支持者角色，让顾客知道接待人员对问题的了解和态度。

4. 表示歉意

在听完顾客的投诉后，应向其表示歉意，并针对事情的原因加以探讨判断。同时婉转地向顾客说明，以取得顾客的了解与谅解。

5. 分析顾客投诉的原因

（1）抓住顾客的投诉重点　掌握顾客投诉问题的重心，仔细分析该投诉事件的严重性。同时要有意识地充分试探和了解顾客的期望，这是在提出解决问题方案前必须要先评估的部分，这一点对于药房也是至关重要的，因为多数顾客的要求往往低于药房的预期。

（2）确定责任归属　顾客投诉意见的责任不一定是店方，可能是供应商或是顾客本人所造成的，因而药房应确认责任归属。如责任在于药房，药房应负责解决（如销售了已过保质期的药品）；如责任在于药品生产厂商，药房应负责联络厂商共同协助解决；如责任在于顾客，店方则要心平气和地做出令顾客信服的解释，并尽可能提供给顾客其他建议等补救措施。

6. 提出解决方案

对所有的顾客投诉，都应有处理意见，都必须向对方提出解决问题的方案。在提出解决方案时，以下几点必须考虑。

（1）药房既定的顾客投诉意见处理规定　一般药房对于顾客的投诉意见都有一定的处理政策，药房在提出解决顾客投诉的方案时，应事先考虑到既定方针以及顾客投诉意见的有关处理规定，既要迅速，又不能轻率地承担责任。有些问题只要使用既定的办法，即可立即解决，如药品退、换货的处理等。至于无法使用既定办法的问题，就必须考虑药房的原则做出弹性的处理，以便提出双方都满意的解决办法。

（2）处理权限的规定　处理负责人还必须考虑到每一个处理人员的权限规定，或是否能在权限内处理。如让顾客久等之后还得不到回应，将会使顾客又回到气愤的情绪上，前面为平息顾客情绪所做的各项努力都会前功尽弃。按处理权限确定处理责任人，可以使顾客的意见迅速得到解决。但店方必须向顾客讲述清楚，以取得顾客的谅解。

（3）利用先例　同类事件处理原则保持一致，在处理抱怨时要注意适当地利用先例。对药房来说，能坚持以公平一致性的态度对待所有顾客的投诉，也能提高药房对顾客投诉意见处理的效率。

（4）让顾客接受解决方案　处理人员所提出的任何解决方案，亲切与顾客沟通，以期望获得顾客的同意。若是顾客对解决方案仍然不满意，需进一步了解顾客的需求，以便做新的修正。

7. 执行解决方案

（1）亲切地让顾客接受　如果是权限内可处理的，应迅速圆满解决。此时应向顾客陈述解决的具体方法并详细说明，以促使顾客愉快地接受。当双方都同意解决方案之后，药房应立即执行该解决方案。

（2）不能当场解决的投诉 若由于种种原因（如必须与厂商联系后方能答复等），药房不能当场解决的投诉，应告诉顾客原因，详细说明处理的过程和手续，双方约定其他时间再做出处理。此时应将经办人的姓名、电话等告知顾客，并留下顾客的姓名与地址等联系方式，以便事后追踪处理。在顾客等候期间，处理人员应随时了解该投诉意见的处理过程，有变动必须立即通知顾客，直到事情全部处理结束为止。

8. 检讨与通报

（1）检讨 每一起投诉都应在统一的顾客投诉意见处理记录表上书面记录，并应存档，以便日后查询，定期检讨产生投诉意见的原因，从而加以修正。在检讨时有两点需要管理者注意的：一是许多投诉都是可以事先预防的，药房若一旦发现某些投诉意见是经常性发生的，就必须组织人员进行调查，追查问题的根源，制订出此类事件的处理办法，并及时做出改进管理和作业的规定。二是偶然发生或特殊情况的顾客投诉意见，药房也应做出明确的规定，作为再遇到此类事件的处理依据。

（2）通报 对所有顾客投诉意见，其产生的原因、处理结果、处理后顾客的满意情况以及药房今后的改进方法，应及时利用各种方式，告知药房的所有员工，使全体员工能迅速改进造成顾客投诉意见的种种行为，并充分了解处理投诉事件时应避免的不良影响，防止今后类似事件再次发生。

岗位对接

本任务对接药房销售工作，对售后服务的要求是：掌握社会礼仪知识、医药商业服务规范；掌握处理顾客投诉的原则与流程以及退货药品的处理规定；会用礼貌用语，能与顾客交流，了解顾客需求；主动、热情、耐心、周到地为顾客服务；能按规定的程序处理不合格药品及退货药品，并形成记录。

目标检测

一、A型选择题（单选题）

1. 顾客投诉的原因不包括（　　）。

　　A. 对商品的投诉　　　　B. 对药房环境的投诉　　　　C. 对服务的投诉

　　D. 退换货管理　　　　　E. 缺货

2. 下列属于处理顾客投诉禁用语的是（　　）。

　　A. "对不起，请坐。"

　　B. "这是公司的规定，我只是遵照执行。"

　　C. "请问有什么可以帮到您。"

　　D. "给您添麻烦了。"

　　E. "请您留下电话，我们在周二前给您回复。"

3. 下列不属于处理顾客投诉时的基本技能的是（　　）。

　　A. 观察　　　B. 聆听　　　C. 询问　　　D. 表达　　　E. 规避

二、X型选择题（多选题）

1. 下列属于线上投诉的原因的是（　　）。
    A．商品虚假广告、夸大宣传
    B．商品质量不好
    C．网络购物安全保障不足
    D．违规竞拍
    E．售后服务态度不好

2. 在处理顾客投诉时，应（　　）。
    A．保持心态平静、有效倾听、运用同情心
    B．表示歉意
    C．分析顾客投诉的原因
    D．提出解决方案、执行解决方案
    E．检讨与通报

项目八

药品储存和养护

任务一　药品储存的工作流程

 思维导图

32.电子教案

学习目标

知识目标
熟悉药品储存工作的基本流程。
技能目标
会根据药品储存的基本流程完成药品的储存工作。
思政目标
1. 具备责任意识、团队合作、遵守药规等良好职业道德。
2. 具有科学、严谨的工作作风。

 案例导入

2018年6月20日下午，某市药监局执法人员在某口腔诊所进行日常监督检查时发现：该诊所购进的药品未做采购验收记录。最终，该市食药监局依据《药品流通监督管理办法》和《药品管理法实施条例》对诊所购进药品没有真实完整的采购验收记录行为，做出责令改正、给予警告的决定。

讨论：
1. 你是否认同该市食药监局的处罚？
2. 工作人员该如何做好药品验收？

从最初的生产环节到最终的使用，药品需要经历运输、储存等过程，而药品的储存和养护是否得当，与药品质量的安全性、有效性休戚相关。

单体药房的储存工作流程主要包括采购、收货与验收、储存。而连锁门店直接由企业配送无需自行采购。

一、采购

进行采购药品时，应确定供应单位的合法资格，以质量作为选择药品和供应单位的先决条件，向具有合法许可证的供应单位采购，严格执行"按需采购、择优选购、质量第一"的原则，并在采购药品时签订质量保证协议。

二、收货与验收

验收人员应依据药品的质量标准、合同规定的质量条款和合法的购货发票，并按照验收流程对购进药品进行逐一验收。

药品的验收流程如下。

1. 质量保证的相关证件验收

（1）进口药品，需验收《进口药品注册证》（或者《医药产品注册证》）复印件、《进口药品批件》复印件；《进口药品检验报告书》复印件或者注明"已抽样"并加盖公章的《进口药品通关单》复印件；国家药品监督管理部门规定批签发的生物制品，需要同时提供口岸药品检验所核发的批签发证明复印件。上述各类复印件均需加盖供货单位公章。

（2）首营品种药品，还须验收该品种的生产批件和该批号的质量检验报告书。

2. 产品合格标识及其他标识的检查验收

① 检查验收整件包装中的产品合格证。

② 检查特殊管理品是否有符合规定的特殊标识。比如麻醉药品、精神药品、毒性药品、外用药品以及非处方药品、放射性药品。

③ 检查药品包装是否有处方药和非处方药的标识。药物分为处方药和非处方药两种，其中非处方药分为甲乙两类。处方药的标识为R_X，甲类非处方药标识为红底白字的椭圆形OTC，乙类非处方药标识为绿底白字的椭圆形OTC。

3. 包装、标签、说明书的检查验收

检查药品的包装、标签和说明书是否符合国家药品监督管理部门《药品说明书和标签管理规定》的规定要求。包装破损或不牢、标志模糊不清的药品禁止入库。该管理规定：

① 药品生产企业生产供上市销售的药品最小包装必须附有说明书。

② 药品说明书和标签中的文字不得以粘贴、剪切、涂改等方式进行修改或者补充。

③ 药品说明书应该列出全部活性成分或者组方中的全部中药药味。注射剂和非处方药还应当列出所用的全部辅料。

④ 同一药品生产企业生产的同一药品，分别按处方药和非处方药管理的，两者的包装颜色应有明显区别。

⑤ 药品标签中的有效期应当按照年、月、日的顺序标注，年份需用四位数表示，月、日需用两位数表示。

a. 若标注为"有效期至××××年××月××日"或"有效期至××××/××/××"，则有效期应为××日的前一天。

b. 若标注为"有效期至××××年××月"或"有效期至××××.××."，则有效期应为××月的前一月。

4. 外观质量的检查验收

根据剂型外观质量要求，对批量购进的药品进行抽样、逐项检查。如发现外观有异常，应加倍抽样复检，必要时送食品药品检验研究院检验；如明显为假药、劣药的，应立即暂控，并上报质量管理部门及当地药监管理部门。具体的验收的抽样原则和方法为：

① 50件以下，抽取2件。

② 50件以上，每增加50件多抽1件；不足50件按50件计。

③ 每件上、中、下抽3个以上最小包装。

5. 发票和药品的验收

发票，采购计划或采购合同与药品的品名、剂型、规格、数量、产地和价格必须相符，否则，不得入库。

6. 放回完好样品

验收结束后，应当将抽取的完好样品放回原包装箱，加封并标示。

7. 填写验收记录

验收程序完成后，还须按照所购品种的名称（通用名）、剂型、规格、购进数量、购进价格、供货单位、生产企业、批准文号、批号、有效期、购进日期以及国家药品监督管理部门规定的其他内容，逐项填写验收记录。药品验收单详见表8-1。

表8-1　药品验收单

供货单位：　　　　　　　　　　日期：　　　　　　　　　　　　收货单位：

品名	规格	批号	有效期至	单位	购入数量	购入价格	入库金额	出库价格	出库金额	进销差价
本页小计										

会计：　　　　　业务：　　　　　　复核：　　　　　　制单：　　　　　　　操作员：

验收记录需保存至超过药品有效期一年，但不得少于3年。

8. 收货与验收的注意事项

① 药房应建立健全的药品验收程序，设置专人进行质量验收，确保药品质量良好，数量准确，防止销售假药、劣药。

② 进口药品除按规定验收外，应留存加盖配送单位或中心原印章的《进口药品注册证》和《进口药品检验报告书》的复印件。另进口药品应有中文标签。

③ 验收合格后，验收人员应在送货凭证的相应位置签字并留存相应凭证联，按购进记录的要求保存。送货凭证保存至超过有效期1年，但不得少于5年。

④ 对于冷藏药品，验收人员应在到货30min内验收完毕，检查药品运输途中的实时温度记录、签字确认并作为验收记录保存。

⑤ 验收合格的药品，应及时提单入库储存或上架陈列；验收不合格的药品，应及时填写退货单及报告质量负责人处理。不能及时处理的存放在不合格药品库（区），并有明显标志。不合格药品的确认、报告、报损、销毁手续完备，记录规范。

⑥ 仓库保管员凭验收人员签字或盖章收货。一旦发现货单不符、质量异常、包装不牢或破损以及标识模糊的情况，仓库保管员有权拒收，并报告企业质量管理部门处理。

课堂互动

保管人员收货后应做哪些工作？能否将购进药品和销售退回药品放在一起？

岗位对接

本任务是药学类、药品经营与管理、药品服务与管理专业学生必须掌握的内容，为成为合格的药学服务人员奠定坚实的基础。本任务对应岗位包括中、西药药师，医药商品购销员和药品销售岗位的相关工种。上述从事药学服务及药品销售相关所有岗位的从业人员均需掌握药品储存工作流程。

目标检测

一、A型选择题（单选题）

1. 药品验收时，送货凭证应（　　　　）。

A．保存 1 年

B．保存 2 年

C．保存 5 年

D．保存至超过有效期 1 年，但不得少于 2 年

E．保存至超过有效期 1 年，但不得少于 5 年

2．关于收货与验收，下列说法不正确的是（   ）。

A．进口药品，须验收该品种《进口药品注册证》和该批号《进口药品的检验报告书》

B．首营品种药品，须验收该品种的生产批件，无须验收该批号的质量检验报告书

C．进口生物制品或血液制品还需验收《生物制品进口批件》

D．检查特殊管理品是否有符合规定的特殊标识

E．检查药品包装是否有处方药和非处方药的标识

二、X型选择题（多选题）

以下关于验收的说法，正确的是（   ）。

A．门店应建立健全的药品验收程序，设置专门的质量验收人员

B．验收时发现质量有问题的药品应及时退回并向相应部门报告

C．冷藏药品应在到货 30min 内验收完毕

D．验收合格的药品，应及时提单入库储存或上货架陈列

E．验收时应检查药品外观、质量是否符合规定，有无药品破碎、短缺等问题

任务二　药品储存管理

 思维导图

33.电子教案

案例导入

某制药厂生产的刺五加注射液，因受雨水浸泡后继续销售，患者使用之后出现严重不良反应，其中3例死亡。

讨论：

该药品储存过程中没有做好哪些工作？

一、影响药品质量的因素

在存储药品的过程中，影响药品质量的因素有两方面，一是内因，二是外因。一般而言，存储中影响药品质量的因素如下。

1. 内在因素

指药物本身所含成分因受自然界的影响而引起变异。

（1）淀粉　含有淀粉的药物，特别是中药材，质地疏松，既易吸收外界的水分，又易受霉菌污染，而且也有利于害虫吸取养料得以生存。如北沙参、党参、何首乌等。

（2）挥发油　含有挥发油的药物在20℃左右时，其油分就会发生挥发。如川芎、白芷、当归等。

（3）糖类　含糖药物遇水受潮后膨胀发热，易引起发酵、霉变。同时也有利于微生物、害虫的繁殖。如山楂、枸杞等。

（4）油脂　含有油脂的药物若保管不当，则会发生水解和氧化，最终分解和酸败。如油当归、瓜蒌、松子仁、枣仁等。

（5）色素　不同的药物含有不同的色素。在中药材中，花类色素不稳定，因受湿度、温度、日光、空气的影响，原有色泽发生变化，从而影响药材质量。如何首乌含有黑色素。

（6）水分　水分过多会引起药物发热腐烂或生霉；反之药材失润，出现干裂残损。

2. 外在因素

（1）日光　日光中的紫外线，能加速药品的氧化、分解等，使药品变质。如肾上腺素受光的作用氧化生成肾上腺素红。

（2）空气　空气是各种气体的混合物，其中氧气和二氧化碳对药品质量影响较大。氧气由于其性质活泼，易使某些药物发生氧化作用而变质，如维生素C氧化生成去氢维生素C。药品吸收空气中的二氧化碳，发生碳酸化变质，如氢氧化钙吸收二氧化碳生成碳酸盐。

（3）温度　温度过高或过低均可使药品变质。因此，药品在储存时要根据其不同性质选择适宜的温度。如青霉素加水溶解后，在25℃放置24h，即大部分失效。又如温度过高，培菲康中的活菌易失活；温度过低，培菲康又易冻结或析出沉淀。对于中药材及其饮片，当温度在20～35℃时，害虫、霉菌及其他腐生菌容易滋生繁殖；当温度>35℃时，含糖、油脂的药物会泛油或发生粘连，挥发油也极易挥发。

（4）湿度　水蒸气在空气中的含量为湿度，它随地区及温度高低而变化。湿度对药品的质量影响很大。湿度过高，药品易潮解、液化、变质或霉烂；湿度过低，易使药品风化。湿度对药品质量的影响一般有以下几种情况：

① 风化。含有结晶水的药物，常因放置在干燥的空气中，自动失去其一部分或全部所含结晶水，从而由无色透明结晶变成白色不透明的结晶体或粉末。风化后的药品，其化学性质一般并未改变，但因其质量减少，从而难以掌握使用剂量。特别是剧毒药品，可能因超剂量用药而造成医疗事故。易风化的药品如胆矾、芒硝、硼砂、硫酸阿托品、磷酸可待因和硫酸镁等。

② 吸湿。大多数药品在湿度较高的情况下，能吸收空气中的水蒸气而使药品稀释、潮解、变形、发霉。如阿司匹林吸湿后水解，降低疗效。

（5）微生物　微生物通过分解、吸收来影响药物。如外用药品染有铜绿假单胞菌即按不合格药品处理，不得使用。

（6）时间　因性质或效价不稳定，尽管储存条件适宜，有些药品也会随时间逐渐变质、失效。如石菖蒲所含的挥发油储存1年后损失近20%，2年后近35%，3年后50%。因此《中国药典》对某些药品特别是抗生素制剂，根据它们的性质不稳定的程度，均规定了不同的有效期。有效期系指药品在规定的储存条件下，能够保持质量合格的期限，要求使用单位在规定的期限内使用。

上述因素互相促进，互相影响，从而加速药品变质，例如空气及时间加速药品的氧化，如维生素C。故应根据药品的特性，全面考虑上述影响因素，选择适当的储存条件和保管方法，以防止药品变质。

二、药品储存的基本要求

（1）药品储存和保管应做到安全储存、科学养护、降低损耗、保证质量、收发迅速、避免事故。

（2）保持库房、货架清洁，定期进行扫除和消毒，做好防盗、防火、防潮、防腐、防污染、防鼠等工作。

（3）对有特殊储存要求的药品，应建立符合要求的库房和相应设施。"冷处"指温度在2～8℃之间；"阴凉处"指温度在20℃以下；"室温"即为温度在2～30℃之间。除此之外，相对湿度应控制在45%～75%之间。应经常核对各种测量数据和监控仪器，并记录相应结果予以保存。

（4）药品入库时，应按凭证核对品名、规格、数量和质量验收人员的签章，并对质量进行抽查，发现问题及时与质量检验或业务部门联系解决。应拒收货单不符、质量异常、包装不牢和标志不清影响安全储运等药品。

（5）保管人员应熟悉药品质量性质及储运要求，按药品性质进行分类，储存中应遵守以下几点：

① 分开存放内服药与外用药，一般药与杀虫鼠药。性能相互影响、容易串味、名称易混淆的品种也应分开存放。

② 危险品应严格执行《危险化学品安全管理条例》《民用爆炸物品安全管理条例》和《仓库防火安全管理规则》等规定，分类存放于有专门设施的专用仓库。量少可专柜集中存放，对互相接触能引起燃烧、爆炸或产生毒害气体的危险品，不得同库储存。

③ 按效期远近，按批号，依次堆放近效期药品。并按规定的期限，定期报告业务部门及时销售。

④ 应定期翻码整垛长期储存的怕压药品，货垛间应采取必要的隔垫措施。

⑤ 应单独存放和标记退货药品。退货应填写退货记录单并保存3年。

⑥ 搬运和堆垛应严格遵守药品外包装标记的要求，安全操作，防止野蛮装卸。

⑦ 对在库药品要及时清点，做到在库药品账物相符。

⑧ 须建立药品保管卡，记载药品进、存、出状况。

（6）及时轮换更新国家储备药品和外库储存药品。

（7）要贯彻"先进先出""近期先出""易变先出"和"按批号出库"的原则。药品出库时登记生产批号、有效期限及出库日期，变质和过期药品严禁发货。

（8）面积在3000平方米以上的仓库，应设立养护专业组织；小于3000平方米的，应设立专职养护人员。

（9）拆零前，须检查药品外观质量，若发现质量可疑或外观性状不合格，则不可拆零，并报质量管理机构或人员处理。拆零药品应集中存放于拆零专柜，不得与未拆零的药品混放，并保留原包装的标签。拆零后的药品不能保持原包装的，须放入拆零药袋，加贴写明药品品名、规格、用法、用量、批号、有效期及数量的拆零标签，并做好拆零药品记录。

（10）对报废、待处理及有问题的药品，应给其贴上不合格药品标志并集中存放于不合格药品区，由仓储部门设置专人管理并悬挂明显标志，并建立不合格药品台账（见表8-2），填写有质量问题药品登记表（见表8-3），防止错发或重复报损，造成账货混乱或其他严重后果。

表8-2 不合格药品台账

日期	品名	生产企业	规格	单位	单价	数量	金额	批号	供货单位	发生环节	不合格原因
说明：发生环节指入库验收、在库检查、售后查询等。											

表8-3　有质量问题药品登记表

序号	品名	规格	生产企业	批号	单位	数量	金额	质量问题	发生时间	发生环节	处理结果
说明：发生环节指入库验收、在库检查、售后查询等。											

需要注意的是，储存药品分区分类要适度。若分类过细，则易造成药架存放不满而浪费仓容；若分类过粗，则易造成管理混乱。

三、药品储存中的效期管理

有效期是指药品在规定的贮藏条件下质量能够符合规定要求的期限，是直接反映药品内在质量的一个重要指标。只有严格遵守药品特定的贮藏条件，并在规定的期间内使用，才能保证药品的有效性和安全性。因此，加强药品有效期的管理，是保证用药安全、有效的重要条件。

为此，药品在储存时，应有有效期标志。库房内应设近效期药品示意表（见表8-4），将每批药品失效期（指药品的失效之日）按先后顺序分别标明。每一货位应设货位卡，注明药品效期与数量。工作人员应定期检查，按效期先后及时调整货位，做到先进先出，近期先用。

表8-4　近效期药品示意表

有效期至：_____年

品名	批号	1月	2月	3月	4月	5月	6月	7月	8月	9月	10月	11月	12月
说明	1. 在有效期截止的月份栏内打"√"； 2. 近效期药品均需填入该表； 3. 有效期尚有1年时，每月开始填报近效期催销表。												

在保管效期药品时应注意下列问题：

① 有些药品（如麻醉用乙醚、酒石酸锑钾注射液）规定了贮藏期或使用期，是指其应在规定时间内使用，才能确保临床使用安全有效。贮藏期或使用期与有效期不同。如超过贮藏期或使用期应重新检查，符合规定后方可继续使用。

② 药品必须按其性质于规定条件下予以储存。若储存温度超过规定，或保管不善，即使在有效期限内，也可能变质或失效。

③ 同一药品，不同包装容器，有效期也可能不同。

④ 同一原料药的不同剂型，根据其稳定性的差异，有效期也可能不同。如硫酸新霉素片、软膏有效期为3年，其眼药水为1年。又如注射用盐酸金霉素有效期为4年，其片剂、胶囊、眼膏、软膏均为3年。

⑤ 药品离开原包装，如将片剂倾倒于装置瓶内，应在变换后的容器上注明有效期，以便查对。

四、药品储存中的色标管理

药品储存实行色标管理。其标准是：待验药品区为黄色；合格品库为绿色；不合格品库为红色。

五、特殊管理药品的储存

特殊管理药品应执行"五专制度"，即专人负责、专柜加锁、专用处方、专用账册、专册登记。应专库或专柜加锁集中存放，不可与其他药品混放；应设置专职人员管理，建立专用账卡登记管理制度；随时和定期核对账货，做到数字准确，账货相符；根据药品性质进行贮藏，如遇光易变质品种，应注意避光保存；因破损、变质、过期失效而不可供药用的药品，应清点登记，列表上报，监督销毁，并由监销人员签字备查。

六、货位的规划

规划货位可以有效解决药品的存放方法和排列位置问题。根据药品的外形、包装与合理的堆码方法及操作要求，结合仓库的地形，规划各货位的分布和货架的位置。货位的布置方式一般有横列式、纵列式和混合式3种。横列式指货垛与库房的宽平行；纵列式为货垛与库房的宽垂直排列；二者兼有，则为混合式。为了提高库房面积利用率，货位的长和宽应为库房的长和宽的约数。

七、堆垛

堆垛是指将药品向上和交叉堆放，以增加药品在单位面积上的堆放高度和堆放数量，减少药品堆放所需的面积，提高仓容使用效能。药品堆垛时应注意以下几点：

（1）药品的搬运和堆垛应严格遵守药品外包装图示要求规范操作，堆垛高度符合包装图示要求，避免损坏药品包装。可使用货架储存，中间留有通道以便取放药品提高储存空间的利用率。

（2）药品按批号堆码，不同批号的药品不得混跺；堆码应合理、整齐、牢固、无倒置现象。定期翻跺。

（3）堆垛时应注意"五距"。

① 墙距。指药品与墙的间距不小于30cm。墙距分为外墙距和内墙距。墙外无其他建筑物的称外墙，墙外有其他建筑物与之相连的称内墙。通常外墙距应适当增宽。留出墙距，可防止墙壁潮气影响药品，便于开窗通风散潮，清点药品，进行消防工作等。

② 柱距。指跺与柱的间距一般不小于30cm。留出柱距，可防止柱潮气影响药品，保护仓库建筑安全。

③ 顶距。指跺与屋顶之间距离不少于30cm。留出顶距，可通风散潮，查漏接漏，隔热散热，便于消防等。顶距一般规定为：平房仓库30～50cm；多层建筑库房底层与中层20～50cm；顶层不得低于30cm；人字屋架的库房，货跺顶层不能与天平木下端接触，且应保持30cm以上的距离。

④ 灯距。货跺上方及四周与照明灯之间的安全距离应在50cm以上，符合防火要求。

⑤ 跺距。即货跺与货跺之间的距离，视药品性能、储存场所条件、养护与消防要求、

作业需要等而定。在一般情况下，垛距为1m左右。药品与仓库地面的距离不小于10cm，一般采用支架等隔离设施。

在实际堆垛过程中，还要考虑到药品的性质、包装形式及库房条件，尽量做到合理、牢固、定量、整齐及节省。药品堆垛的"五距"示意如图8-1所示。

图8-1　药品堆垛的"五距"示意图

 知识链接

药品储存与保管的常用术语

遮光：指用不透光的容器包装。

密闭：指将容器密闭，以防止尘土及异物进入。

密封：指将容器密封以防止风化、吸潮、挥发及异物进入。

八、防火管理

1. 发生火灾的原因

分析起火原因，了解火灾发生的特点，是为了更有针对性地运用技术措施，有效控火，从而防止和减少火灾危害。发生火灾的原因主要有以下几点。

（1）电气　电气原因引起的火灾居于我国火灾发生首位。有关资料显示，近年来全国因电气原因引发的火灾占火灾总数的近40%。电气线路接头接触不良、电气设备超负荷、电气线路短路等是电气引起火灾的直接原因。间接原因是电气设备故障或者电器设备设置和使用不当。如，电热扇使用时距可燃物较近，购买使用劣质开关、插座、灯具等和忘记关闭电器电源等。

（2）吸烟　烟蒂温度可达800℃，而药房中可燃物较多，极易引起火灾。

（3）放火　指人为放火引起的火灾。这类火灾为当事人故意为之，通常经过一定的策划准备，因而往往缺乏初期救助，火灾发展迅速，后果严重。

（4）雷击　在雷电较多的地区，如果建筑物上没有设置可靠的防雷保护设施，则有可能发生雷击起火。

2. 常见防火措施

（1）火灾的预防

① 应具有消防标志（如"危险品""禁止吸烟""紧急出口"及"消防设备"等）。设置消防通道紧急出口、疏散图、消防设施、火警广播等。

② 具备各项符合国家规定或经消防主管机关审核认可的各项消防设施及设备，并定期检查、管理。

③ 拟定完善的消防作业应变程序，定期对员工进行培训，讲解灭火设备的功能、使用方法以及防火注意事项和逃生的基本常识，以便在火灾发生时，能确保财产安全和人员安全。

④ 应随时注意有无火种。经常检查、修理电器插座并清扫其附近区域。

⑤ 下班前应检查和关闭各种电器设备。

（2）火灾发生时的处理方法

① 轻度火灾。发现人员应利用就近的消防设施迅速扑灭火灾。

② 重大火灾。a. 应在第一时间拨打火警电话，并告知负责人。b. 除电灯外，及时关掉所有电器设备。c. 通知全体员工保持镇定，按消防作业应变程序行动，打开安全门，指挥人员迅速离开现场。d. 在保证人身安全的前提下，安全管理组长或负责人应指挥员工将现金及贵重物品转移到安全位置。e. 如果发现人员受伤，应立即进行抢救并送医院治疗。

岗位对接

本任务是药学类、药品经营与管理、药品服务与管理专业学生必须掌握的内容，为成为合格的药学服务人员奠定坚实的基础。本任务对应岗位包括中、西药药师，医药商品购销员和药品销售岗位的相关工种。上述从事药学服务及药品销售相关岗位的从业人员均需掌握药品储存的基本原则、防火防爆等消防知识；具有安全用电常识，会按照药品储存的基本要求进行药品的储存。

目标检测

一、A型选择题（单选题）

1. 以下说法不正确的是（　　）。

    A. 光线可加速药品的氧化、分解还原等作用，使药品发生化学变化而变质

    B. 药品吸收空气中的二氧化碳后，发生碳酸化而使药品变质

    C. 湿度太高容易使某些药品发生风化或失去水分后硬度过大或脆性增加

    D. 风化后的药品会使一些毒性较大的药品因此而超过剂量，造成医疗事故

    E. 青霉素和头孢菌素类在H^+或OH^-的影响下，极易开环水解而失效

2. 以下说法不正确的是（　　）。

    A. 凡遇光易引起变化的药品可采用棕色玻璃瓶或黑色纸包裹的玻璃器包装，以防止紫外线的透入

    B. 需要避免光照保存的药品，应放在阴凉干燥不易直射到的地方

    C. 对易吸湿的药品，可用玻璃软木塞塞紧、蜡封、外加螺旋盖盖紧

    D. 危险品的包装和封口必须坚实、牢固、密封并应经常检查

    E. 氧化剂保管应避免高热、暴晒，并与酸类、还原剂隔离，偶尔冲击摩擦不会有影响

3. 实行色标管理：合格药品库区、发货区为（　　）。

    A. 黄色　　　　B. 绿色　　　　C. 蓝色　　　　D. 红色　　　　E. 白色

4. 企业的阴凉库温度为（　　）。

    A. 0～30℃　　B. 不高于20℃　C. 2～8℃　　　D. 不高于25℃　E. 25℃

5. 药品垛与墙、柱、屋顶、房梁的间距不小于（　　）。

    A. 10 cm　　　B. 20cm　　　　C. 30cm　　　　D. 40cm　　　　E. 50cm

6. 实行色标管理：待验药品区、退货药品区为（　　）。
   A．黄色　　　　　　B．绿色　　　　　C．蓝色　D．红色　　　　E．白色
7. 不合格药品区为（　　）。
   A．黄色　　　　　　B．绿色　　　　　C．蓝色　D．红色　　　　E．白色
8. 下列说法错误的是（　　）。
   A．设置消防通道紧急出口、疏散图、消防设施、火警广播等
   B．具备各项符合国家规定或经消防主管机关审核认可的各项消防设施及设备，并定期检查、管理
   C．拟定完善的消防作业应变程序，定期对员工进行培训，讲解灭火设备的功能、使用方法以及防火注意事项和逃生的基本常识
   D．下班前应检查但无需关闭所有电器设备
   E．应随时注意有无火种，应经常检查、修理电器插座并清扫其附近区域

二、X型选择题（多选题）

影响药品质量因素包括（　　）。
   A．药品的化学性质　B．光线　　　　C．温度　D．湿度　　　　E．时间

任务三　药品的常规养护

思维导图

34.电子教案

知识目标

熟悉药品的常规养护要点。

技能目标

会根据药品养护的基本要求完成中药、西药的养护工作。

思政目标

1. 具备责任意识、团队合作、遵守药规等良好职业道德。

2. 具有科学、严谨的工作作风。

3. 具备实事求是的职业习惯

案例导入

2018年8月20日，某市药品监督管理局接到一位王大妈的投诉，她患有冠心病，前几天外出突发心绞痛，服用了随身携带的硝酸甘油片，但症状并未缓解，所幸当天医院急救及时到达并对王大妈进行了治疗，经过这件事后，王大妈怀疑自己购买的硝酸甘油有问题。

讨论：

你是否认同王大妈的说法？为什么？

药品的养护是一项艰巨的任务，只有熟悉影响药品质量的因素并掌握避免或减少这些因素的影响，才能做到科学有效地养护药品。

一、常见药品的养护

1. 易受光线影响而变质药品的养护

（1）凡遇光易引起变化的药品，如硝酸银、双氧水等，可采用棕色玻璃瓶或黑色纸包裹的玻璃器包装，以防止紫外线的透入，从而避免光线对药品的影响。

（2）应将需要避光保存的药品放在阴凉干燥，阳光不易直射到的地方。不常用的怕光药品，可储存于严密的纸箱内。应用不透光的布帘遮蔽存放常用的怕光药品的药橱或药架。

（3）见光易氧化、分解的药品如肾上腺素、维生素C、三氯甲烷等，必须保存于密闭的避光容器中，并尽量采用小包装。

2. 易受湿度影响而变质药品的养护

通过除湿设备如除湿机、排风扇或通风器来控制药库内的湿度，以保持相对湿度在45% ～ 75%左右为宜，同时可辅用吸湿剂如石炭、木炭等。除上述防潮设备外，在晴朗干燥的天气，可开门窗，加强自然通风；在大雾天气、下雨或室外湿度高于屋内时，应紧闭门窗，以防室外潮气侵入。

（1）对易吸湿的药品，可用玻璃软木塞塞紧、蜡封、外加螺旋盖盖紧。

（2）对易挥发的药品，应密封，置于阴凉干燥处。

（3）对少量易受潮药品，可采用装有石灰的干燥器储存，即用木箱、瓦罐等容器装入1/4容量左右的块状石灰，石灰层上面存放药品，待石灰吸湿成粉状后，应及时更换。

3. 易受温度影响而变质药品的养护

一般药品储存于2～30℃的室温即可。如指明"阴凉处"，是指不超过20℃；"冷处"则是指2～8℃。在一般情况下，多数药品储存温度在2℃以上时，温度越低，保管越有利。

（1）对热比较敏感的药品，可根据其不同性质要求，分别存放于"阴凉处"或"冷处"。常用的电冰箱可调节至−24～15℃左右，以保证储存的条件。

（2）对挥发性大的药品，如浓氨溶液、浓盐酸溶液等，在温度高时容器内压力大，不应剧烈震动，开启前应充分降温，以免药液（尤其是氨溶液）冲出造成事故。

（3）对易冻和怕冻的药品，必须保温贮藏，可借助保温箱或设立保温库。

课堂互动

某普通药品仓库温度25℃，湿度79%，外面正在下雨，请问：你若是工作人员，有什么好的处理方法？

4. 易燃、易爆危险品的养护

易燃、易爆危险品系指易受光、热、空气等因素影响而引起自燃、助燃、爆炸或具有强腐蚀性、刺激性、剧烈毒性的药品，如保管、处置不当，则易导致爆炸、燃烧等严重事故，给人民生命财产带来极大危害。

（1）应储存于防爆柜，远离电源，不得与其他药品同库储存，同时应有专人负责保管。

（2）应分类堆放危险品，尤其是性质相反的药品（如浓酸与强碱）。应隔离储存灭火方法不同的药品。

（3）危险品库应严禁烟火，杜绝明火操作，并配备有消防安全设备，如灭火器、沙桶等。

（4）应经常检查危险品的包装是否完整无损，如有毁损、渗漏，应立即进行处理。

（5）金属钾、钠、钙应存放于煤油中；保管氧化剂应避免高热或日晒，应与酸类、还原剂隔离，防止冲击摩擦；易燃品、自燃品应远离火源，与热隔绝，并存放于避光阴凉处。

5. 常见西药的养护

（1）应避免阳光直射药品，防止药品因光照而致变色、变质。

（2）应保持药品清洁卫生，定时用干的纯棉布轻轻擦拭药品的表面，不可弄湿、弄脏药品的封面和标签。

（3）除了设置养护条件外，养护员应定期进行检查的药品如下。

① 质量稳定的品种，如片剂、胶囊剂、丸剂、酒剂等，应根据情况定期进行循环检查，一般每月检查1次。

② 质量相对不稳定的品种，如颗粒剂、溶液剂、栓剂、胶囊剂、软膏剂、片剂和近效期药品、需要冷藏的药品，要缩短检查时间，至少每周检查1次。

③ 夏季重点检查品种，如糖浆剂、栓剂、颗粒剂、胶囊剂、软膏剂、溶液剂，因夏季气温高，糖浆剂易生霉、酸败、异臭、产生气体；栓剂易融化、酸败、异臭；颗粒剂易吸潮、软化、结块、潮解；胶囊剂易吸潮变软、黏结；软膏剂易酸败、异臭、变色、油水分离；溶液剂容易酸败、异臭、变色。

④ 冬季重点检查品种，如片剂、栓剂、胶囊剂、软膏剂。因冬季气温低，气候干燥，如片剂易出现风化和裂片的现象。

（4）因冰箱内湿度过大，需冷藏的药品应密封存放，如活菌制剂。

（5）近效期药品养护应责任到人，密切注意质量变化。

6. 中药常规养护

中成药的养护与西药养护基本一致，这里主要介绍中药饮片的常规养护。根据中药饮片的性质，可进行如下养护。

（1）中药饮片的养护通则　养护中药饮片，要特别注意温度和湿度。避免阳光直射，对贵细、蜜炙、酒炙、盐炙、醋炙的饮片应增加质量检查次数，定期查看饮片的质量情况。

（2）贵细中药的养护

① 应注意防止质脆易碎品种残损，如人参、燕窝、牛黄等。

② 应用塑料袋密封冬虫夏草、蛤蟆油、人参（西洋参）、西红花等药材，并陈列在不易受潮受热的地方，多余部分可放冰箱冷藏。

③ 可以用10%的花椒或者细辛一起对抗养护海马、海龙等动物类药材，花椒或细辛应用纱布包好，与药材隔开放。

④ 易生霉的贵重中药如蛤蟆油、海马、海龙、地龙等，可用高浓度白酒轻轻擦拭，然后晾干；人参、天麻可用半干布擦拭外表后再烘干水分，烘干时应注意温度，烘好后应先放凉再封装。

⑤ 本类中药检查养护周期为2～4天。

（3）易生虫中药的养护

① 应勤查柜斗，柜斗应保持干净，杜绝害虫，控制其传播途径，消除其繁殖条件，从而保证易生虫中药不受虫害。

② 对已生虫的中药，应用75%酒精或高浓度白酒喷涂生虫柜斗从而达到彻底清洁的目的，待柜斗晾干后再放置中药。

③ 陈货较新货更易生虫，应按照"先进先出"的原则，合理安排销售。

（4）易生霉中药的养护

① 勤加检查，严格控制中药水分和环境的温度、湿度。

② 中药饮片受潮时可放于烘箱内烘干或晾干，再装塑料袋扎紧袋口并保持干燥，防止再次受潮。

（5）易变色、散失气味饮片的养护　用塑料袋包装并扎紧袋口，调剂完毕后要及时恢复包装或关上柜斗，尽量减少其与空气或阳光的接触时间，如丹参、黄芩、薄荷等。

（6）易燃中药的养护　应放入玻璃坛或罐中，同时加强检查，如海金沙等。

（7）易泛油中药的养护　应放在密封、干燥或者阴凉处，切记不可放于烤箱里烘烤，如柏子仁、苦杏仁、郁李仁等。

课堂互动

1. 高温天气下阿司匹林栓剂应该如何储存？
2. 中药饮片海马应该怎样养护？

二、重点药品的养护

在规定的储存条件下仍易变质的品种要进行重点养护。

（一）重点养护品种

（1）易氧化的药物　如溴化钠、碘化钙、硫酸亚铁、硫代硫酸钠、亚硝酸钠苯甲醇、麻醉乙醚、肾上腺素、水杨酸钠、吗啡类、左旋多巴、维生素E、磺胺、对氨基水杨酸钠、盐酸普鲁卡因、盐酸肼苯哒嗪、安乃近、半胱胺酸盐酸异丙嗪、盐酸氯丙嗪、奋乃近、酒石酸锑钾、松节油、维生素A、维生素D、维生素C、叶酸等。

（2）易水解的药物　如硝酸甘油、阿司匹林、丙酸睾丸素、氯化琥珀胆碱、盐酸普鲁卡因、氯霉素、四环素类、青霉素类、头孢菌素类、巴比妥类、洋地黄毒苷等。

（3）易吸湿的药物　如蛋白银、枸橼酸铁铵、氯化钙、山梨醇、甘油、乳酸、胃蛋白酶、淀粉酶、青霉素类等。

（4）易风化的药物　如硫酸钠、咖啡因、磷酸可待因等。

（5）易挥发的药物　如麻醉乙醚、乙醇、挥发油、樟脑、碘仿、酊剂、十滴水等。

（6）具有升华性的药物　如碘、碘仿、樟脑、薄荷、麝香草酚等。

（7）具有熔化性的药物　如以香果脂、可可豆脂为基质的栓剂，易发生共熔现象的药物（水合氯醛、樟脑、薄荷脑）等。

（8）易发生冻结的药物　如含有药物的水剂、以稀醇作溶媒的制剂、鱼肝油乳、松节油搽剂、镁乳、氢氧化铝凝胶等。

（9）具有吸附性的药物　如淀粉、药用炭、白陶土、滑石粉等。

（二）重点养护品种的养护

对于遇光易变质的品种，应置于遮光容器内，在阴凉干燥处存放，防止日光照射。

对于受热易变质品种和易挥发的品种，应密闭置于凉爽处或冷藏库内贮存。

对于易风化的品种，不宜贮存于干燥处，以免失去结晶水，影响剂量的准确性。

对于怕冻的品种、在低温下易变质的品种以及容器易被冻裂的品种，应在0℃以上的仓库保存。

对于易吸潮引湿的品种和易霉变虫蛀的品种，应在干燥的凉处保存，梅雨季节应采取措施。

对于易串味的品种，应贮于阴凉处，与一般品种特别是具有吸附性的品种隔离存放。

应对库存药品定期进行循环质量检查，一般品种每季检查一次，对于重点养护的品种应酌情增加检查次数，并认真填写"库存商品养护检查记录"。发现商品质量问题时，应挂黄牌暂停发货，同时填写"商品质量复检通知单"，转质管部门。质管部门一般在两个工作日内复检完毕，如不合格应填写"商品停售通知单"，转仓储、业务等部门。

建立健全商品养护档案，内容包括"商品养护档案表"和养护记录、台账、检验报告书、查询函件、质量报表等。

三、常见药品养护设备

检查在库药品的储存条件，是药品养护的主要工作之一。储存条件是否得当，主要依赖于药品的养护设备是否完好。常用的药品养护设备有温度调控设备（如空调等）、除湿机、温湿度检测仪（温湿度计）、药品冷藏柜（冰箱）等。养护员、库管员负责各种药品养护设备、设施的使用，保管和维护等具体工作。

养护员应对发现的问题进行认真的分析，及时上报质量管理部门核实、处理，按照质量管理部门的要求，采取相应措施对质量管理过程实施改进，从而有效地控制药品储存质量。质量管理员按规定时间检查药品养护设备，对其进行养护、维修，并做好相应情况记录。

岗位对接

本任务是药学类、药品经营与管理、药品服务与管理专业学生必须掌握的内容，为成为合格的药学服务人员奠定坚实的基础。本任务对应岗位包括中、西药药师，医药商品购销员和药品销售岗位的相关工种。上述从事药学服务及药品销售相关岗位的从业人员均需掌握药品的常规养护，并能够根据药品养护的基本要求完成药品的养护工作。

目标检测

A型选择题（单选题）

1. 关于药品养护说法不合理的是（   ）。
    A. 门店要避免阳光直射到药品，防止药品因光照变色和变质
    B. 夏季气温高，糖浆剂易生霉、酸败、异臭、产生气体
    C. 冬季气温低，气候干燥，片剂易出现风化和裂片的现象
    D. 近效期药品应直接按报废处理
    E. 软膏剂易酸败、异臭、变色、油水分离

2. 关于中药饮片的养护说法不正确的是（   ）。
    A. 每天要清理检查中药柜斗，查看饮片的质量情况
    B. 发霉的贵重中药，直接用酒精擦拭，烘干后可继续销售给顾客
    C. 人参、燕窝、牛黄等质脆易碎品种，操作时应注意防止残损
    D. 对已经生虫的中药，要彻底清洁柜斗内部，用75%酒精或高浓度白酒喷涂生虫柜斗，晾干以后再放中药
    E. 海马、海龙等动物类药材可以用10%花椒或者细辛一起对抗养护

3. 各库房相对湿度应保持在（   ）。
    A. 45%   B. 75%   C. 60%   D. 45%～75%之间   E. 30%～75%之间

实训七　药品POP广告的制作和药品陈列

【实训目的】

1. 学生能够运用社会药房商品分区分类陈列的方式，并结合药品陈列的基本原则和技巧，共同合作完成药品陈列工作。

2. 学生能够根据门店的促销信息，制作简单的手绘POP广告。

3. 培养学生积极、主动、认真、细致的工作态度，树立团队协作精神。

【实训准备】

1. 场所：模拟药房。

2. 材料：医药商品、POP纸、POP手绘海报笔、布帘、旗子、横（直）幅、导购牌等。

【实训步骤】

1. 给出若干药品作陈列任务，分组抽取不同工作任务，并设计操作计划。

2. 按药品陈列保管的要求，清洁实训场地、货台、货架等。

3. 根据提供的医药商品的品种、规格、数量等将实训场地分区。

（1）将实训场地分为药品区与非药品区。

（2）药品区分为处方药品区和非处方药品区。

① 选择确定不同的柜台（货架）作为处方药柜台（货架）和非处方药柜台（货架），并做好标记。

② 在处方药柜台中设置外用药、内服药柜台（货架）等。

③ 处方药和内服药品要按固体制剂和液体制剂分开陈列，并按临床用途和剂型特点分类陈列。

④ 非处方药也应设置外用药和内服药品柜台（货架）；再分设固体制剂和液体制剂柜台（货架）后，按临床用途和剂型特点分类陈列。

⑤ 设置拆零药品专柜。

⑥ 确定特殊管理药品专柜。

⑦ 设置中药饮片、性保健品、避孕药专柜等。

4. 设置商品分类标牌、商品提示性标识和其他提示性标识。

5. 应根据医药商品包装的形状、颜色和大小等，调整商品的陈列布局，做到整齐美观，便于识别。

6. 根据门店的促销信息，制作POP。

7. 小组成员代表对POP进行解说。

8. 教师点评与总结，并根据评分标准现场评分。

【实训评价】

评价要素	评价要素细则	得分
清洁（10分）	按相应类别的药物制订不同的验收程序进行验收，判断正确无误	
场地分区 （10分）	按提供的医药商品的品种、规格、数量等将实训场地分区	
提示性标识 （20分）	设置商品分类标牌、商品提示性标识和其他提示性标识	

评价要素	评价要素细则	得分
陈列（20分）	陈列布局美观	
POP的制作（20分）	所宣传的信息与促销活动信息一致，品牌及产品名称要醒目、主导诉求点突出、图文并茂、色彩鲜明、对比强烈，有较好的视觉冲击效果	
团队合作（20分）	责任明确，每一小程序符合药品陈列要求，树立全员参与质量管理的意识，小组协作精神强	
总分		

【实训思考】

1. 药品陈列的技巧有哪些？

2. POP制作的要点有哪些？

实训八　非处方药的推荐和介绍

【实训目的】

1. 掌握药品销售所需的基本知识与技能。

2. 学会正确接待顾客，灵活应对顾客异议。

3. 培养学生积极、主动、认真、细致的工作态度，树立团队协作精神。

【实训准备】

1. 场所：实训室。

2. 材料：相关药品。

【实训内容】

根据以下场景，设计场景对话，向患者推荐和介绍非处方药。

场景1：患者为中学生，因面临考试，过于紧张和劳累，昨天放学途中又遭雨淋。现在感觉头痛、咽痛，在家测体温升高，怀疑自己得了感冒，现需购买治疗药物。

场景2：患者，男，22岁，在路边小吃摊吃完饭后出现腹痛、腹泻，现需购买治疗药物。

场景3：患者，男，25岁，在每年春天花开季节出现阵发性鼻痒、打喷嚏、流水样鼻涕，医生诊断为过敏性鼻炎。今年又出现这样的症状，现需购买治疗药物。

场景4：某大学男生，同宿舍同学患有足癣。某天误穿其拖鞋，几天后出现脚趾间刺痒、糜烂，怀疑被传染，现需购买治疗药物。

场景5：患者，男，55岁，经常有排便困难、腹胀、食欲缺乏等症状，这次已有3天未排便，现需购买治疗药物。

场景6：患者，女，55岁，多年以来乘坐汽车、火车等交通工具时都会出现头晕、出汗、恶心、呕吐等晕动病的症状，最近又要出门去旅游，现需购买治疗药物。

场景7：患者，男，31岁，因感冒引起剧烈干咳。尤其夜间加重，影响睡眠，现需购买治疗药物。

场景8：患者，女，17岁，游泳回来后感觉双眼痒、畏光、结膜发红、有脓性分泌物，现需购买治疗药物。

【实训步骤】

1．问病荐药：2个同学为一组，一人扮演药房营业员，一人扮演患者，抽签选情景，进行问病荐药。

2．分组讨论：指出其问病荐药的成功和不足之处，每组推出1位同学做总结性发言。

3．归纳总结：带教教师进行归纳总结。

【实训评价】

评价内容	评分标准	得分
仪表仪态（10分）	仪表大方、谈吐自如、条理分明	
语言表达（30分）	声音清晰、言简意赅、突出重点	
时间把握（10分）	在规定时间内完成，时间分配合理	
对话内容（50分）	疾病的问诊是否全面、准确 推荐的药品是否正确、合理 店员是否能灵活应对顾客提出的异议 店员是否能做到关联销售	
总分		

【实训提示】

推荐和介绍非处方药是社会药房为公众提供药学服务的重要方式之一，该服务不需要医师处方，由具有一定医药理论知识和实践经验的药学专业技术人员根据患者的病情，售出非处方药并指导患者合理用药。

1．问病内容

（1）问症状　患者感受最明显最严重的症状及其发生时间、部位、性质、持续时间，有无诱因，伴随症状有哪些，症状是持续性还是间歇性，是进行性加重还是逐渐减轻或持续未变，是规律性或周期性发作还是时愈时发，哪些症状减轻或消失，又有哪些新症状出现。

（2）问病史　患者是否作过检查和治疗，结果怎样，若已进行过治疗，则应问明使用过的药物名称、剂型、剂量、用法和疗效，过去健康状况如何，患过何种疾病以及手术、外伤、中毒和过敏史等。

（3）问病后一般情况　饮食、睡眠、体重、体力、大小便及精神状态有无改变等。

（4）必要时需了解的一般内容　社会经历、职业及工作条件、起居与卫生习惯、饮食规律与质量、烟酒嗜好与摄取量、个人性格及有无精神创伤、婚否、双亲与兄弟姐妹及子女的健康与疾病状况，特别应询问是否有与患者同样的疾病，有无与遗传有关的疾病等。

（5）必要时需了解的女性患者的内容　月经初潮年龄、月经周期和经期天数、经血的量和色、经期症状、有无白带、末次月经日期、闭经日期、绝经年龄、妊娠与生育次数和年龄、人工或自然流产的次数、有无死胎、产褥热及计划生育情况等。

2．问病注意事项

（1）态度　亲切和蔼、热情耐心，让患者感觉到值得信赖。

（2）语言　一般要先问患者感受最明显、最容易回答的问题，其次询问患者需要经过思考才能回答的问题，应注意避免套问和暗示性诱问，语言要通俗易懂，避免患者在不了解其意的情况下随声附和，给疾病的判断和药品的推荐造成困难。

（3）过程　在问病的过程中，要边听患者的叙述，边观察患者，并随时分析患者所陈述的各种症状间的内在联系，分清主次、辨明因果、抓住重点、深入询问，在倾听患者陈述病情的时候，要根据所述事实，联想到有哪些可能的疾病，并逐步将一些疾病排除，将某些疾病保留，对诊断和鉴别诊断有意义的部分，一定要询问清楚。

【实训思考】

1. 推荐和介绍非处方药的注意事项有哪些？
2. 应从哪些方面对患者进行用药指导？

实训九　药品储存与养护技能实训

【实训目的】

1. 掌握药品储存知识。
2. 掌握药品养护的程序，学会填写药品养护记录表。
3. 培养学生积极、主动、认真、细致的工作态度，树立团队协作精神。

【实训准备】

1. 场所：模拟药品仓库。
2. 材料：药品实物（或者内外包装）、药品养护记录表。

【实训指导】

1. 储存管理

企业应当根据药品的质量特性对药品进行合理储存：

① 应当按包装标示的温度要求储存药品；包装上没有具体温度标示的，按常温 $2 \sim 30℃$、阴凉 $2 \sim 20℃$、冷藏 $2 \sim 8℃$ 的温度条件储存；

② 储存药品相对湿度为 $35\% \sim 75\%$；

③ 在人工作业的库房储存药品，按质量状态实行色标管理：黄色，绿色，红色；

④ 储存药品应当针对具体情况采取避光、遮光、通风、防潮、防虫、防鼠等措施，并避免阳光直射；

⑤ 搬运和堆码药品应当严格按照外包装标示要求规范操作，堆码高度符合包装图示要求，避免损坏药品包装；

⑥ 药品按批号堆码，不同批号的药品不得混垛；堆垛时注意"五距"；

⑦ 药品与非药品、外用药与其他药品分开存放，中药材和中药饮片，易串味的，分库存放；

⑧ 特殊管理的药品应当按照国家有关规定储存；

⑨ 危险品按国家有关规定存放；

⑩ 拆除外包装的零货药品应当集中存放；

⑪ 储存药品的货架、底垫等设施设备应当保持清洁，无杂物和破损；

⑫ 储存作业区域内不得存放与储存管理无关的物品，不得有任何影响药品质量或安全的行为。

2．养护管理

养护人员应当根据库房条件、外部环境、药品质量特性等对药品进行养护，主要内容是：

① 指导和督促储存人员对药品进行合理储存与作业；

② 检查并改善储存条件、防护措施、卫生环境；

③ 对库房温、湿度进行有效监测（每天上下午各1次，最好24h不间断）、调控（超范围、有措施）；

④ 按照养护计划对库存药品的包装或外观等质量状况进行检查（"三三四"检查，第一个月查库存的30%，第二个月查库存的30%，第三个月查库存的40%，每季度一循环），重点养护品种还应当按照规定期限进行重点检查（每月检查），并建立养护记录（如表8-5）；

⑤ 检查中发现有问题的药品应当暂停发货，在计算机系统中进行锁定和记录，及时报质量管理部门处理；

⑥ 按特性对中药材和中药饮片采取有效方法进行养护并记录，养护方法应当避免对药品造成污染；

⑦ 定期汇总、分析养护信息。

3．有效期管理

企业应当采用计算机系统对库存药品的有效期进行自动跟踪和控制，实施近效期预警和超有效期自动锁定及停售等措施，防止过期药品销售和出库。

4．人员管理

企业应当按照管理制度，采取相应措施，防止未经批准的人员和单位接触或获得药品。

5．不合格药品的管理

不合格药品的管理是药品经营过程中质量控制的关键环节和特别关注点。

（1）破损污染控制　药品因破损而导致液体、气体、粉末泄漏时，应当根据泄露物品的属性迅速采取安全处理措施，防止对储存环境造成污染。

（2）质量问题药品控制　企业应当对存在质量问题的药品进行控制性管理：

① 对发现的质量有疑问药品及其他应当停售的药品，及时采取停售措施，并在计算机系统中锁定；

② 不合格药品存放于标志明显的专用场所，并有效隔离，不得销售；

③ 不合格药品应当由质量管理部门确认并监督处理；对不合格品中的假药和特殊管理的药品，应当及时报告药品监督管理部门并由其监督销毁；

④ 不合格药品的处理过程应当有完善的手续和记录；

⑤ 对不合格药品应当查明并分析原因，及时采取预防措施。

【实训步骤】

1．在教师的带领下，学生分组到模拟药品仓库进行药品储存情况调查。

2．学生分组到模拟药品仓库进行药品养护情况调查，并完成药品养护记录表。

表8-5　库存药品质量养护记录表

日期	货位	商品名称	通用名称	规格	生产企业	批号	批准文号	有效期至	单位	数量	质量情况	养护措施	处理结果	备注

养护员：

【实训评价】

评价内容	评分标准	得分
药品储存管理（40分）	药品储存温度是否正确； 药品色标管理是否正确； 药品堆码的五距是否正确； 药品存放是否正确	
药品养护表（20分）	养护记录表的填写是否准确	
素质评价（40分）	遵守安全生产规范，富有团队协作精神	
总分		

【实训思考】

1. 药品储存的注意事项有哪些？
2. 重点养护的药品有哪些？

模块五

便民健康服务

项目九

便民健康服务

任务一　社区居民用药咨询与健康教育

 思维导图

35.电子教案

知识目标
1. 掌握健康的概念及影响健康的因素，健康教育的目的。
2. 熟悉患者、公众的用药咨询内容和咨询服务。
3. 了解护士、医师的用药咨询内容。
技能目标
1. 会对公众进行健康教育。
2. 能独立开展用药咨询，提高患者依从性。
3. 会运用咨询方法和解释技巧应对特殊人群用药。
思政目标
1. 树立安全合理用药、以人为本的健康意识。
2. 培养关爱生命、吃苦耐劳、无私奉献的职业素养。

案例导入

　　王某去年秋天因患感冒，咳嗽了一个多星期，去药店买了复方甘草止咳糖浆，没想到就停不下来了，"每天不喝心里就跟猫抓似的"。起初王某并没在意，以为只是喜欢止咳糖浆那股凉凉的味道，就每天带一瓶在身上。但他很快发现自己"越喝越多"，随身携带的止咳糖浆也逐渐增加到了两瓶、三瓶、四瓶……
　　讨论：
　　1. 为什么长期服用止咳糖浆会成瘾？
　　2. 精神活性物质滥用的危害有哪些？

一、居民健康教育

1. 健康教育的概念

　　健康教育（health education）是通过有计划、有组织、有评价的涉及多层次多方面对象和内容的系统活动，促使人群和个体自觉采纳有利于健康的行为和生活方式，避免或减轻影响健康的危险因素，实现预防疾病、治疗康复、提高健康水平和生活质量的目的。健康教育的核心是促使个体或群体改善健康相关行为，尤其是群体行为的改变。
　　健康教育是一个独立的医疗卫生工作领域，也是广泛应用于防、治、保、康各领域的一种工作方法，它是在过去的"卫生宣教"基础上发展起来的，卫生宣教是健康教育的主要手段。

2. 影响健康的因素

（1）生物因素　生物因素主要包括病原微生物（如细菌、病毒、真菌、立克次体等）和寄生虫。这类病原微生物或寄生虫可引起各种感染性疾病，其致病性取决于病原体侵入的数量、毒性及侵袭力，亦与机体本身的防御及抵抗力强弱有关。

（2）理化因素　理化因素主要包括高温（或寒冷）、高压（或突然减压）、电流、辐射、机械力、噪声、强酸、强碱及毒物等，其致病性主要取决于理化因素本身的作用强度、部位及持续时间，而与机体的反应性关系不大。

（3）遗传因素　遗传因素指染色体或基因等遗传物质畸变或变异引起的疾病。如甲型血友病是由于位于X染色体上的相关基因缺失，因插入突变或点突变，导致凝血因子Ⅷ缺失，发生凝血障碍、出血倾向，该病一般男性发病，女性传递。

（4）环境生态因素　清洁的水源、洁净的空气、广袤的土地和茂密的森林是人类赖以生存的环境。自然资源的过度开发，"三废"（废水、废气、废渣）处理不善而造成的生态平衡破坏，大气、水和土壤的污染，已成为危害人类健康，导致疾病发生的重要因素。

（5）先天因素　先天因素指那些损害胎儿发育的因素，而由先天因素引起的疾病被称为先天性疾病。例如，先天性心脏病与妇女怀孕早期患风疹、荨麻疹或其他病毒感染性疾病有关，通常婴儿出生时就已患病。有的先天性疾病是可以遗传的，如多指（趾）、唇裂等；有的先天性疾病不遗传，如先天性心脏病等。

（6）饮食因素　各种营养素（如糖、脂肪、蛋白质、维生素、无机盐等）、某些微量元素（如氟、硒、锌、碘等）以及纤维素是维持生命活动必需的物质，摄入不足或过多时都可引起疾病。如脂肪、糖、蛋白质等摄入不足可致营养不良，而摄取过量又可导致肥胖或高脂血症等；维生素D缺乏可致佝偻病，而摄取过量又可导致中毒。

（7）免疫因素　免疫反应过强、免疫缺陷或自身免疫反应等免疫因素均可对机体造成影响。如机体对异种血清蛋白（破伤风抗毒素）、青霉素等过敏可导致过敏性休克；某些花粉或食物可引起支气管哮喘、荨麻疹等变态反应性疾病。人类免疫缺陷病毒（HIV）感染可破坏T淋巴细胞，导致获得性免疫缺陷综合征。当机体对自身抗原发生免疫反应时，可导致自身组织损伤或自身免疫性疾病，如系统性红斑狼疮、类风湿关节炎等。

（8）心理和社会因素　随着生物医学模式向生物—心理—社会医学模式的转换，心理和社会因素在疾病发生发展中日益受到重视。心理和社会因素，如长期的紧张工作、不良的人际关系，恐惧、焦虑、悲伤、愤怒等情绪反应，以及自然灾害、生活事件的突然打击等。这些因素不但可引起精神障碍性疾病，如抑郁症等；还可通过精神、心理作用导致机体功能、代谢紊乱及形态结构变化，如高血压、冠心病、溃疡病等的发生发展都与精神心理因素密切相关。

3. 健康教育的目的和工作步骤

（1）健康教育的目的　通过传播健康信息、提供卫生服务、建设组织和社会网络等，使个体和人群获得最高健康水平和生活质量，由被动的治疗模式向主动的健康促进模式转变。

（2）健康教育的工作步骤　健康教育特定目标是改善人群的健康相关行为，常以项目形式展开工作，其过程一般分为三个步骤：行为危险因素评估（又称为健康教育诊断）、行为危险因素干预（又称为健康教育干预）和干预效果评价（又称为健康干预评价）。评估以调查研究为前提，收集、分析信息，得出诊断。行为干预是健康教育的核心。

干预活动主要是：①取得领导和决策层的认可和支持，使各部门参与进来，共同制定健康促进和健康教育活动的政策，加强社会支持网络的建设，创造有益于健康的外部环境（硬件设施和人文环境）；②以社区为依托，以健康为中心，加强社区职能，促使社会公众与医药卫生专业人员共同参与活动、参与决策；③推动和完善队伍建设，改变"医疗服务"为中心的观念，以"促进健康"为中心；④提倡文明、健康、科学的生活方式，促进社会主义精神文明建设。

干预评价就是评价干预对象的行为是否发生了改变。通常的做法是通过问卷了解干预对象的行为改变情况的有关信息，同时，找出一些客观的、评估行为改变情况的测量指标。

健康教育是一项投入少、产出高、效益大的事业，它可使人们利用有限的卫生资源产生最大的经济和社会效益，并具有持久性、多重性和潜效性。按我国国内生产总值（GDP）粗略估算，人群自我保健能力提高后，如果因病缺勤天数平均减少2.44天，就可创造百亿元产值。然而，健康教育并非万能，它也存在自身的局限性：从影响健康的四大因素来看，环境因素（包括自然环境、社会环境）难以通过健康教育来改变；而且，许多不良行为或生活方式受经济条件、文化背景、社会习俗和卫生服务等影响，并与工作条件、居住条件、饮食习惯、市场供应、环境状况、社会规范等密切相关，不良行为的改变，受到多因素的影响，难以仅通过健康教育达到目标，还需要家庭和社会的大力支持。

二、用药咨询服务一般步骤

根据药物咨询对象的不同,分为患者、医师、护士和公众的用药咨询（图9-1）。

图9-1　用药咨询服务步骤

（一）患者用药咨询

1. 咨询环境

用药咨询应选择在紧邻门诊药房或药店大堂、环境舒适、适当隐秘的地方，并有明确的标志。

2. 咨询方式

对于咨询服务药师来说，咨询方式分为主动咨询和被动咨询。无论是医院药师还是社会药房药师，都应该主动向患者讲授安全用药知识，向患者发放一些合理用药宣传材料或通过互联网向大众宣传促进健康的小知识，这属于主动咨询。另外，药师日常承接的咨询内容以被动咨询居多。往往采用面对面的方式和借助其他通信工具，比如电话、网络或信函询问等。由于患者的情况各异，涉及专业角度也不同，希望了解问题的深度也各不相同。因此，药师在接受咨询时需要尽量了解全面的信息，应首先问清患者希望咨询的问题，还可通过开放式提问的方式了解患者更多的背景资料，以便从中判断患者既往用药是否正确，存在哪些问题，然后告之正确的用药信息。

3. 咨询内容

（1）药品名称　包括通用名、商品名、别名。

（2）适应症　药品适应症与患者病情相对应。

（3）用药方法　包括口服药品的正确服用方法、服用时间和用药前的特殊提示；栓剂、滴眼剂、气雾剂等外用剂型的正确使用方法；缓释制剂、控释制剂、肠溶制剂等特殊剂型的用法；胶囊能否打开服用；如何避免漏服药物以及漏服后的补救方法。

（4）用药剂量　包括首次剂量、维持剂量；每日用药次数、给药间隔；用药疗程。

（5）用药疗效　服药后预计疗效及起效时间、维持时间。

（6）不良反应　药品的不良反应与药物相互作用。

（7）替代药物　有无替代药物或其他疗法。

（8）药品储存　药品的变质辨识、储存和有效期判断。

（9）药品价格、药品的报销方式，是否进入医疗保险报销目录等。

4. 药师应主动向患者提供咨询的几种情况

（1）患者同时使用2种或2种以上含同一成分的药品时；或合并用药较多时。

（2）当患者用药后出现不良反应时；或既往有不良反应史。

（3）当患者依从性不好时；或患者认为疗效不理想时或剂量不足以有效时。

（4）因病情需要，处方中药品超适应症、剂量超过规定剂量时（需医师、药师签字确认）；处方中用法用量与说明书不一致时。

（5）患者正在使用的药物中有配伍禁忌或配伍不当时（如有明显配伍禁忌，应第一时间联系医师以避免纠纷的发生）。

（6）需要进行血药浓度监测（TDM）的患者。

（7）近期药品说明书有修改（如商品名、适应症、禁忌症、剂量、有效期、储存条件、药品不良反应）。

（8）患者所用的药品近期发现严重或罕见的不良反应。

（9）使用麻醉药品、精神药品的患者；应用特殊药物（抗生素、抗真菌药、抗凝血药、抗肿瘤药、双膦酸盐、镇静催眠药、抗精神病药等）的患者；使用特殊剂型（缓控释制剂、透皮制剂、吸入剂）的患者。

（10）当同一种药品有多种适应症或用法用量复杂时。

（11）药品被重新分装，而包装的标识物不清晰时。

（12）使用需特殊储存条件的药品时，或使用临近有效期药品时。

5. 需要特别关注的问题

（1）提供个体化咨询服务　药师向患者提供咨询服务活动时，要注意到患者对信息内容及解释的需求存在种族、文化背景、性别及年龄的差异，应采用适宜的方式方法，并注意尊重患者的个人意愿。

（2）对特殊人群需注意的问题　老年人的记忆力减退，视力、听力和用药依从性差，认知能力下降，因此向他们做解释时语速宜慢，应反复交代药品的用法和禁忌症直至患者听懂；还可以适当的多用些文字、图片形式以方便老年人理解和记忆；还可建议有条件的配备分剂量药盒，并叮嘱老年患者的亲属或看护人员督促老年人按时、按量服用。对于女性咨询患者，还要注意问询是否已经怀孕或是否准备怀孕，是否正在哺乳。患者的疾病状况如患者有肝、肾功能不全也是不能忽视的问题。

（3）解释的技巧　对于患者的咨询要使用通俗易懂的语言进行解释。

（4）应尽量为特殊患者提供书面的宣传材料　比如对第一次用药的患者，使用地高辛、茶碱等治疗窗窄的药物患者，用药依从性不好的患者，药师可提供手写卡片、宣传材料等保障其用药安全。

（5）尊重患者的意愿，保护患者的隐私　在药学实践工作中，一定要尊重患者的意愿，保护患者的隐私，更不应该将咨询档案等患者的信息资料用于商业目的。

（6）及时回答不拖延　对于患者所咨询的问题，能够给予当即解答的就当即解答；不能当即答复的，或者答案不十分清楚的问题，不要冒失地回答，要问清对方何时需要答复，待进一步查询相关资料以后尽快给予正确的答复。拖延太久的答案时常会失去它的意义。因此，如何有效地利用资源，用较少的时间来回答问题，不仅受条件设施的影响，还与药师自身的知识结构和职业素质有关。

（二）医师用药咨询

医师的咨询侧重于药物资讯、处方用药配伍禁忌和查阅的问题，包括药物的药效学与药动学、治疗方案和药品选择、国内外新药动态、新药临床评价、药物相互作用、基因组学和肝细胞色素同工酶对药物代谢的影响、妊娠及哺乳期妇女或肝肾功能不全者禁用药品，药品的不良反应、药物与化学品的中毒鉴别与解救等信息。

课堂互动

医生咨询：临床治疗中常遇到肾功能受损的患者，为减少不良反应并避免调整剂量带来的麻烦，可选用哪些经肝代谢的抗菌药物？请各列举1～2种药物。

（三）护士用药咨询

鉴于护士工作在于执行医嘱、实施药物治疗（注射给药和口服用药），护士们咨询的内容主要是有关口服药的剂量、用法，注射剂配制溶剂、稀释溶液浓度、静滴速度、输液药物的稳定性和配伍禁忌等信息。

知识链接

注射剂配制溶剂注意事项

1. 不宜选用氯化钠注射液溶解的药品

①普拉塞酮在氯化钠注射液中会出现混浊。②氯化钠注射液可促进洛铂降解。③氯化钠注射液使红霉素、哌库溴铵静滴时疗效降低。④氟罗沙星应用氯化钠、氧化钙等注射液溶解，可出现结晶。

2. 不宜选用葡萄糖注射液溶解的药品

①青霉素可在葡萄糖注射液中裂解为无活性的青霉酸和青霉噻唑酸。②大多数头孢菌素、苯妥英钠、阿昔洛韦属于弱酸强碱盐，葡萄糖注射液可使药物游离或析出沉淀。③瑞替普酶与葡萄糖注射液配伍可使效价降低，溶解时宜用少量注射用水溶解，不宜用葡萄糖溶液稀释。

（四）社会公众用药咨询

伴随社会的高速发展、文明程度的提高和医药学知识的普及，公众的自我保健意识也不断加强，人们更加注重日常保健和疾病预防，也常常会自行在药店购买药物进行自我药疗。药师需要承担起新的责任，主动承接公众自我保健的咨询，尤其是在常见病治疗、减肥、补钙、补充营养素等方面给予科学的用药指导，除了药品的用法、适宜的给药时间、注意事项、禁忌症、不良反应及相互作用等外，还应提供药品的贮藏注意事项、运输、携带等方面的信息，提升公众对药物的合理使用。

岗位对接

本任务是药学类、药品经营与管理、药品服务与管理专业学生必须掌握的内容，为成为合格的药学服务人员奠定坚实的基础。本任务对应岗位包括西药药师、药品销售岗位的相关工种。上述从事药学服务及药品销售相关岗位的从业人员均需掌握健康的概念及影响健康的因素；用药咨询的基本流程、常见问题；不同人群用药咨询（医生、护士、社会公众等），并能对公众进行健康生活方式的教育；教育患者，提高患者依从性；运用所学知识，回答患者常见问题，并注意咨询技巧；学会查阅资料，针对不同人群开展用药咨询。

目标检测

一、A型选择题（单选题）

1. 药师需要主动向患者提供咨询的情况不包括（　　）。
   A. 需要进行血药浓度监测（TDM）的患者时
   B. 患者使用剂量明确、疗效确切的非处方药时
   C. 当同一种药品有多种适应症或用法用量复杂时
   D. 患者所用药品近期药品说明书有修改时
   E. 患者所用药品近期发现严重不良反应时

2. 不宜选择葡萄糖注射液作为溶剂的药物是（　　）。
   A. 阿昔洛韦　　　B. 两性霉素　　　C. 红霉素　　　D. 环丙沙星　　　E. 甲硝唑

3. 药师在接受护士咨询时，应重点关注的内容是（　　）。
   A. 药品经济学知识　　　　　　B. 药物制剂的等效性
   C. 药品的生产厂商和批号　　　D. 药品在人体内的药动学参数
   E. 注射剂的配制、溶媒、浓度和滴注速度

4. 以下不属于精神活性物质的是（　　）。
   A. 咖啡　　　　　　　　　B. 麻醉药品　　　　　　C. 烟
   D. 镇静催眠药　　　　　　E. 含可待因的镇咳药品

二、X型选择题（多选题）

1. 对患者提供咨询服务时需要特别关注的问题，错误的是（　　）。
   A. 尽可能不要使用任何医学术语　　　B. 应多使用数字
   C. 对用药依从性不好的患者应提供书面材料　　　D. 应保护患者隐私
   E. 应有效利用资源，用较少的时间回答问题

2．患者用药咨询的内容包括（　　　）。
　　A．药品名称　　　　　　　　B．适应症　　　　　C．药品价格
　　D．药品的鉴定辨识　　　　　E．有无替代药品或其他疗法
3．下列属于医师用药咨询的内容是（　　　）。
　　A．新药临床评价　　　　　　B．国内外新药动态　　C．药物不良反应
　　D．药物相互作用　　　　　　E．药物适宜溶剂
4．药师接受患者咨询时需要特别关注的问题有（　　　）。
　　A．向患者提供个人化咨询　　B．对老年人解释时语速要慢
　　C．向初次咨询者尽量提供书面材料
　　D．不泄露患者隐私　　　　　E．及时回答不拖延

任务二　家庭常用医疗器械

36.电子教案

思维导图

学习目标

知识目标
1. 掌握常用医疗器械的基本知识和医疗器械的管理。
2. 熟悉几种常见医疗器械的使用方法。
3. 了解常见医疗器械的商品信息。

技能目标

1. 能按要求对医疗器械分类。

2. 具备提供医疗器械使用咨询服务、健康教育的能力。

3. 能介绍新上市品种的特点，进行同类产品的比较。

思政目标

1. 培养为人民群众健康负责的社会责任感。

2. 具备团队合作、遵章守纪、诚实守信等良好职业道德。

3. 具备严谨、求实的工作作风。

 案例导入

　　近日，某县药品监管局执法人员对一医疗器械经营企业进行监督检查时，发现其有经营三类物理治疗及康复设备的行为。经核实，该医疗器械经营企业的经营范围只包括二类物理治疗及康复设备和外科手术器械，该企业没有变更经营范围的记录。

　　分析：

　　本案例中涉及的超范围经营违反了哪条规定？

一、医疗器械的概念和特点

　　《医疗器械监督管理条例》（2021年版）第一百零三条中规定，医疗器械，是指直接或者间接用于人体的仪器、设备、器具、体外诊断试剂及校准物、材料以及其他类似或者相关的物品，包括所需要的计算机软件；其效用主要通过物理等方式获得，不是通过药理学、免疫学或者代谢的方式获得，或者虽然有这些方式参与但是只起辅助作用；其目的是：

　　（一）疾病的诊断、预防、监护、治疗或者缓解；

　　（二）损伤的诊断、监护、治疗、缓解或者功能补偿；

　　（三）生理结构或者生理过程的检验、替代、调节或者支持；

　　（四）生命的支持或者维持；

　　（五）妊娠控制；

　　（六）通过对来自人体的样本进行检查，为医疗或者诊断目的提供信息。

　　现代化医疗器械是现代化医院重要组成部分，是高科技（如微电子技术、计算机技术、电磁核物理及超声技术、光学及激光技术、自动控制技术、精密机械与传感技术、机电一体化技术等）应用于医学临床诊断和治疗的成果。医疗器械作为近代科学技术的产品广泛应用于疾病的治疗、保健和康复过程，成为现代医学领域的重要手段。因此，医疗器械同药品一样，是防病治病的武器，是关系到人民群众身体健康和生命安全的特殊商品，其安全性和有效性必须严格加以控制。与普通的精密仪器相比，医疗器械有如下特点：

　　① 对被测体必须是无害的，最理想的是无损伤的；

　　② 要考虑电极或传感器对测量结果产生影响；

　　③ 生物信号弱小，而干扰强大，信号可能只有干扰的千分之一；

④ 能量的限制，我们不可能为了提高信噪比或提高治疗效果而无限制地提高外加能量，这会造成机体的损伤；

⑤ 安全考虑，由于患者本身已比较衰弱，安全问题就比较突出。

医疗器械行业是以开发和生产用于疾病防治和诊断，挽救危重伤病患生命及提高生存质量的材料、器械及设备生产为目的的行业。

我国的医疗器械行业发展迅速，医疗器械产品具有数量大、品种多、涉及门类广、学科多、跨领域的特征。它将现代计算机技术、精密机械技术、激光技术、放射技术、核技术、磁技术、检测传感技术、化学检测技术、生物医学技术和信息技术结合在一起，具有数字化和计算机化的基本特征，是现代高新技术的结晶；它具有各学科的交叉和综合应用的优势，技术领域之广、技术水平之高，是其他行业所不能比拟的。

二、医疗器械的分类

医疗器械按照风险程度由低到高，管理类别依次分为第一类、第二类和第三类。确定医疗器械分类，应当依据《医疗器械监督管理条例》（2021年版）和医疗器械的定义，同时也应当根据医疗器械的预期目的，通过结构特征、使用形式、使用状态、是否接触人体等因素综合判定。医疗器械分类的具体判定可以依据《医疗器械分类规则》（2016年版）进行。

（一）医疗器械分类判定的依据

1. 医疗器械结构特征

医疗器械的结构特征分为：有源医疗器械和无源医疗器械。

2. 医疗器械使用形式

根据不同的预期目的，将医疗器械归入一定的使用形式。

（1）无源医疗器械的使用形式：液体输送器械、改变血液体液器械、医用敷料、侵入器械、重复使用手术器械、植入器械、避孕和计划生育器械、护理器械、医疗器械清洗消毒器械、其他无源（非）接触人体器械。

（2）有源医疗器械的使用形式：能量治疗器械、诊断监护器械、液体输送器械、电离辐射器械、植入器械、临床检验仪器设备、独立软件、医疗器械消毒灭菌设备、其他有源（非）接触人体器械。

3. 医疗器械使用状态

根据使用中对人体产生损伤的可能性、对医疗效果的影响，医疗器械使用状况可分为接触或进入人体器械和非接触人体器械，具体分类见以下内容。

（1）接触或进入人体器械

① 按使用时限分为：暂时使用、短期使用、长期使用。

② 按接触人体的部位分为：皮肤或腔道（口）、创伤或体内组织、血液循环系统或中枢神经系统。

③ 按有源接触人体器械失控后造成的损伤程度分为：轻微损伤、损伤、严重损伤。

（2）非接触人体器械按照对医疗效果的影响程度分为：基本不影响、轻微影响、重要影响。

（二）实施医疗器械分类的判定原则

医疗器械的分类应当根据医疗器械分类判定表进行分类判定。有以下情形的，还应当结合下述原则进行分类：

（1）如果同一医疗器械适用两个或者两个以上的分类，应当采取其中风险程度最高的分类；由多个医疗器械组成的医疗器械包，其分类应当与包内风险程度最高的医疗器械一致。

（2）可作为附件的医疗器械，其分类应当综合考虑该附件对配套主体医疗器械安全性、有效性的影响；如果附件对配套主体医疗器械有重要影响，附件的分类应不低于配套主体医疗器械的分类。

（3）监控或者影响医疗器械主要功能的医疗器械，其分类应当与被监控、影响的医疗器械的分类一致。

（4）以医疗器械作用为主的药械组合产品，按照第三类医疗器械管理。

（5）可被人体吸收的医疗器械，按照第三类医疗器械管理。

（6）对医疗效果有重要影响的有源接触人体器械，按照第三类医疗器械管理。

（7）医用敷料如果有以下情形，按照第三类医疗器械管理，包括：预期具有防组织或器官粘连功能，作为人工皮肤，接触真皮深层或其以下组织受损的创面，用于慢性创面，或者可被人体全部或部分吸收的。

（8）以无菌形式提供的医疗器械，其分类应不低于第二类。

（9）通过牵拉、撑开、扭转、压握、弯曲等作用方式，主动施加持续作用力于人体、可动态调整肢体固定位置的矫形器械（不包括仅具有固定、支撑作用的医疗器械，也不包括配合外科手术中进行临时矫形的医疗器械或者外科手术后或其他治疗中进行四肢矫形的医疗器械），其分类应不低于第二类。

（10）具有计量测试功能的医疗器械，其分类应不低于第二类。

（11）如果医疗器械的预期目的是明确用于某种疾病的治疗，其分类应不低于第二类。

（12）用于在内窥镜下完成夹取、切割组织或者取石等手术操作的无源重复使用手术器械，按照第二类医疗器械管理。

（三）医疗器械的种类

1. 按使用风险大小分类

根据《医疗器械监督管理条例》（2021年版），按照使用风险大小分类，可以将医疗器械分为三大类：

第一类是风险程度低，实行常规管理可以保证其安全、有效的医疗器械。第一类大部分是手术器械。如外科用手术器械（刀、剪、钳、镊夹、针、钩）、听诊器（无电能）、反光镜、反光灯、医用放大镜、（中医用）刮痧板、橡皮膏、透气胶带等。

第二类是具有中度风险，需要严格控制管理以保证其安全、有效的医疗器械。如血压计、体温计、心电图机、脑电图机、手术显微镜、（中医用）针灸针、助听器、皮肤缝合钉、避孕套、无菌医用手套、睡眠监护系统软件、静脉显象仪软件等。

第三类是具有较高风险，需要采取特别措施严格控制管理以保证其安全、有效的医疗器械。如心脏起搏器、体外反搏装置、血管内窥镜、超声肿瘤聚焦刀、高频电刀、微波手术刀、植入器材、植入式人工器官、血管支架、血管内导管、一次性使用输液器、输血器等。

国务院药品监督管理部门负责制定医疗器械的分类规则和分类目录，并根据医疗器械生产、经营、使用情况，及时对医疗器械的风险变化进行分析、评价，对分类规则和分类目录进行调整。

2. 按资产管理的角度分类

（1）大型仪器　一百万以上的，如CT、磁共振设备。
（2）中小型仪器　如心电图机、床边监护仪等。
（3）低值产品　包括很多一次性配件。

3. 按使用状态分类

医疗器械按使用状态分为：接触或进入人体的器械和非接触人体器械。

国家药品监督管理局对于医用植入物有特殊的管理条例，例如《外科植入物生产实施细则》等，但大部分医疗仪器是非植入的。在生物医学测量方法中，按照测量过程是否直接在生物治体上进行来分类，医疗仪器可分为在体测量的和离体测量的，其中在体非侵入性测量是医学诊断仪器的发展方向。

4. 按物理原理分类

医疗器械按物理原理分为医用电子仪器、医用光学仪器、医用放射仪器、医用核物理仪器、医用（机）器械类、医用软件类。现代医疗仪器是声、光、电、机械一体的。

5. 按技术壁垒和销售渠道进行两维分类

医疗器械按技术壁垒可分为技术壁垒较高的高端医疗设备和技术壁垒较低的中、低端医疗设备；医疗器械按销售渠道可分为通过零售终端销售的家用医疗器械，以医院为销售终端的治疗或诊断型医疗设备和器械，以及医院常规耗材或医院销售给患者的高质耗材植入器械（见表9-1）。

表9-1　医疗器械产品分类

技术壁垒	销售渠道	医疗器械产品
中、低端医疗设备	零售终端	血糖仪、血压计、电子体温表等家用保健检测器材
		颈椎腰椎牵引器、家用制氧机等家庭康复设备
	医院终端	手术用巾、绷带、纱布、导管、插管等敷料和低端耗材类产品
		听诊器、采血管、医用制氧机、轮椅车、消毒灭菌设备、输液器、体温计等医院基础器材
高端医疗设备	医院终端	X光机、CT、核磁共振、超声、血管造影机、核成像等医学影像设备
		体外诊断、监护仪器等中小型设备
	医院销售	心脏支架、心脏起搏器、骨科器械等高端耗材

6. 按临床应用分类

医疗器械按临床应用分为：诊断仪器、治疗仪器、辅助仪器。诊断仪器和治疗仪器是直接用于人体的，又分为电气敏感的和非电气敏感的；辅助仪器是非直接应用于人体的仪器。

（1）诊断仪器
① 医用电子诊断设备：心电图机、脑电图机、肌电图机、监护仪、血压计等。
② 医用成像设备：X线机、X-CT、核磁共振（NMR）、超声仪器、核医学仪器等。

③ 医用检验仪器：生物传感器、血球计数器、生化分析仪、血气分析仪等。

④ 医用光学仪器：内镜、光学显微镜、眼科光学仪器等。

（2）治疗仪器

① 利用物理因子达到治疗目的的仪器

a. 电疗机：静电治疗机和低、中、高频治疗机。

b. 光疗机：红外线治疗机、紫外线治疗机、激光治疗机。

c. 磁疗机：旋磁治疗机、中频交变治疗机等。

d. 放射线和超声治疗机：超声雾化器、超声手术刀等。

② 常规治疗设备：除颤仪、麻醉机、呼吸机、电外科器械。

③ 人工器官：人工心脏、人工肾、人工肺等。

（3）医疗辅助设备　一部分与医疗有关的仪器既不直接用于疾病诊断，也不直接用于疾病的治疗，属于医疗辅助设备。它包括医学信息系统、医用管理系统、PACS（图像存储与传输系统，picture archiving and communication systems）、远程医疗设备、面向家庭的医疗工程、其他辅助设备（消毒灭菌设备、供氧设备、吸引设备等）。

课堂互动

同学们分组依次对血压计、血糖仪、拔罐器、棉签、绷带等家庭常用医疗器械如何正确使用进行随堂练习。

岗位对接

本任务是药学类、药品经营与管理、药品服务与管理专业学生必须掌握的内容，为成为合格的药学服务人员奠定坚实的基础。本任务对应岗位包括西药药师、药品销售岗位的相关工种。上述从事药学服务及药品销售相关岗位的从业人员均需掌握常用医疗器械的基本知识和医疗器械的管理，会对医疗器械进行分类，可以指导居民正确操作家庭常用医疗器械。

目标检测

A型选择题（单选题）

1. 使用医疗器械以达到的预期目的不包括（　　）。

   A．对疾病的预防、诊断、治疗、监护、缓解

   B．对损伤或者残疾的诊断、治疗、监护、缓解、补偿

   C．对解剖或者生理过程的研究、替代、调节

   D．妊娠控制

   E．单独或者组合使用于人体的仪器、设备、器具、材料或者其他物品

2. 与普通的精密仪器相比，以下不属于医疗器械的特点是（　　）。

   A．对被测体必须是无害的，最理想的是无损伤的

   B．要考虑电极或传感器对测量结果产生影响

   C．生物信号弱小，而干扰强大，信号可能只有干扰的千分之一

D．考虑患者的依从性，使患者积极配合治疗

E．安全考虑，由于患者本身已比较衰弱，安全问题就比较突出

3．下列不属于医疗器械的产品是（　　　）。

A．隐形眼镜　　　　　　B．假肢　　　　　　　C．心脏支架

D．一次性使用无菌注射器　　　　　　　　E．眼睛冲洗液

4．任何依靠电能或其他能源而不是直接由人体或重力产生的能源来发挥其功能的医疗器械是指（　　　）。

A．有源医疗器械　　　B．无源医疗器械

C．有源医疗器械和无源医疗器械

D．普通医疗器械　　　E．特殊医疗器械

5．以下属于有源医疗器械的是（　　　）。

A．X光机　　　　　　　B．柳叶刀　　　　　　C．止血钳

D．骨钉　　　　　　　　E．隐形眼镜

6．不属于诊断仪器的是（　　　）。

A．心脏起搏器　　　B．心电图机　　　C．监护仪　　　D．血压计　　　E．内镜

实训十　药学信息宣传窗的制作

【实训目的】

1．学会制作药学信息宣传窗。

2．掌握面向公众传播药学信息的方法与注意事项，能开展健康教育，提高公众用药安全。

3．培养学生积极、主动、认真、细致的工作态度，树立团队协作精神。

【实训准备】

1．场所：实训室。

2．材料：印刷纸张、荧光笔、健康教育的相关资料。

【实训步骤】

1．案例：患儿，女，5岁，因患有哮喘医师开具"异丙托溴铵吸入剂200μg，b.i.d."。一周后复诊，家长自述已按医嘱用药，但患儿喘憋症状未见好转。经检查发现，患儿吸药时不能做到快速而深入地吸气，故而影响了治疗效果。经反复指导数次，患儿仍不能掌握正确的吸药方法，故医师处方换用定量气雾剂加储物罐给药，一周后再次复诊，患儿病情明显得到控制。

2．4～6个同学为一组，讨论：作为药师应该如何收集药品信息，并向患者及家属讲解药品使用方法？能否制作相关药品使用视频或用药资料让患者及家属观看，以更好地指导患者用药？据此，进行药学信息宣传窗的制作。

3．进行相关药学信息的检索，收集、整理、评价药学信息。

4．将所收集到的药学信息进行排版，制作药学信息宣传窗。

5．各组统一汇报和答辩，展示本组所制作的药学信息宣传窗。

6．带教教师现场评分并进行点评与总结，指出各组宣传窗制作的优缺点。

【实训评价】

评价内容	评分标准	得分
仪表仪态（10分）	仪表大方、谈吐自如、条理分明	
语言表达（10分）	声音清晰、言简意赅、突出重点	
现场互动（20分）	有感染力，现场互动良好	
时间把握（10分）	在规定时间内完成，时间分配合理	
逻辑清晰（30分）	内容是否准确、清楚； 宣传窗是否美观，设计合理	
PPT设计（10分）	图文并茂、布局合理	
团队合作（10分）	认真、细致、富有团队协作精神	
总分		

【实训思考】

1. 根据实训案例制作的药学信息宣传窗应该包括哪些内容？

2. 收集、整理和评价药学信息时应该注意哪些问题？

实训十一　药膳与合理进补的健康咨询

【实训目的】

1. 掌握用药咨询、用药指导的方法和内容。

2. 学会面向患者开展正确的用药咨询服务，树立以患者为本的服务理念，指导患者合理用药。

【实训准备】

1. 场所：实训室。

2. 材料：相关药品、健康教育资料、电脑网络系统、多媒体投影设备。

【实训步骤】

1. 分组：将全班同学分成3～6个小组。

2. 任务布置：教师设置高脂血症、糖尿病、缺铁性贫血三个学习任务，每组随机抽取一个。

3. 收集信息：各组根据分配任务，收集疾病的发病原因、常用治疗药物和药膳的制作等相关信息。

4. 根据收集到的信息制作幻灯片。

5. 各组统一汇报和答辩，对幻灯片进行讲解演示，建议穿插采用角色扮演、情景模拟等方式。

6. 带教教师在汇报和答辩结束时进行点评与总结，并根据评分标准现场评分。

【实训评价】

评价内容	评分标准	得分
仪表仪态（10分）	仪表大方、谈吐自如、条理分明	
语言表达（10分）	声音清晰、言简意赅、突出重点	
现场互动（20分）	有感染力，现场互动良好	
时间把握（10分）	在规定时间内完成，时间分配合理	
逻辑清晰（30分）	疾病的分析介绍是否准确、清楚 治疗药物的推荐介绍是否准确、合理 药膳的制作是否准确	
PPT设计（10分）	图文并茂、布局合理	
团队合作（10分）	分工协作、参与积极性高	
总分		

【实训思考】

1. 是否所有疾病都适合中药进补？
2. 此次用药咨询服务对患者有何帮助？

模块六

药房质量规范化建设

项目十

药品有关法律知识的解读

任务一 《中华人民共和国药品管理法》

37.电子教案

 思维导图

知识目标

1. 掌握开办药品批发企业和药品零售企业的条件。

2. 熟悉药品购销中禁止的行为。

技能目标

能够掌握《中华人民共和国药品管理法》具体内容并加以应用。

思政目标

1. 树立"公正、平等"法治观念，树立为人民群众健康负责的社会责任感。

2. 具备诚实守信、遵守行业规范的职业习惯。

3. 培养自主学习、不断探索新的医药法规的职业素质。

案例导入

　　某药品监督管理局在某药房检查时发现，该单位使用的达克宁乳膏（标示为西安杨森制药公司001120778）的包装印字色泽与正品不一致，即对该乳膏进行了抽样检验，并将样品寄至西安杨森制药有限公司质量部进行确认，经检验，结果成分不符合规定，西安杨森制药公司质量部确认该乳膏为假冒产品。

　　焦点问题：该医疗机构的违法行为适用哪一条款？

　　案例分析：该案件涉及关于使用假冒品牌药品的处罚适用条款。某药品监督管理部门对使用假冒品牌药品行为的处罚依据《中华人民共和国药品管理法》（2019版）第一百一十六条的规定：生产、销售假药的，没收违法生产、销售的药品和违法所得，责令停产停业整顿，吊销药品批准证明文件，并处违法生产、销售的药品货值金额十五倍以上三十倍以下的罚款。

　　1.《中华人民共和国药品管理法》（2019版）中与药店经营有关的内容有哪些？

　　药品经营企业的管理、药品价格广告的管理、药品监督和法律责任。

　　2. 开办药品批发企业和药品零售企业，必须取得的证件和具备的条件有哪些？

　　根据《中华人民共和国药品管理法》（2019版）

　　第五十一条　从事药品批发活动，应当经所在地省、自治区、直辖市人民政府药品监督管理部门批准，取得药品经营许可证。从事药品零售活动，应当经所在地县级以上地方人民政府药品监督管理部门批准，取得药品经营许可证。无药品经营许可证的，不得经营药品。

　　药品经营许可证应当标明有效期和经营范围，到期重新审查发证。

　　药品监督管理部门实施药品经营许可，除依据本法第五十二条规定的条件外，还应当遵循方便群众购药的原则。

第五十二条　从事药品经营活动应当具备以下条件：

① 有依法经过资格认定的药师或者其他药学技术人员；

② 有与所经营药品相适应的营业场所、设备、仓储设施和卫生环境；

③ 有与所经营药品相适应的质量管理机构或者人员；

④ 有保证药品质量的规章制度，并符合国务院药品监督管理部门依据本法制定的药品经营质量管理规范要求。

3. 药品经营企业对药品的定价原则有哪些？

根据《中华人民共和国药品管理法》（2019版）

第八十四条　国家完善药品采购管理制度，对药品价格进行监测，开展成本价格调查，加强药品价格监督检查，依法查处价格垄断、哄抬价格等药品价格违法行为，维护药品价格秩序。

第八十五条　依法实行市场调节价的药品，药品上市许可持有人、药品生产企业、药品经营企业和医疗机构应当按照公平、合理和诚实信用、质价相符的原则制定价格，为用药者提供价格合理的药品。

药品上市许可持有人、药品生产企业、药品经营企业和医疗机构应当遵守国务院药品价格主管部门关于药品价格管理的规定，制定和标明药品零售价格，禁止暴利、价格垄断和价格欺诈等行为。

4. 药品经营企业如何配合药品的监督管理？

根据《中华人民共和国药品管理法》（2019版）

第九十九条　药品监督管理部门应当依照法律、法规的规定对药品研制、生产、经营和药品使用单位使用药品等活动进行监督检查，必要时可以对为药品研制、生产、经营、使用提供产品或者服务的单位和个人进行延伸检查，有关单位和个人应当予以配合，不得拒绝和隐瞒。

药品监督管理部门应当对高风险的药品实施重点监督检查。

对有证据证明可能存在安全隐患的，药品监督管理部门根据监督检查情况，应当采取告诫、约谈、限期整改以及暂停生产、销售、使用、进口等措施，并及时公布检查处理结果。

药品监督管理部门进行监督检查时，应当出示证明文件，对监督检查中知悉的商业秘密应当保密。

第一百条　药品监督管理部门根据监督管理的需要，可以对药品质量进行抽查检验。抽查检验应当按照规定抽样，并不得收取任何费用；抽样应当购买样品。所需费用按照国务院规定列支。

对有证据证明可能危害人体健康的药品及其有关材料，药品监督管理部门可以查封、扣押，并在七日内作出行政处理决定；药品需要检验的，应当自检验报告书发出之日起十五日内作出行政处理决定。

第一百零七条　国家实行药品安全信息统一公布制度。国家药品安全总体情况、药品安全风险警示信息、重大药品安全事件及其调查处理信息和国务院确定需要统一公布的其他信息由国务院药品监督管理部门统一公布。药品安全风险警示信息和重大药品安全事件及其调查处理信息的影响限于特定区域的，也可以由有关省、自治区、直辖市人民政府药品监督管理部门公布。未经授权不得发布上述信息。

公布药品安全信息，应当及时、准确、全面，并进行必要的说明，避免误导。

任何单位和个人不得编造、散布虚假药品安全信息。

第一百零八条　县级以上人民政府应当制定药品安全事件应急预案。药品上市许可持有人、药品生产企业、药品经营企业和医疗机构等应当制定本单位的药品安全事件处置方案，并组织开展培训和应急演练。

发生药品安全事件，县级以上人民政府应当按照应急预案立即组织开展应对工作；有关单位应当立即采取有效措施进行处置，防止危害扩大。

5. 未取得药品经营许可证的或从无药品经营许可证的企业购进药品的法律责任有哪些？

根据《中华人民共和国药品管理法》（2019版）

第一百一十五条　未取得药品生产许可证、药品经营许可证或者医疗机构制剂许可证生产、销售药品的，责令关闭，没收违法生产、销售的药品和违法所得，并处违法生产、销售的药品（包括已售出和未售出的药品，下同）货值金额十五倍以上三十倍以下的罚款；货值金额不足十万元的，按十万元计算。

第一百二十九条　违反本法规定，药品上市许可持有人、药品生产企业、药品经营企业或者医疗机构未从药品上市许可持有人或者具有药品生产、经营资格的企业购进药品的，责令改正，没收违法购进的药品和违法所得，并处违法购进药品货值金额二倍以上十倍以下的罚款；情节严重的，并处货值金额十倍以上三十倍以下的罚款，吊销药品批准证明文件、药品生产许可证、药品经营许可证或者医疗机构执业许可证；货值金额不足五万元的，按五万元计算。

6. 销售或涉及假劣药的药品经营企业的法律责任有哪些？

根据《中华人民共和国药品管理法》（2019版）

第一百一十六条　生产、销售假药的，没收违法生产、销售的药品和违法所得，责令停产停业整顿，吊销药品批准证明文件，并处违法生产、销售的药品货值金额十五倍以上三十倍以下的罚款；货值金额不足十万元的，按十万元计算；情节严重的，吊销药品生产许可证、药品经营许可证或者医疗机构制剂许可证，十年内不受理其相应申请；药品上市许可持有人为境外企业的，十年内禁止其药品进口。

第一百一十七条　生产、销售劣药的，没收违法生产、销售的药品和违法所得，并处违法生产、销售的药品货值金额十倍以上二十倍以下的罚款；违法生产、批发的药品货值金额不足十万元的，按十万元计算，违法零售的药品货值金额不足一万元的，按一万元计算；情节严重的，责令停产停业整顿直至吊销药品批准证明文件、药品生产许可证、药品经营许可证或者医疗机构制剂许可证。

生产、销售的中药饮片不符合药品标准，尚不影响安全性、有效性的，责令限期改正，给予警告；可以处十万元以上五十万元以下的罚款。

第一百一十八条　生产、销售假药，或者生产、销售劣药且情节严重的，对法定代表人、主要负责人、直接负责的主管人员和其他责任人员，没收违法行为发生期间自本单位所获收入，并处所获收入百分之三十以上三倍以下的罚款，终身禁止从事药品生产经营活动，并可以由公安机关处五日以上十五日以下的拘留。

对生产者专门用于生产假药、劣药的原料、辅料、包装材料、生产设备予以没收。

第一百一十九条　药品使用单位使用假药、劣药的，按照销售假药、零售劣药的规定处罚；情节严重的，法定代表人、主要负责人、直接负责的主管人员和其他责任人员有医疗卫生人员执业证书的，还应当吊销执业证书。

第一百二十条　知道或者应当知道属于假药、劣药或者本法第一百二十四条第一款第一项至第五项规定的药品，而为其提供储存、运输等便利条件的，没收全部储存、运输收入，并处违法收入一倍以上五倍以下的罚款；情节严重的，并处违法收入五倍以上十五倍以下的罚款；违法收入不足五万元的，按五万元计算。

第一百五十条　药品监督管理人员滥用职权、徇私舞弊、玩忽职守的，依法给予处分。

查处假药、劣药违法行为有失职、渎职行为的，对药品监督管理部门直接负责的主管人员和其他直接责任人员依法从重给予处分。

此外，根据《中华人民共和国刑法》（1997年版）

第一百四十一条　生产、销售假药的，处三年以下有期徒刑或者拘役，并处罚金；对人体健康造成严重危害或者有其他严重情节的，处三年以上十年以下有期徒刑，并处罚金；致人死亡或者有其他特别严重情节的，处十年以上有期徒刑、无期徒刑或者死刑，并处罚金或者没收财产。

药品使用单位的人员明知是假药而提供给他人使用的，依照前款的规定处罚。

第一百四十二条　生产、销售劣药，对人体健康造成严重危害的，处三年以上十年以下有期徒刑，并处罚金；后果特别严重的，处十年以上有期徒刑或者无期徒刑，并处罚金或者没收财产。

药品使用单位的人员明知是劣药而提供给他人使用的，依照前款的规定处罚。

7. 药品经营企业非法取得或利用药品经营许可证的法律责任有哪些？

根据《中华人民共和国药品管理法》（2019版）

第一百二十二条　伪造、变造、出租、出借、非法买卖许可证或者药品批准证明文件的，没收违法所得，并处违法所得一倍以上五倍以下的罚款；情节严重的，并处违法所得五倍以上十五倍以下的罚款，吊销药品生产许可证、药品经营许可证、医疗机构制剂许可证或者药品批准证明文件，对法定代表人、主要负责人、直接负责的主管人员和其他责任人员，处二万元以上二十万元以下的罚款，十年内禁止从事药品生产经营活动，并可以由公安机关处五日以上十五日以下的拘留；违法所得不足十万元的，按十万元计算。

第一百二十三条　提供虚假的证明、数据、资料、样品或者采取其他手段骗取临床试验许可、药品生产许可、药品经营许可、医疗机构制剂许可或者药品注册等许可的，撤销相关许可，十年内不受理其相应申请，并处五十万元以上五百万元以下的罚款；情节严重的，对法定代表人、主要负责人、直接负责的主管人员和其他责任人员，处二万元以上二十万元以下的罚款，十年内禁止从事药品生产经营活动，并可以由公安机关处五日以上十五日以下的拘留。

8. 药品购销中，哪些获利行为是被禁止的？

根据《中华人民共和国药品管理法》（2019版）

第一百四十二条　药品上市许可持有人、药品生产企业、药品经营企业的负责人、采购人员等有关人员在药品购销中收受其他药品上市许可持有人、药品生产企业、药品经营企业或者代理人给予的财物或者其他不正当利益的，没收违法所得，依法给予处罚；情节严重的，五年内禁止从事药品生产经营活动。

医疗机构的负责人、药品采购人员、医师、药师等有关人员收受药品上市许可持有人、药品生产企业、药品经营企业或者代理人给予的财物或者其他不正当利益的，由卫生健康主管部门或者本单位给予处分，没收违法所得；情节严重的，还应当吊销其执业证书。

9. 药品经营企业在药品购销中发生非法收入的法律责任有哪些？

根据《中华人民共和国药品管理法》（2019版）

第一百四十一条　药品上市许可持有人、药品生产企业、药品经营企业或者医疗机构在药品购销中给予、收受回扣或者其他不正当利益的，药品上市许可持有人、药品生产企业、药品经营企业或者代理人给予使用其药品的医疗机构的负责人、药品采购人员、医师、药师等有关人员财物或者其他不正当利益的，由市场监督管理部门没收违法所得，并处三十万元以上三百万元以下的罚款；情节严重的，吊销药品上市许可持有人、药品生产企业、药品经营企业营业执照，并由药品监督管理部门吊销药品批准证明文件、药品生产许可证、药品经营许可证。

药品上市许可持有人、药品生产企业、药品经营企业在药品研制、生产、经营中向国家工作人员行贿的，对法定代表人、主要负责人、直接负责的主管人员和其他责任人员终身禁止从事药品生产经营活动。

10. 药品经营企业必须按照哪个规范经营药品？

根据《中华人民共和国药品管理法》（2019版）

第五十三条　从事药品经营活动，应当遵守药品经营质量管理规范，建立健全药品经营质量管理体系，保证药品经营全过程持续符合法定要求。

岗位对接

本任务是药学类、药品经营与管理、药品服务与管理专业学生必须掌握的内容，为成为合格的药学服务人员奠定坚实的基础。本任务对应岗位包括西药药师、药品销售岗位的相关工种。上述从事药学服务及药品销售相关所有岗位的从业人员均须掌握销售准备、销售实施、销售记录应遵循的条件，熟知药品购销中禁止的行为。

目标检测

一、A型选择题（单选题）

1. 下列不是开办药品经营企业必须具备的条件的是（　　）。
   A. 具有依法经过资格认定的药学技术人员
   B. 具有与所经营药品相适应的营业场所、设备、仓储设施、卫生环境
   C. 具有与所经营药品相适应的质量管理机构或者人员
   D. 具有保证所经营药品质量的规章制度
   E. 具有能对所经营药品进行质量检验的人员以及必要的仪器

2. 对生产、销售假药的，没收违法生产、销售的药品和违法所得，并处违法生产、销售药品货值金额的（　　）罚款。

A. 二倍以下

B. 二倍以上五倍以下

C. 一倍以上三倍以下

D. 三倍以上五倍以下

E. 一倍以上

3. 开办药品生产企业，必须取得（　　　）。

A. 药品生产许可证

B. 药品经营许可证

C. 医疗机构制剂许可证

D. 进口许可证

E. 执业药师证

二、X型选择题（多选题）

药品生产企业、经营企业或者其代理人给予使用其药品的医疗机构的负责人、药品采购人员、医师等有关人员以财物或者其他利益时，有关处罚包括（　　　）。

A. 给予警告

B. 处一万元以上二十万元以下的罚款

C. 没收违法所得

D. 情节严重的，吊销药品生产企业、药品经营企业的营业执照，并通知药品监督管理部门吊销其药品生产许可证、药品经营许可证

E. 构成犯罪的，依法追究刑事责任

38.电子教案

任务二　《药品经营质量管理规范》

思维导图

39.胰岛素笔的
使用方法

《药品经营质量管理规范》

- 药店人员上岗应符合哪些条件?
- 药店营业场所和仓库的要求及设备有哪些?
- 对于进货和验收药店应做哪些工作?
- 药品应怎样陈列和储存?
- 如何做好销售和服务工作?

学习目标

知识目标
1. 掌握GSP对药品陈列和储存要求。
2. 熟悉药房销售和服务工作要求。
3. 了解药房人员上岗条件。

技能目标
1. 能按照GSP要求进行药品陈列和储存。
2. 能按照GSP要求对药品进行进货和验收。

思政目标
1. 树立"公正、平等"法治观念，树立为人民群众健康负责的社会责任感。
2. 具备诚实守信、遵守行业规范的职业习惯。
3. 培养自主学习，不断探索新的医药法规的职业素质。

案例导入

国家药品监督管理局组织对10家药品批发企业进行飞行检查，北京某公司存在部分药品销售票账货不一致，温度监测数据不真实等多项违反《药品经营质量管理规范》行为。最终，省级药品监督管理局撤销上述企业药品经营质量管理规范认证证书，依法查处违法经营行为，并监督企业切实整改到位。

分析：
上述处罚的依据有哪些？

1. 药店人员上岗应符合哪些条件？

根据《药品经营质量管理规范》（2000版）

第一百二十五条　企业法定代表人或者企业负责人应当具备执业药师资格。

企业应当按照国家有关规定配备执业药师，负责处方审核，指导合理用药。

第一百二十六条　质量管理、验收、采购人员应当具有药学或者医学、生物、化学等相关专业学历或者具有药学专业技术职称。从事中药饮片质量管理、验收、采购人员应当具有中药学中专以上学历或者具有中药学专业初级以上专业技术职称。

营业员应当具有高中以上文化程度或者符合省级食品药品监督管理部门规定的条件。中药饮片调剂人员应当具有中药学中专以上学历或者具备中药调剂员资格。

第一百三十一条　企业应当对直接接触药品岗位的人员进行岗前及年度健康检查，并建立健康档案。患有传染病或者其他可能污染药品的疾病的，不得从事直接接触药品的工作。

2. 药店经营场所和仓库的要求及设备有哪些?

根据《药品经营质量管理规范》(2000版)

第一百四十三条　企业的营业场所应当与其药品经营范围、经营规模相适应,并与药品储存、办公、生活辅助及其他区域分开。

第一百四十四条　营业场所应当具有相应设施或者采取其他有效措施,避免药品受室外环境的影响,并做到宽敞、明亮、整洁、卫生。

第一百四十五条　营业场所应当有以下营业设备:

(一)货架和柜台;

(二)监测、调控温度的设备;

(三)经营中药饮片的,有存放饮片和处方调配的设备;

(四)经营冷藏药品的,有专用冷藏设备;

(五)经营第二类精神药品、毒性中药品种和罂粟壳的,有符合安全规定的专用存放设备;

(六)药品拆零销售所需的调配工具、包装用品。

3. 对于进货和验收药店应做哪些工作?

根据《药品经营质量管理规范》(2000版)

第六十一条　企业的采购活动应当符合以下要求:

(一)确定供货单位的合法资格;

(二)确定所购入药品的合法性;

(三)核实供货单位销售人员的合法资格;

(四)与供货单位签订质量保证协议。

采购中涉及的首营企业、首营品种,采购部门应当填写相关申请表格,经过质量管理部门和企业质量负责人的审核批准。必要时应当组织实地考察,对供货单位质量管理体系进行评价。

4. 药品应该怎样陈列储存?

根据《药品经营质量管理规范》(2000版)

第一百五十九条　企业应当对营业场所温度进行监测和调控,以使营业场所的温度符合常温要求。

第一百六十条　企业应当定期进行卫生检查,保持环境整洁。存放、陈列药品的设备应当保持清洁卫生,不得放置与销售活动无关的物品,并采取防虫、防鼠等措施,防止污染药品。

第一百六十一条　药品的陈列应当符合以下要求:

(一)按剂型、用途以及储存要求分类陈列,并设置醒目标志,类别标签字迹清晰、放置准确。

(二)药品放置于货架(柜),摆放整齐有序,避免阳光直射。

(三)处方药、非处方药分区陈列,并有处方药、非处方药专用标识。

(四)处方药不得采用开架自选的方式陈列和销售。

(五)外用药与其他药品分开摆放。

(六)拆零销售的药品集中存放于拆零专柜或者专区。

（七）第二类精神药品、毒性中药品种和罂粟壳不得陈列。

（八）冷藏药品放置在冷藏设备中，按规定对温度进行监测和记录，并保证存放温度符合要求。

（九）中药饮片柜斗谱的书写应当正名正字；装斗前应当复核，防止错斗、串斗；应当定期清斗，防止饮片生虫、发霉、变质；不同批号的饮片装斗前应当清斗并记录。

（十）经营非药品应当设置专区，与药品区域明显隔离，并有醒目标志。

5. 如何做好销售和服务工作？

根据《药品经营质量管理规范》（2000版）

第一百六十七条　销售药品应当符合以下要求：

（一）处方经执业药师审核后方可调配；对处方所列药品不得擅自更改或者代用，对有配伍禁忌或者超剂量的处方，应当拒绝调配，但经处方医师更正或者重新签字确认的，可以调配；调配处方后经过核对方可销售。

（二）处方审核、调配、核对人员应当在处方上签字或者盖章，并按照有关规定保存处方或者其复印件。

（三）销售近效期药品应当向顾客告知有效期。

（四）销售中药饮片做到计量准确，并告知煎服方法及注意事项；提供中药饮片代煎服务，应当符合国家有关规定。

第一百六十八条　企业销售药品应当开具销售凭证，内容包括药品名称、生产厂商、数量、价格、批号、规格等，并做好销售记录。

第一百六十九条　药品拆零销售应当符合以下要求：

（1）负责拆零销售的人员经过专门培训；

（2）拆零的工作台及工具保持清洁、卫生，防止交叉污染；

（3）做好拆零销售记录，内容包括拆零起始日期、药品的通用名称、规格、批号、生产厂商、有效期、销售数量、销售日期、分拆及复核人员等；

（4）拆零销售应当使用洁净、卫生的包装，包装上注明药品名称、规格、数量、用法、用量、批号、有效期以及药店名称等内容；

（5）提供药品说明书原件或者复印件；

（6）拆零销售期间，保留原包装和说明书。

第一百七十条　销售特殊管理的药品和国家有专门管理要求的药品，应当严格执行国家有关规定。

岗位对接

本任务是药学类、药品经营与管理、药品服务与管理专业学生必须掌握的内容，为成为合格的药学服务人员奠定坚实的基础。本任务对应岗位包括西药药师、药品销售岗位的相关工种。上述从事药学服务及药品销售相关岗位的从业人员均需正确进行药品验收、陈列、保管、销售和服务工作。

判断题

1. 企业的质量管理和药品检验人员应具有药学或相关专业的学历，或者具有药学专业的技术职称。 （　　）

2. 药品无需根据其温湿度要求，按照规定的储存条件存放。 （　　）

3. 药品拆零销售使用的工具、包装袋应清洁和卫生，出售时应在药袋上写明药品名称、规格、服法、用量、有效期等内容。 （　　）

任务三 《药品流通监督管理办法》

40.电子教案

 思维导图

- 对药品购销行为、购销人员及销售人员的规定是怎样的？
- 药品生产经营企业销售药品时应注意什么？
- 规定药品经营企业必须做的有哪些？
- 禁止药品经营企业进行的活动有哪些？
- 什么情况下对药品经营企业处以五千元以上二万元以下的罚款？
- 什么情况下没收违法销售的药品和违法所得，并处违法销售的药品货值金额二倍以上五倍以下的罚款？

《药品流通监督管理办法》

学习目标

知识目标

1. 掌握依据该法规药品经营企业有销售行为时应做的事项。

2. 熟悉该法规对药品购销行为、购销人员及销售人员的规定。

技能目标

会抵制该办法禁止药品经营企业进行的活动。

思政目标

1. 树立"公正、平等"法治观念，树立为人民群众健康负责的社会责任感。

2. 具备诚实守信、遵守行业规范的职业习惯。

3. 培养自主学习，不断探索新的医药法规的职业素质。

近年来，历次药品流通领域专项整治行动中，省药品监督管理局都把"挂靠、走票"违法活动列为重点打击对象，"挂靠、走票"经营给制假售假者提供了生存空间，给假劣药品流入市场提供了机会，不但扰乱了正常的药品经营秩序，使药品质量得不到保证，而且导致严重的药品安全隐患。（"挂靠、走票"指一些没有药品经营资质，但掌握较固定的销售渠道和药品来源的居间人，通过挂靠合法药品经营企业，在支付一定额度的税款或"管理费"之后，将自身药品经营行为正当化的活动。）

分析：

"挂靠、走票"行为应受到什么处罚？

1. 《药品流通监督管理办法》对药品购销行为、购销人员及销售人员的规定是怎样的？

根据《药品流通监督管理办法》（2007版）

第五条　药品生产、经营企业对其药品购销行为负责，对其销售人员或设立的办事机构以本企业名义从事的药品购销行为承担法律责任。

第六条　药品生产、经营企业应当对其购销人员进行药品相关的法律、法规和专业知识培训，建立培训档案，培训档案中应当记录培训时间、地点、内容及接受培训的人员。

第七条　药品生产、经营企业应当加强对药品销售人员的管理，并对其销售行为作出具体规定。

第八条　药品生产、经营企业不得在经药品监督管理部门核准的地址以外的场所储存或者现货销售药品。

2. 药品生产经营企业销售药品时应注意什么？

根据《药品流通监督管理办法》（2007版）

第十一条　药品生产企业、药品批发企业销售药品时，应当开具标明供货单位名称、药品名称、生产厂商、批号、数量、价格等内容的销售凭证。

药品零售企业销售药品时，应当开具标明药品名称、生产厂商、数量、价格、批号等内容的销售凭证。

第十二条　药品生产、经营企业采购药品时，应按本办法第十条规定索取、查验、留存供货企业有关证件、资料，按本办法第十一条规定索取、留存销售凭证。

药品生产、经营企业按照本条前款规定留存的资料和销售凭证，应当保存至超过药品有效期1年，但不得少于3年。

3. 规定药品经营企业必须做的有哪些？

根据《药品流通监督管理办法》（2007版）

第十八条　药品零售企业应当按照国家食品药品监督管理局药品分类管理规定的要求，凭处方销售处方药。

经营处方药和甲类非处方药的药品零售企业，执业药师或者其他依法经资格认定的药学技术人员不在岗时，应当挂牌告知，并停止销售处方药和甲类非处方药。

第十九条　药品说明书要求低温、冷藏储存的药品，药品生产、经营企业应当按照有关规定，使用低温、冷藏设施设备运输和储存。

药品监督管理部门发现药品生产、经营企业违反本条前款规定的，应当立即查封、扣押所涉药品，并依法进行处理。

4. 禁止药品经营企业进行的活动有哪些？

根据《药品流通监督管理办法》（2007版）

第十四条　药品生产、经营企业不得为他人以本企业的名义经营药品提供场所，或者资质证明文件，或者票据等便利条件。

第十五条　药品生产、经营企业不得以展示会、博览会、交易会、订货会、产品宣传会等方式现货销售药品。

第十六条　药品经营企业不得购进和销售医疗机构配制的制剂。

第十七条　未经药品监督管理部门审核同意，药品经营企业不得改变经营方式。药品经营企业应当按照《药品经营许可证》许可的经营范围经营药品。

第二十条　药品生产、经营企业不得以搭售、买药品赠药品、买商品赠药品等方式向公众赠送处方药或者甲类非处方药。

第二十一条　药品生产、经营企业不得采用邮售、互联网交易等方式直接向公众销售处方药。

第二十二条　禁止非法收购药品。

5. 什么情况下对药品经营企业处以五千元以上二万元以下的罚款？

根据《药品流通监督管理办法》（2007版）

第三十条　有下列情形之一的，责令限期改正，给予警告；逾期不改正的，处以五千元以上二万元以下的罚款：

① 药品生产、经营企业违反本办法第六条规定的；

② 药品生产、批发企业违反本办法第十一条第一款规定的；

③ 药品生产、经营企业违反本办法第十二条，未按照规定留存有关资料、销售凭证的。

6. 什么情况下没收违法销售的药品和违法所得，并处违法销售的药品货值金额二倍以上五倍以下的罚款？

根据《药品流通监督管理办法》（2007版）

第三十二条　有下列情形之一的，依照《药品管理法》第七十三条规定，没收违法销售的药品和违法所得，并处违法销售的药品货值金额二倍以上五倍以下的罚款：

① 药品生产、经营企业违反本办法第八条规定，在经药品监督管理部门核准的地址以外的场所现货销售药品的；

② 药品生产企业违反本办法第九条规定的；

③ 药品生产、经营企业违反本办法第十五条规定的；

④ 药品经营企业违反本办法第十七条规定的。

岗位对接

本任务是药学类、药品经营与管理、药品服务与管理专业学生必须掌握的内容，为成为合格的药学服务人员奠定坚实的基础。本任务对应岗位包括西药药师、药品销售岗位的相关工种。上述从事药学服务及药品销售相关岗位的从业人员均需熟知药品流通中禁止的行为。

目标检测

一、A型选择题（单选题）

1. 根据《药品流通监督管理办法》，关于药品生产、经营企业购销药品行为的说法，错误的是（　　）。

    A. 药品生产、经营企业应对其药品购销行为负责

    B. 药品生产、经营企业可派出销售人员以本企业名义从事药品购销活动

    C. 药品生产企业可以销售本企业生产的药品

    D. 药品生产企业可以销售本企业经许可受委托生产的药品

    E. 药品生产、经营企业对其销售人员以本企业名义从事的药品购销行为承担法律责任

2. 药品经营企业按照规定留存的资料和销售凭证，应当保存至超过药品（　　）。

    A. 有效期2年，但不得少于3年　　　　B. 有效期1年，但不得少于3年

    C. 有效期2年，但不得少于3年　　　　D. 有效期1年，但不得少于2年

    E. 有效期1年，但不得少于4年

3. 药品经营企业应当按照（　　）许可的经营范围经营药品。

    A. 药品经营许可证　　　　B. 药品管理法　　　C. 药品管理法实施条例

    D. 药品流通监督管理办法　　　　E. 执业药师证

二、X型选择题（多选题）

以下活动中，禁止药品经营企业进行的有（　　）。

    A. 药品生产、经营企业为他人以本企业的名义经营药品提供场所，或者资质证明文件，或者票据等便利条件

    B. 药品生产、经营企业以展示会、博览会、交易会、订货会、产品宣传会等方式现货销售药品

    C. 药品经营企业购进医疗机构配制的制剂

    D. 药品生产、经营企业以邮售、互联网交易等方式直接向公众销售处方药

    E. 药品生产、经营企业以搭售、买药品赠药品、买商品赠药品等方式向公众赠送处方药或者甲类非处方药

任务四 《处方药与非处方药分类管理办法》

41.电子教案 42.处方药、非处方药怎样购买和使用

思维导图

《处方药与非处方药分类管理办法》
- 什么是处方药和非处方药？
- 处方药和非处方药的广告宣传范围有哪些？
- 经营非处方药需具备的条件有哪些？
- 处方药怎样购买和使用？
- 非处方药怎样购买和使用？
- 药店能否经营麻醉药品和精神药品？
- 违反规定储存、销售或者销毁第二类精神药品的药品零售药店应负什么法律责任？
- 哪些药品禁止在药店销售？

学习目标

知识目标

1. 掌握处方药和非处方药的概念、经营条件以及购买要求。
2. 熟悉经营非处方药需具备的条件。

技能目标

1. 会按照要求进行药品的分类销售。
2. 能抵制该办法禁止的销售活动。

思政目标

1. 树立"公正、平等"法治观念，树立为人民群众健康负责的社会责任感。
2. 具备诚实守信、遵守行业规范的职业习惯。
3. 培养自主学习、不断探索新的医药法规的职业素质。

案例导入

罗某于哺乳期痔疮发作，其夫夏某购买药房老板邱某推荐非处方药"化痔栓"。使用前，夏某阅读该药说明书发现注明"儿童、孕妇及哺乳期妇女禁用"，遂又到药房找邱某，说明罗某是正在哺乳的产妇，，婴儿尚未满月，问能否使用该药。邱某答复，可以，最终造成女婴死亡。

分析：

药房老板邱某在用药咨询中违反了《处方药与非处方药分类管理办法（试行）》哪些规定？

1. 什么是处方药和非处方药？

处方药是必须凭执业医师或执业助理医师处方才可调配、购买和使用的药品；非处方药是不需要凭医师处方即可自行判断、购买和使用的药品。处方药英语称prescription drugethical drug，非处方药英语称nonprescription drug，在国外又称之为"可在柜台上买到的药物"（over the counter），简称OTC，已成为全球通用的名称。

处方药和非处方药不是药品本质的属性，而是管理上的界定。无论是处方药还是非处方药，都是经过国家药品监督管理部门批准的，其安全性和有效性是有保障的。其中非处方药主要是用于治疗各种消费者容易自我诊断、自我治疗的常见轻微疾病。

2. 处方药和非处方药的广告宣传范围有哪些？

根据《处方药与非处方药分类管理办法（试行）》（2000版）

第十二条　处方药只准在专业性医药报刊进行广告宣传，非处方药经审批可以在大众传播媒介进行广告宣传。

3. 经营非处方药需具备的条件有哪些？

根据《处方药与非处方药分类管理办法（试行）》（2000版）

第八条　根据药品的安全性，非处方药分为甲、乙两类。

经营处方药、非处方药的批发企业和经营处方药、甲类非处方药的零售企业必须具有药品经营企业许可证。

经省级药品监督管理部门或其授权的药品监督管理部门批准的其他商业企业可以零售乙类非处方药。

第九条　零售乙类非处方药的商业企业必须配备专职的具有高中以上文化程度，经专业培训后，由省级药品监督管理部门或其授权的药品监督管理部门考核合格并取得上岗证的人员。

第十条　医疗机构根据医疗需要可以决定或推荐使用非处方药。

4. 处方药怎样购买和使用？

根据《处方药与非处方药分类管理办法（试行）》（2000版）

第二条　根据药品品种、规格、适应症、剂量及给药途径不同，对药品分别按处方药与非处方药进行管理。

处方药必须凭执业医师或执业助理医师处方才可调配、购买和使用；非处方药不需要凭执业医师或执业助理医师处方即可自行判断、购买和使用。

5. 非处方药怎样购买和使用？

根据《处方药与非处方药分类管理办法》（2000版）

第十一条　消费者有权自主选购非处方药，并须按非处方药标签和说明书所示内容使用。

6. 药店能否经营麻醉药品和精神药品？

根据《麻醉药品和精神药品管理条例》（国务院令第666号，2016年）

第二十二条　国家对麻醉药品和精神药品实行定点经营制度。

国务院药品监督管理部门应当根据麻醉药品和第一类精神药品的需求总量，确定麻醉药品和第一类精神药品的定点批发企业布局，并应当根据年度需求总量对布局进行调整、公布。

药品经营企业不得经营麻醉药品原料药和第一类精神药品原料药。但是，供医疗、科学研究，教学使用的小包装的上述药品可以由国务院药品监督管理部门规定的药品批发企业经营。

因此，零售药店不能经营麻醉药品和第一类精神药品。

第三十一条　经所在地设区的市级药品监督管理部门批准，实行统一进货、统一配送、统一管理的药品零售连锁企业可以从事第二类精神药品零售业务。

第三十二条　第二类精神药品零售企业应当凭执业医师出具的处方，按规定剂量销售第二类精神药品，并将处方保存2年备查；禁止超剂量或者无处方销售第二类精神药品；不得向未成年人销售第二类精神药品。

因此，符合第三十一条规定的药品零售企业可以经营第二类精神药品。

第四十九条　第二类精神药品经营企业应当在药品库房中设立独立的专库或者专柜储存第二类精神药品，并建立专用账册，实行专人管理。专用账册的保存期限应当自药品有效期期满之日起不少于5年。

第三十三条　麻醉药品和精神药品实行政府定价，在制定出厂和批发价格的基础上，逐步实行全国统一零售价格。具体办法由国务院价格主管部门制定。

7. 违反规定储存、销售或者销毁第二类精神药品的零售药店应负什么法律责任？

根据《麻醉药品和精神药品管理条例》（国务院令第666号，2016年）

第七十条　第二类精神药品零售企业违反本条例的规定储存、销售或者销毁第二类精神药品的，由药品监督管理部门责令限期改正，给予警告，并没收违法所得和违法销售的药品；逾期不改正的，责令停业，并处5000元以上2万元以下的罚款；情节严重的，取消其第二类精神药品零售资格。

第七十八条　定点生产企业、定点批发企业和第二类精神药品零售企业生产、销售假劣麻醉药品和精神药品的，由药品监督管理部门取消其定点生产资格、定点批发资格或者第二类精神药品零售资格，并依照药品管理法的有关规定予以处罚。

第八十条　发生麻醉药品和精神药品被盗、被抢、丢失案件的单位，违反本条例的规定未采取必要的控制措施或者未依照本条例的规定报告的，由药品监督管理部门和卫生主管部门依照各自职责，责令改正，给予警告；情节严重的，处5000元以上1万元以下的罚款；有上级主管部门的，由其上级主管部门对直接负责的主管人员和其他直接责任人员，依法给予降级、撤职的处分。

第八十二条　违反本条例的规定，致使麻醉药品和精神药品流入非法渠道造成危害，构成犯罪的，依法追究刑事责任；尚不构成犯罪的，由县级以上公安机关处5万元以上10万元以下的罚款；有违法所得的，没收违法所得；情节严重的，处违法所得2倍以上5倍以下的罚款；由原发证部门吊销其药品生产、经营和使用许可证明文件。

8. 哪些药品禁止在药店销售？

依据我国有关法律、法规公布的相关目录，麻醉药品、第一类精神药品、终止妊娠药品、蛋白同化制剂、肽类激素（胰岛素除外）、药品类易制毒化学品、放射性药品、疫苗等八类药品禁止在零售药店销售。

 岗位对接

　　本任务是药学类、药品经营与管理、药品服务与管理专业学生必须掌握的内容，为成为合格的药学服务人员奠定坚实的基础。本任务对应岗位包括西药药师、药品销售岗位的相关工种。上述从事药学服务及药品销售相关岗位的从业人员均需掌握处方药和非处方药的概念，经营非处方药需具备的条件，并按照要求进行药品的分类销售。

目标检测

一、判断题

　　1. 处方药与非处方药经审批后可以在大众传播媒介进行广告宣传。　　　（　　）
　　2. 第二类精神药品零售企业应当凭执业医师出具的处方，按规定剂量销售第二类精神药品，并将处方保存2年备查；禁止超剂量或者无处方销售第二类精神药品；经医师允许后可向未成年人销售第二类精神药品。　　　　　　　　　　　　　　　　　（　　）
　　3. 第二类精神药品零售企业违反条例的规定，储存、销售或者销毁第二类精神药品的，且逾期不改正的，可处5 000元以上3万元以下的罚款。　　　　　　　（　　）

二、X型选择题（多选题）

　　以下用于描述处方药与非处方药言论正确的有（　　　）。
　　　A. 处方药是必须凭执业医师或执业助理医师处方才可调配、购买和使用的药品
　　　B. 非处方药是不需要凭医师处方即可自行判断、购买和使用的药品
　　　C. 非处方药英语称nonprescription drug，在国外又称之为"可在柜台上买到的药物"（over the counter），简称OTC，此已成为全球通用的名称
　　　D. 处方药是经过国家药品监督管理部批准的，其安全性和有效性是有保障的
　　　E. 非处方药主要是用于治疗各种消费者容易自我诊断、自我治疗的常见轻微疾病

任务五 《药品说明书和标签管理规定》

43.电子教案　　44.药品标签中的
　　　　　　　　　有效期如何标注

思维导图

《药品说明书和标签管理规定》

❶ 《药品说明书和标签管理规定》对药品标签的要求有哪些？

❷ 药品标签中的有效期如何标注？

❸ 药品说明书应包含的内容有哪些？

学习目标

知识目标
1. 掌握化学药品说明书的格式和内容要求。
2. 熟悉药品标签的要求。
技能目标
1. 会根据药品说明书和标签对顾客进行用药指导。
2. 能识别假药的说明书。
思政目标
1. 树立"公正、平等"法治观念，树立为人民群众健康负责的社会责任感。
2. 具备诚实守信、遵守行业规范的职业习惯。
3. 培养自主学习、不断探索新的医药法规的职业素质。

案例导入

　　某制药有限责任公司生产的通用名为"小儿暖脐膏"的药品，该药外包装上名称显著标示为"消疝暖脐"，刻意隐藏了"小儿"二字。
　　分析：
　　该公司的做法违反了哪些规定？

1.《药品说明书和标签管理规定》对药品标签的要求有哪些？

　　根据《药品说明书和标签管理规定》（2020年征求意见稿）
　　第二十三条　药品的标签是指药品包装上印有或者贴有的内容，分为内标签和外标签。药品内标签指直接接触药品的包装的标签，外标签指内标签以外的其他包装的标签。
　　第二十四条　药品的内标签应当包含药品通用名称、适应症或者功能主治、规格、用法用量、生产日期、产品批号、有效期、生产企业等内容。
　　包装尺寸过小无法全部标明上述内容的，至少应当标注药品通用名称、规格、产品批号、有效期等内容。
　　第二十五条　药品外标签应当注明药品通用名称、成分、性状、适应症或者功能主治、规格、用法用量、不良反应、禁忌、注意事项、贮藏、生产日期、产品批号、有效期、批准文号、生产企业等内容。适应症或者功能主治、用法用量、不良反应、禁忌、注意事项不能全部注明的，应当标出主要内容并注明"详见说明书"字样。
　　第二十六条　用于运输、储藏的包装的标签，至少应当注明药品通用名称、规格、贮藏、生产日期、产品批号、有效期、批准文号、生产企业，也可以根据需要注明包装数量、运输注意事项或者其他标记等必要内容。
　　第二十七条　原料药的标签应当注明药品名称、贮藏、生产日期、产品批号、有效期、执行标准、批准文号、生产企业，同时还需注明包装数量以及运输注意事项等必要内容。

第二十八条　同一药品生产企业生产的同一药品，药品规格和包装规格均相同的，其标签的内容、格式及颜色必须一致；药品规格或者包装规格不同的，其标签应当明显区别或者规格项明显标注。

同一药品生产企业生产的同一药品，分别按处方药与非处方药管理的，两者的包装颜色应当明显区别。

第二十九条　对贮藏有特殊要求的药品，应当在标签的醒目位置注明。

2. 药品标签中的有效期如何标注？

根据《药品说明书和标签管理规定》（2020年征求意见稿）

第三十条　药品标签中的有效期应当按照年、月、日的顺序标注，年份用四位数字表示，月、日用两位数表示。其具体标注格式为"有效期至××××年××月"或者"有效期至××××年××月××日"；也可以用数字和其他符号表示为"有效期至××××.××."或者"有效期至××××/××/××"等。

预防用生物制品有效期的标注按照国家食品药品监督管理局批准的注册标准执行，治疗用生物制品有效期的标注自分装日期计算，其他药品有效期的标注自生产日期计算。

有效期若标注到日，应当为起算日期对应年月日的前一天，若标注到月，应当为起算月份对应年月的前一月。

课堂互动

请同学们在实训室任选一组药品，练习分辨药品有效期。

3. 药品说明书应包含的内容有哪些？

根据《药品说明书和标签管理规定》（2020年征求意见稿）

第九条　药品说明书是基于科学研究数据总结形成的包含药品安全性和有效性等重要信息的法定技术文件，是指导医药专业人员和患者安全、合理用药的重要依据。药品说明书的具体格式、内容和书写要求由国家药品监督管理局制定并发布。

药品说明书应包含安全有效使用药品所必需的科学信息，内容必须详实、具有知识性、真实性和准确性，在任何项目中不得使用宣传性语言，不可包含虚假和误导性信息。不可夸大有效性，也不能回避不利信息。

第十条　药品说明书对疾病名称、药学专业名词、药品名称、临床检验名称和结果的表述，应当采用国家统一颁布或规范的专用词汇，度量衡单位应当符合国家标准的规定。

（其他内容详见模块二项目二任务四）

岗位对接

本任务是药学类、药品经营与管理、药品服务与管理专业学生必须掌握的内容，为成为合格的药学服务人员奠定坚实的基础。本任务对应岗位包括西药药师、药品销售岗位的相关工种。上述从事药学服务及药品销售相关岗位的从业人员均需掌握根据药品说明书和标签对顾客进行用药指导的能力。

一、A型选择题（单选题）

根据《药品说明书和标签管理规定》，下列关于药品说明书内容的说法，错误的是（　　）。

A. 药品说明书应当列出全部活性成分或者组方中的全部中药药味

B. 药品说明书中禁止使用未经注册的商标

C. 注射剂的说明书应当列出所用的全部辅料名称

D. 口服缓释制剂的说明书应当列出所用的全部辅料名称

E. 非处方药说明书应当列出所用的全部辅料名称

二、判断题

1. 药品的内标签应当包含药品通用名称、适应症、生产企业等内容。　　（　　）

2. 药品说明书核准日期和修改日期若在外包装中标示则无需在说明书中标示。

（　　）

三、X型选择题（多选题）

药品的标签是指（　　）。

A. 在药品包装印有的内容

B. 内标签

C. 外标签

D. 在药品包装上贴有的内容

E. 注明包装数量以及运输注意事项等

实训十二　开设网上药店

【实训目的】

1. 熟悉互联网药品信息发布、互联网药品销售的资质要求、流程。

2. 培养学生积极、主动、认真、细致的工作态度，树立团队协作精神。

【实训准备】

场所：多媒体实训室。

【实训步骤】

1. 案例：王大爷在全国开设多家连锁药店，如今年纪大了，便将门店转交给儿子王先生来管理，王先生接手后，想要继续扩大药店规模，考虑到现代互联网发展的影响，因此打算开办网上药店，但是对开办网上药店的资质要求及流程信息缺乏了解。

2. 任务布置：4～6个同学为一组，组内成员分工履行网上药店岗位职责，具体任务如下：①明确互联网药品信息发布的资质要求；②明确互联网药品销售的资质要求。

3. 收集信息

根据分配任务，网上收集相关信息。

申请提供互联网药品信息服务，除应当符合《互联网信息服务管理办法》（2011年版）

规定的要求，取得"互联网药品交易服务资格证书"外，还应当具备下列条件：

① 互联网药品信息服务的提供者应当为依法设立的企事业单位或者其他组织；

② 具有与开展互联网药品信息服务活动相适应的专业人员、设施及相关制度；

③ 有两名以上熟悉药品、医疗器械管理法律、法规和药品、医疗器械专业知识，或者依法经资格认定的药学、医疗器械技术人员。

申请互联网药品销售，必须取得"互联网药品信息服务资格证书""互联网药品交易服务资格证书"。

4．根据收集到的信息制作幻灯片。

5．各组统一汇报和答辩，除了对幻灯片进行讲解演示外，建议穿插采用角色扮演、情景模拟等方式。

6．带教教师在汇报和答辩结束时根据评分标准现场评分并进行点评与总结。

【实训评价】

评价内容	评分标准	得分
仪表仪态（10分）	仪表大方、谈吐自如、条理分明	
语言表达（10分）	声音清晰、言简意赅、突出重点	
现场互动（20分）	有感染力，现场互动良好	
时间把握（10分）	在规定时间内完成，时间分配合理	
条理清晰（25分）	互联网药品信息发布、互联网药品销售的资质要求、流程介绍完整，人员分工明确，岗位齐全	
PPT设计（15分）	图文并茂、布局合理	
团队合作（10分）	分工协作、参与积极性高	
总分		

【实训思考】

1．互联网药品销售的资质要求有哪些？

2．互联网药品销售的流程是什么？

答案

模块一

项目一

任务一
判断题
1. × 2. × 3. × 4. × 5. × 6. × 7. √ 8. × 9. × 10. ×

任务二
一、A型选择题（单选题）
1. C 2. D
二、X型选择题（多选题）
1. DE 2. ABCD 3. ABCDE

模块二

项目二

任务一
一、A型选择题（单选题）
1. C 2. A 3. B 4. B 5. B
二、X型选择题（多选题）
1. ABCDE 2. ABCDE

任务二
一、A型选择题（单选题）
1. D 2. B 3. A 4. B 5. A
二、X型选择题（多选题）
1. ABCDE 2. ABD

任务三
一、A型选择题（单选题）

1. A 2. D 3. B

二、判断题

1. × 2. √ 3. √ 4. √

任务四

一、A型选择题（单选题）

1. C 2. A 3. A

二、X型选择题（多选题）

1. ABCDE 2. ABCD 3. ABCDE 4. ABCDE

任务五

一、A型选择题（单选题）

1. E 2. D 3. A 4. B

二、X型选择题（多选题）

1. ABCD 2. ABCDE 3. ABCDE

模块三

项目三

任务一

一、A型选择题（单选题）

1. C 2. D 3. A 4. C 5. B 6. C 7. E 8. A 9. A 10. C 11. B
12. A

二、X型选择题（多选题）

1. ADE 2. BC 3. BDE

任务二

一、A型选择题（单选题）

1. B 2. B 3. C 4. D

二、X型选择题（多选题）

1. ABCDE 2. DE 3. ABCDE 4. ABCDE

项目四

一、A型选择题（单选题）

1. C 2. B 3. C 4. E 5. B 6. A 7. B 8. C 9. A 10. C

二、X型选择题（多选题）

1. BCDE 2. ACE 3. CD 4. ABCD 5. ABCDE

项目五

任务一

一、A型选择题（单选题）

1．C 2．B 3．B 4．C 5．A

二、X型选择题（多选题）

1．ABCDE 2．ABCD 3．ABCDE

任务二

一、A型选择题（单选题）

1．B 2．C 3．B 4．C 5．B

二、X型选择题（多选题）

1．AB 2．ABCD 3．ABCDE 4．BCDE

任务三

一、A型选择题（单选题）

1．D 2．C 3．A 4．C 5．B

二、X型选择题（多选题）

1．ABCDE 2．ABCDE 3．ABCD 4．ABCD

任务四

一、A型选择题（单选题）

1．B 2．D 3．B 4．B 5．D

二、X型选择题（多选题）

1．ABC 2．ABCDE 3．ABCDE 4．ABCDE

模块四

项目六

任务一

一、A型选择题（单选题）

1．C 2．E 3．B 4．B 5．C

二、X型选择题（多选题）

1．ABCD 2．ABCDE

任务二

一、A型选择题（单选题）

1．A 2．B 3．E 4．D 5．E

二、X型选择题（多选题）

1．ABC 2．ABCDE

项目七

任务一

一、A型选择题（单选题）

1．A 2．B 3．E

二、X型选择题（多选题）

1．ABCE 2．ABCDE

任务二

一、A型选择题（单选题）

1．D　2．D　3．B　4．B　5．D

二、X型选择题（多选题）

1．ADE　2．BD

任务三

A型选择题（单选题）

1．D　2．A　3．D　4．C　5．B　6．D

任务四

A型选择题（单选题）

1．C　2．B　3．D

任务五

一、A型选择题（单选题）

1．D　2．B　3．E

二、X型选择题（多选题）

1．ABCDE　2．ABCDE

项目八

任务一

一、A型选择题（单选题）

1．E　2．B

二、X型选择题（多选题）

ABCDE

任务二

一、A型选择题（单选题）

1．C　2．E　3．B　4．B　5．C　6．A　7．D　8．D

二、X型选择题（多选题）

ABCDE

任务三

A型选择题（单选题）

1．D　2．B　3．D

模块五

项目九

任务一

一、A型选择题（单选题）

1．B　2．A　3．E　4．A

二、X型选择题（多选题）

1．AB　2．ABCDE　3．ABCD　4．ABCD

任务二

A型选择题（单选题）

1．E　2．D　3．E　4．A　5．A　6．A

模块六

项目十

任务一

一、A型选择题（单选题）

1．E　2．B　3．A

二、X型选择题（多选题）

BCDE

任务二

判断题

1．√　2．×　3．√

任务三

一、A型选择题（单选题）

1．B　2．B　3．A

二、X型选择题（多选题）

ABCDE

任务四

一、判断题

1．×　2．×　3．×

二、X型选择题（多选题）

ABCDE

任务五

一、A型选择题（单选题）

D

二、判断题

1．√　2．×

三、X型选择题（多选题）

ABCDE

参考文献

［1］王雁群．医药商品学［M］.北京：中国医药科技出版社，2013.

［2］黄欣碧．中药调剂技术［M］.2版．北京：中国医药科技出版社，2017.

［3］王克荣．中药调剂技术［M］.北京：化学工业出版社，2017.

［4］赵宝林．中药调剂技术［M］.北京：中国中医药出版社，2018.

［5］梁春贤，俞双燕．药店经营与管理［M］.2版.北京：中国医药科技出版社，2017.

［6］陈地龙，张庆．药学服务实务［M］.北京：中国医药科技出版社，2017.

［7］陈玉文．药店经营管理实务［M］.北京：中国医药科技出版社，2006.

［8］陈玉文．药店店员手册［M］.北京：人民卫生出版社，2010.

［9］杜明华．医院与药店药品管理技能［M］.北京：化学工业出版社，2006.

［10］国家药典委员会.中华人民共和国药典[M].北京：中国医药科技出版社，2020.